国家卫生和计划生育委员会"十二五"规划教材
全国高等医药教材建设研究会"十二五"规划教材
全国高职高专院校教材

供医学影像技术专业用

医学影像设备学实训与学习指导

主　编　裴作升　黄祥国

副主编　黄泉荣　李　燕

编　者　（以姓氏笔画为序）
马敬研（天津医学高等专科学校）
王衍子（山东医学高等专科学校）
王晓敏（天津医科大学）
史晓霞（内蒙古科技大学包头医学院）
李　燕（雅安职业技术学院）
何乐民（泰山医学院）
陈海岩（山东万杰医学院）
罗烈斌（南阳医学高等专科学校）
黄泉荣（浙江医学高等专科学校）
黄祥国（永州职业技术学院）
蒋彬斌（永州职业技术学院）
蔡惠芳（北京卫生职业学院）
裴作升（襄阳职业技术学院）

U0285049

人民卫生出版社

图书在版编目（CIP）数据

医学影像设备学实训与学习指导/裴作升，黄祥国

主编. —北京：人民卫生出版社，2014

　ISBN 978-7-117-19437-2

　Ⅰ. ①医…　Ⅱ. ①裴…②黄…　Ⅲ. ①影象诊断-医疗

器械学-医学院校-教学参考资料　Ⅳ. ①R445

中国版本图书馆 CIP 数据核字（2014）第 181630 号

| 人卫社官网 | www. pmph. com | 出版物查询，在线购书 |
| 人卫医学网 | www. ipmph. com | 医学考试辅导，医学数据库服务，医学教育资源，大众健康资讯 |

医学影像设备学实训与学习指导

主　　编：裴作升　黄祥国

出版发行：人民卫生出版社（中继线 010-59780011）

地　　址：北京市朝阳区潘家园南里 19 号

邮　　编：100021

E - mail：pmph @ pmph. com

购书热线：010-59787592　010-59787584　010-65264830

印　　刷：北京九州迅驰传媒文化有限公司

经　　销：新华书店

开　　本：787×1092　1/16　印张：14

字　　数：341 千字

版　　次：2014 年 9 月第 1 版　2021 年 7 月第 1 版第 7 次印刷

标准书号：ISBN 978-7-117-19437-2/R · 19438

定　　价：33.00 元

打击盗版举报电话：010-59787491　E-mail：WQ @ pmph. com

（凡属印装质量问题请与本社市场营销中心联系退换）

前　　言

　　《医学影像设备学实训与学习指导》是《医学影像设备学》第3版的配套教材。本书依据高素质技能型人才培养目标,结合教学实际和工作实践,将"理论与实践"、"知识与技能"有机地融于一体,以常规X线机、CR、DR、DSA、CT、MRI、US、ECT等为载体,重点训练学生医学影像设备的操作、使用、维修、安装、调试、检测、维护等技能,提高学生分析和解决影像设备问题的综合能力。

　　本书共分两篇。第一篇是习题集,共收录了700余道参考题,题型包括名词解释、填空题、单项选择题、多项选择题、判断题、问答题和论述题,且随题附有参考答案。第二篇是实训指导,共收集有80余个实训项目,涵盖X线、MRI、US、ECT等成像设备,并且以X线设备的基本结构、主要电路和工作程序为重点,举一反三,侧重基础,通过实践教学,使学生具有较强的设备操作和使用技能,以及对常用影像设备简单故障和多发故障的分析、判断能力,基本上可以满足全国各高职高专学校《医学影像设备学》实践教学需要。本书所列参考题和实训项目较多,各学校可根据实际情况,灵活取舍。

　　本书是集体智慧的结晶,参加编写的13位编者,均来自全国不同学校教学一线,具有丰富的教学经验。在整书编写过程中,襄阳职业技术学院、永州职业技术学院、辽东学院医学院、山东医学高等专科学校等单位的领导和老师们给予了多方面的关心、支持和帮助,在此一并致谢。同时,对为本书提出许多宝贵意见和建议的专家、教师、医务工作者,以及相关参考文献的编写人员,表示最诚挚的敬意和衷心的感谢。

　　由于水平有限,加之医学影像设备日新月异,教学内容不断更新,书中难免有错误和不妥之处,恳请读者予以指正。

编者

2014年2月

目　　录

第一篇 ►►►

习 题 集

一、名词解释及参考答案

1. BMI：生物医学图像学（biomedical imaging）。

2. CT：X 线计算机体层成像（X-ray computed tomography，X-CT），简称 CT。

3. MRI：磁共振成像（magnetic resonance imaging）。

4. US：超声（ultrasonography，US）。

5. ECT：发射型计算机体层成像（emission computed tomography）。

6. SPECT：单光子发射型计算机体层成像（single photon emission computed tomography）。

7. PECT/PET：正电子发射型计算机体层成像（positron emission computed tomography）。

8. I.I：影像增强器（image intensifier）。

9. UFCT：超高速 CT（ultra-fast CT）。

10. SCT：螺旋 CT（helical/spiral CT）。

11. MSCT：多层螺旋 CT（multi-slice CT）。

12. NMR：磁共振（nuclear magnetic resonance）。

13. MRS：生物体 MR 波谱分析（magnetic resonance spectroscopy）。

14. FMRI：功能 MRI（functional MRI）。

15. DSA：数字减影血管造影（digital subtraction angiography）。

16. CR：X 线计算机摄影（computer radiography）。

17. IP：影像板（imaging plate）。

18. PACS：医学图像存储与通信系统（picture archiving and communication system）。

19. FPD：平板探测器（flat panel detector）。

20. DR：X 线数字摄影（digital radiography）。

21. SRT：立体定向放射外科或称立体定向放射治疗（stereotactic radiotherapy）。

22. 二次电子：在 X 线管中，当阴极电子束高速撞击靶面产生 X 线时，靶面因反射而释放出部分电子，称为二次电子。

23. 三极 X 线管：是指在普通 X 线管的阳极与阴极之间加了一个控制栅极的 X 线管。

24. 最高管电压：是指允许加在 X 线管两极的最高电压峰值，单位是千伏（kV_p）。

25. 最大管电流：是指在管电压和曝光时间一定的情况下，X 线管内允许通过的最大电流平均值，单位是毫安（mA）。

26. 最长曝光时间:是指在管电压和管电流一定的情况下,X线管一次曝光所允许的最长时间,单位是秒(s)。

27. X线管的容量:又称为负荷量,即X线管在安全使用条件下,单次或连续曝光而无任何损坏时所能承受的最大负荷量。

28. X线管的代表容量:通常将一定整流方式和一定曝光时间下X线管的最大负荷量,也称标称功率,或者额定容量。

29. 固定阳极X线管的代表容量:是指在单相全波整流电路中,曝光时间为1秒时所能承受的最大负荷。

30. 旋转阳极X线管的代表容量:是指在三相全波整流电路中,曝光时间为0.1秒时所能承受的最大负荷。

31. X线管的瞬时负荷:是指X线管在曝光时间为数毫秒到数秒的单次摄影或透视。

32. X线管的连续负荷:是指X线管在曝光时间为10秒以上的透视或间隔时间很短的连续摄影。

33. 阳极特性曲线:是指在X线管灯丝加热电流在某一定值下,管电压与管电流之间的关系曲线。

34. 空间电荷:是指在X线管中,滞留在X线管阴极灯丝侧、后方空间的电子。由于电子之间相互排斥和灯丝的屏蔽作用,致使X线管灯丝侧、后方空间的电子受到的电场力很微弱,产生电子滞留,形成"空间电荷"。空间电荷会随着管电压的升高而逐渐飞向阳极。

35. 空间电荷效应:是指在X线管工作过程中,由于空间电荷的影响,管电压升高,管电流也随之增大的现象。

36. 分布电容:是指高压变压器次级线圈匝与匝之间、层与层之间、线圈与地之间,以及高压电缆芯线与屏蔽层间所形成的电容。

37. 电容电流:是指高压变压器次级因分布电容而形成的电流。

38. SSR:是指固态继电器(solid state relay)。

39. X-TV:是指X线电视系统或者X线电视。

40. CCU:是指X-TV中的中心控制器(center control unit)。

41. ABC:是指X-TV中的自动亮度控制(automatic brightness control),亦称影像亮度稳定(imaging brightness stabilize,IBS)。

42. CCD:是指电荷耦合器件(charge coupled device)。

43. CMOS:是指互补金属氧化物半导体(complementary metal-oxide semiconductor)。

44. 滤线栅的焦距:滤线栅的铅条会聚线到栅板的垂直距离。

45. 滤线栅的栅比:滤线栅的铅条高度与相邻铅条间隙之比。

46. 滤线栅的栅密度:在滤线栅中,每厘米宽度范围内所排列铅条的数目。

47. 锁止器:对X线机活动部件进行临时固定的装置。

48. 点片摄影:亦称胃肠摄影、适时摄影或点片,是指在透视过程中的一种摄影,摄影完毕后可迅速地返回到透视状态。

49. 电源电路:是指为X线机各单元电路及元件提供所需电源的电路。

50. X线管灯丝加热电路:是指为X线管灯丝提供加热电源的电路。

51. 高压发生电路:是指为X线管提供直流高压的电路。

52. 控制电路:是指控制 X 线产生和停止,以及与此相关的各种电路。

53. 高压初级电路:是指为高压变压器提供输入电源的电路。

54. 电源电阻:是指供电电源的内部电阻,它包括供电变压器内阻和电源导线电阻。

55. X 线的质:即 X 线的硬度,它反映 X 线的穿透能力,管电压越高,所产生 X 线的穿透能力越强。在实际工作中,可用 kV 表示其大小。

56. X 线的量:反映 X 线的多少,X 线管的管电流越大,曝光时间越长,所产生的 X 线的量就越大。在实际工作中,可用管电流和曝光时间的乘积(mAs)表示其大小。

57. 防突波电阻:在常规 X 线机中,采用接触器控制的高压初级电路,一般采取防突波、灭弧措施。这种防突波、灭弧的原理是:在高压变压器初级得电和失电的瞬间,通过降压电阻(即防突波电阻),降低其电压数值,从而抑制触点电弧和高压次级的过电压,达到防突波、灭弧目的。

58. 管电压预示:在管电压产生之前,通过仪表或其他方式将管电压的数值预先指示出来,以方便确定曝光条件。在常规 X 线机中,可根据高压初级输入电压,通过变压比计算,预先指示出将要产生管电压值。

59. 高压次级电路:是指由高压变压器次级绕组至 X 线管两极所构成的回路。

60. 冷高压:是指 X 线管阴极灯丝没有加热的情况下,在阴、阳两极所加的高压。

61. 限时电路:是指控制 X 线发生时间的计时电路。

62. 自动曝光控时:是指在 X 线通过被照物体后,以达到胶片所需的感光剂量来决定曝光时间;胶片感光剂量满足后,自动切断高压。它分为光电管自动曝光控时和电离室自动曝光控时。

63. 接地装置:是指连接电器和大地之间的过渡装置,由接地电极和接地线两部分组成,有工作性接地和保护性接地之分。医疗设备的接地装置多为保护性接地,目的在于防止因设备漏电而发生人员触电现象。

64. 程控 X 线机:由单片机控制的工频 X 线机,由于采用了计算机控制技术,设备的自动化程度显著提高,使用户操作简单方便;由于采用了输出参量软件补偿方式,使千伏、毫安、秒三参量的控制更为精确。

65. 直流逆变技术:是指将直流电变换为某一中、高频交流电的技术。

66. 逆变 X 线机:是指采用直流逆变技术获得高压电源的 X 线机。

67. 中频 X 线机:高压电源频率在 400 ~ 20kHz 范围内的 X 线机。

68. 高频 X 线机:高压电源频率在 20kHz 以上的 X 线机。

69. CPU:中央处理器(central processing unit)。

70. ADC:模拟数字转换器(analogue digital converter),也可用 A/D 表示。

71. DAC:数字模拟转换器(digital analogue converter),也可用 D/A 表示。

72. 电压调宽控制:在电压 u 的周期 T 不变时,通过改变变压器初级回路中电压 u 的脉冲宽度(占空比),来实现改变输出电压的控制方式。

73. 数字 X 线设备:是指把 X 线透射图像数字化并进行系列处理,再转换成模拟图像显示的一种 X 线设备。

74. DF:数字透视(digital fluoroscopy)。

75. RSNA:北美放射学会(radiological society of north America)。

76. PSL:光激励发光(photon stimulation light)。光激励发光物质,能把第一次照射它的光信号记录下来,当它再次受到光刺激时,就会发出与第一次照射光能量成正比的荧光信号。

77. 光致发光现象:射入 IP 的 X 线光子被 PSL 荧光物质吸收,释放出电子,部分电子呈半稳定态,形成潜影,当用激光束扫描时,半稳态的电子转换为荧光。

78. 时间分辨力:亦称动态分辨力,是指成像系统对运动部位成像瞬间显示的能力。时间分辨力越高,对动态组织器官的成像显示能力越强,影像越清晰。

79. 信噪比:信号和噪声强度的比值称为信噪比。信噪比越高,图像质量越好。

80. TFT:薄膜晶体管(thin-film transistor)。

81. 蒙片:在 DSA 中,不含对比剂的图像,亦称掩模像(mask image)。

82. 充盈像:在 DSA 中,注入对比剂后得到的图像称为造影像或充盈像。

83. AOM:在激光相机中,所提及的视听调制器(acoustic optical modulater)。

84. *HU*:在 CT 中,指的是 CT 值单位,即 *HU*(Hounsfield unit);在 X 线管中,指的是 X 线管的热容量(heat unit, *HU*)。

85. SSCT:单螺旋 CT(single-slice CT)。

86. DSCT:双源 CT(dual source CT)。

87. FFS:飞焦点(flying focus spot)。

88. DAS:CT 中的数据采集系统(data acquisition system)。

89. 探测器:能将 X 线转换为电信号的装置。在 CT 中,它是 DAS 的重要组件。

90. 探测器的效率:是指探测器吸收 X 线束能量的百分数。探测器的效率应尽可能接近100%,以使全部输入的 X 线能量转化为电信号(重建图像的数据),减少患者的 X 线剂量。

91. 探测器的稳定性:是指探测器从某一瞬间到另一瞬间的重复性和还原性。

92. 探测器的响应时间:是指探测器接收 X 线照射到输出一个电信号所需的时间。

93. 探测器的一致性:是指在接收相同 X 线照射时,各探测器单元输出信号的同一性。

94. 滑环技术:是指用滑环和碳刷代替电缆,实现 CT 扫描架固定部分与运动部分之间电源或信号的有线传输。

95. 数据采集:单次螺旋扫描中被扫描的整个容积数据。

96. 床移速度:数据采集过程中扫描床移动的速度。

97. 周数:一次数据采集中 X 线管的旋转周次。

98. 层厚:由准直器设定的 X 线束的厚度。

99. 螺距:X 线管旋转一周时扫描床移动的距离。

100. 成像范围:一次采集中成像的第一层面中点与成像的最后一层面中点之间的距离。

101. 成像间隔:连续两幅重建图像的层面中心点间的距离,即螺距除以每周成像数。

102. SSCT 的螺旋因子:螺距与层厚(或探测器准直宽度)之比。

103. MSCT 的螺旋因子:螺距除以成像层数与每排探测器准直宽度之积。

104. FID:在 MRI 中,所提及的自由感应衰减信号(free induction decay)。

105. 核磁:把这种由带有正电荷的原子核自旋产生的磁场称为核磁。

106. 自旋:原子核以一定的频率绕着自己的轴进行高速旋转,我们把原子核的这一特性称为自旋。

107. 弛豫:磁共振现象发生之后恢复到初始状态的过程。

108. 励磁:超导磁体在磁体励磁电源的控制下逐渐给超导线圈施加电流,从而建立预定静磁场的过程。

109. 梯度场的场强:单位长度内梯度场能够达到的最大值。

110. 梯度场的切换率:单位时间及单位长度内的梯度磁场强度变化量。

111. 弛豫时间:停止发射射频脉冲,则被激发的氢原子核把所吸收的能量逐步释放出来,其相位和能级都被恢复到激发前的状态。这一恢复过程称为弛豫过程,而恢复到质子平衡状态所需的时间则称之为弛豫时间。

112. 纵向弛豫时间:自旋-晶格弛豫时间又称纵向弛豫时间,反映自旋核把吸收的能量传给周围晶格所需的时间,也是90°射频脉冲质子由纵向磁化转到横向磁化之后再恢复到纵向磁化激发状态的63%所需时间。

113. 横向弛豫时间:自旋-横向弛豫时间又称纵向弛豫时间,反映横向磁化衰减、丧失的过程,也是横向磁化维持到37%所需要的时间。

114. 有效容积:就是指鞍形线圈所包容的、其梯度场能够满足一定线性要求的空间区域。这一区域一般位于磁体中心,并与主磁场的有效容积同心。对于鞍形线圈,其有效容积只能达到总容积的60%左右。

115. 射频线圈的信噪比(SNR):射频线圈的信噪比与成像部位的体积、进动角频率的平方成正比,与线圈半径成反比,还和线圈几何形状有关。

116. 射频线圈的灵敏度:是指接收线圈对输入信号的响应程度。线圈的灵敏度越高,就越能检测到微弱的信号,但信号中的噪声水平也会随之提高,使信噪比下降。

117. 多普勒效应:当声源、接收器、介质之间存在相对运动时,接收器收到超声频率和超声源的频率之间存在差异,此现象为多普勒效应。

118. 超声波:是一种机械振动,可以通过介质进行传播,是一种高频机械波,频率范围为15~60kHz,一般高于20kHz。

119. 超声图像的帧频:单位时间内获得图像的数量。

120. 脉冲多普勒/PW:间断发射/接收,获取在取样点处多普勒频移信息并分析、显示。主要用于检测低速血流。脉冲波多普勒具有距离选通能力。但不能测量一条线上最大血流速度的信息。

121. 连续多普勒/CW:连续发射/接收,获取在取样区域内多点多普勒频移信息,检测出最高速度血流并显示。主要用于检测高速血流。

122. 轴向(纵向)分辨率:是指沿超声波束轴方向上可区分的两个点目标的最小距离的能力。轴向分辨率由超声波束的波长所决定,即探头频率的高低决定图像的轴向分辨率,波长越长频率越低轴向分辨率越差,反之亦然。

123. 侧向分辨率:是指对垂直于超声波束轴方向上可区分的两个点目标的最小距离的能力。取决于超声波束的宽度和波束聚焦情况。

124. 正压电效应:某些电介质在沿一定方向上受到外力的作用而形变时,在其两个相对的表面上出现正负相反的电荷,当外力去掉后,它又恢复到不带电的状态的现象。

125. 逆压电效应:当在电介质的极化方向上施加电场,这些电介质会发生形变,电场去掉后,电介质的变形随之消失的现象。

126. 彩色多普勒(CDFI):是应用多普勒原理对血流进行彩色编码,能够反映血流的方向和流速的快慢。

127. RCT:ECT 亦称为放射性核素计算机体层成像(radionuclide computed tomography)。

128. 物理半衰期:核素数目衰减到初始状态一半所用时间。

129. 符合探测:两个相对的 γ 闪烁探头加符合电路组成湮灭符合探测装置。两个方向相反的光子若同时分别进入这两个探头,通过符合电路形成一个信号而被探测到。

130. 湮灭效应:正电子与邻近负电子发生碰撞产生两个方向相反的能量皆为 511keV 的 γ 光子的现象。

131. HIS:医院信息系统(hospital information system)。

132. RIS:放射科信息系统(radiology information system)。

133. DICOM 标准:专用于医学图像存储和传输的标准,它被全世界主要设备生产厂商所接受,现已成为事实上的工业标准。DICOM 的英文全称是 digital imaging and communications in medicine。

二、填空题及参考答案

1. X 线管阳极特性曲线表示的是在一定的灯丝加热电流下( )与( )之间的关系。

答:管电压;管电流。

2. 固定阳极 X 线管由( )、( )和( )三部分组成。

答:阳极;阴极;玻璃壳。

3. X 线管灯丝发射特性曲线表示的是在一定( )下( )与( )之间的关系。

答:管电压;灯丝加热电流;管电流。

4. 有效焦点尺寸越大,几何模糊就( ),影像清晰度就( )。

答:越大;越差。

5. 大部分 X 线管采用( )靶面,而软 X 线管采用( )靶面。

答:钨或铼钨合金;钼或铑。

6. 软 X 线管一般用( )作为输出滤过窗口,对软 X 线进行滤除。

答:铍。

7. 焦点的形状主要是由 X 线管( )的形状决定的,其大小主要取决于( )、( )、( )。

答:灯丝;聚焦槽的形状;聚焦槽的宽度;灯丝位于槽中的深度。

8. 高速旋转阳极 X 线管的阳极实际转速一般为( )r/min(150Hz 供电),其共振临界转速一般为( )r/min。

答:8500;5000 ~ 7000。

9. 阳极柄的作用是( )和( )。

答:固定;热传导。

10. 高压发生器由( )、( )、( )、( )、( )等组成。

答:高压变压器;灯丝变压器;高压整流器;高压交换闸;高压插座。

11. 高压变压器次级中心接地的优点之一是可以降低高压器件的(   )。

答:绝缘要求。

12. 高压电缆的作用是将高压发生器产生的(   )和(   )输送给 X 线管。

答:管电压;灯丝加热电压。

13. X 线管的灯丝加热变压器由(   )、(   )和(   )组成。

答:初级线圈;次级线圈;铁心。

14. 电容电流在(   )时必须抵偿,而在(   )时可以不抵偿。

答:透视;摄影。

15. 工频 X 线机管电压的补偿方法常用(   )和(   )。

答:平移补偿法;斜率补偿法。

16. 单钮制控制的 X 线机摄影时,操作人员只需要选定(   )即可进行曝光。

答:管电压。

17. 三钮制控制的 X 线机主机系统中,每次摄影都必须重复地分别调节(   )、(   )、(   )。其中(   )决定 X 线影像的对比度。

答:管电压;管电流;曝光时间;管电压。

18. 自耦变压器是工频 X 线机中各单元电路(   )的总枢纽。

答:供电。

19. 高压初级电路是给(   )提供输入电源的电路。

答:高压变压器。

20. 工频 X 线机管电压的调节是通过(   )电路来实现。

答:高压初级。

21. 工频 X 线机中,谐振式磁饱和稳压器的作用是稳定(   ),防止因(   )的波动而影响(   )的稳定。

答:灯丝加热电压;电源电压;管电流。

22. 工频 X 线机中,旋转阳极 X 线管启动绕组串接的电容主要起(   )作用。

答:移相或剖相。

23. 一台工频 X 线机的基本电路包括(   )电路、(   )电路、(   )电路、(   )电路和(   )电路。

答:电源;灯丝加热;高压发生;控制;外围装置。

24. 工频 X 线机管电流调节的工作流程是(   )输出→(   )电阻→(   )次级→(   )初级→(   )次级→灯丝。

答:稳压器;毫安调节;空间电荷抵偿变压器;灯丝加热变压器;灯丝加热变压器。

25. 工频 X 线机管电压的补偿方法有(   )和(   )。

答:电阻补偿;变压器补偿。

26. 在工频 X 线机中,空间电荷补偿变压器次级的串联方法有(   )和(   )。

答:正相串联;反相串联。

27. 乳腺摄影 X 线机的特点是:使用(   )X 线管,管电压使用范围为(   ),配用乳腺摄影(   ),设有较长的(   )。

答:钼靶或铑靶;20kV ~ 50kV;专用支架;遮线筒。

28. 滤线器的作用是( )。

答:滤除散射线。

29. 遮线器的作用是( )。

答:控制 X 线照射野的形状和大小。

30. 影像增强器的作用是将( )转换成( ),并将( )提高几千倍。

答:X 线像;可见光像;图像亮度。

31. X-TV 的扫描制式一般采用( )的标准制式。

答:广播 TV。

32. 摄像机按照所用的图像传感器不同,可分为( )、( )和( )三种。

答:真空摄像管式;CCD 式;CMOS 式。

33. 工频 X 线机的电源电路通常包括( )、( )、( )、( )和( )等。

答:熔断器;电源接触器;自耦变压器;电源开关;电源电压调节器。

34. 程控 X 线机实质上是一种由( )控制的工频 X 线机。

答:单片机(微机)。

35. 将( )称为直流逆变。直流逆变的方法通常有( )、( )和( )三种。

答:直流电变换为交流电的过程;桥式逆变;半桥式逆变;单端逆变。

36. X-TV 由( )和( )两部分构成。

答:影像增强器;闭路电视系统。

37. 在 X-TV 中,( )的作用是使显示器显示的图像亮度自动稳定到最佳状态。

答:ABC 装置或 IBS 装置。

38. 程控 X 线机采用了( )技术,提高其工作的( )和( )。

答:微机控制;稳定性;可靠性。

39. 三相五线制供电要求有( )、( )、( )。

答:三根相线;一根零线;一根安全接地线。

40. 三相交流电机控制转动方向的方法是( ),做法是( )。

答:换相;互换两根相线。

41. FSK302-1A 型程控 X 线机的工作方式有( )、( )、( )、( )。

答:透视;普通摄影;滤线器摄影;点片摄影;体层摄影。

42. 程控 X 线机主可控硅触发脉冲用于( ),表现为( )和( )两种作用,防止高压变压器产生( )。

答:曝光控制;过零触发;曝光相位控制;偏磁化。

43. FSK302-1A 型程控 X 线机实现自动控制调整的电路有( )、( )、( )、( )。

答:电源电路;管电压调整电路;灯丝加热电路;透视亮度控制。

44. FSK302-1A 型程控 X 线机实现图像亮度控制的方法是( )。

答:调节透视管电压。

45. FSK302-1A 型程控 X 线机,电源相位脉冲发生电路产生的脉冲周期是( ),脉冲宽度是( ),用作电源( )和( )使用。

答:20 毫秒;10 毫秒;相位检测;同步脉冲。

46. HF50R 型 X 线机管电压调整电路主要由（　　）、（　　）等集成芯片组成。

答：脉宽调制芯片 TL594；电压跟随器 LM348。

47. HF50R 型 X 线机电源电路包括（　　）及（　　）两部分。

答：电源系统联络板；电源板。

48. 影像在 IP 中缓存，缓存介质为（　　），这种介质具有（　　）效应，并依此读出图像数据。

答：光激励发光物质；光致发光。

49. 目前，DR 所用的探测器的主要有（　　）、（　　）、（　　）和（　　）。

答：非晶硒型 FPD；非晶硅型 FPD；CCD 型探测器；多丝正比室型探测器。

50. 激光相机巧妙地采用了（　　）和（　　）构成激光束偏转扫描器。

答：多面转镜；广角发散透镜（透镜）。

51. IP 的类型按分辨力分为（　　）和（　　）两种。

答：普通型；高分辨力型。

52. IP 的基本组成结构有（　　）、（　　）、（　　）和（　　）。

答：表面保护层；PSL 荧光层；基板；背面保护层。

53. CR 系统的读取装置可分为（　　）和（　　）两种。

答：暗盒型；无暗盒型。

54. 射入 IP 的 X 线光子被 PSL 荧光物吸收，释放出（　　）形成（　　）。

答：电子；潜影。

55. 激光束扫描 IP 时，半稳态的电子转换为（　　），发生 PSL 现象，亦称为（　　）现象。

答：荧光；光致发光。

56. IP 第一次激发后最好在（　　）小时内读出存储的图像。

答：8。

57. IP 读取时，首先用微弱的激光粗略扫描，计算出 PSL 强度的直方图，在此基础上，自动调整光电倍增管的（　　）及放大器的（　　）。

答：灵敏度；增益。

58. 影响 CR 图像质量的主要因素是（　　）及（　　）。

答：PSL 荧光物的特性；读取系统的电光特性。

59. DSA 中减影后的图像信号与（　　）成正比，与背景无关。

答：对比剂的厚度。

60. DSA 主要成像方式有（　　）、（　　）及（　　）。

答：脉冲图像方式；超脉冲方式；连续图像方式。

61. 现在 DSA 系统的支架多采用（　　）。

答：C 形臂。

62. 数字减影主要有（　　）、（　　）及（　　）三种方式。

答：能量减影；时间减影；混合减影。

63. X 线光子照射到非晶硅型 FPD 上，由（　　）将 X 线图像转换成荧光图像，再由（　　）将荧光图像转换为电荷信号。

答:闪烁发光晶体层;光电二极管矩阵。

64. 干式激光胶片的保存时间与环境温度关系很大,环境温度在(　　)内可保存(　　)年以上。

答:5℃~25℃;30。

65. DSA 数字系统由(　　)、图像采集和处理计算机组成,其中前者由(　　)、(　　)和(　　)组成。

答:X 线成像链;影像增强器;摄像机系统;光学系统。

66. CT 主要由三大系统组成,主要有(　　)、(　　)和图像显示与存储系统。

答:扫描系统;计算机系统。

67. CT 中的扫描系统由 X 线发生装置、(　　)、滤过器、数据采集系统等组成。其作用是(　　)和采集重建图像所需的原始数据。

答:准直器;产生 X 线。

68. 四排探测器的准直宽度为 1.25mm,螺旋一周可获得 4 层图像,每周床位移距离为3.75mm,对于单一扫面层面,层厚为 1.25mm,则螺旋因子为(　　),对于多层螺旋因子为(　　)。

答:3;0.75。

69. 第一、二代 CT 对 X 线管瞬时功率要求不高,通常选用固定阳极 X 线管就可基本满足要求;而第三、四代 CT 则不同,尤其是 SCT,X 线管需在大功率下长时间连续扫描,故必须选用大功率、(　　)的(　　)。

答:高热容量;旋转阳极 X 线管。

70. 在扫描层厚一定的情况下,(　　)越小,床移速度愈慢,切层愈薄,则图像质量愈好,但当扫描范围确定时,若床移过慢,则扫描时间变(　　)。螺距越大,床移愈快,切层愈厚,扫描时间愈(　　),但图像质量下降,病灶检出率降低。

答:螺距;长;短。

71. X 线管的主要性能指标是(　　)和散热率。热容量越大,散热率越高,表示 X 线管连续工作的时间越长,性能越(　　)。

答:热容量;好。

72. 数据采集系统(DAS)是 CT 扫描系统的重要组成部分,它由(　　)和(　　)组成,其作用是测量(　　),并将测量数据通过 A/D 转换成二进制数据,送往计算机系统。

答:探测器;数据处理装置;透射 X 线束。

73. CT 用的滑环有(　　)和(　　)两种。

答:高压滑环;低压滑环。

74. CT 探测器的总效率由(　　)和(　　)两部分共同决定。

答:几何效率;吸收效率。

75. CT 用的 X 线管有两种工作方式。一种是连续工作方式,即在扫描一个层面期间 X 线管连续辐射 X 线,它多用于第一、二代 CT;另一种是(　　),即在整个扫描期间 X 线管间断地辐射 X 线,这种脉冲式 X 线有三种产生方式:(　　)、(　　)和栅控式。前两种主要依靠控制电路来实现,对 X 线管没有相应的特殊要求,而第三种必须使用(　　)。

答:脉冲工作方式;高压开关电路控制式;低压开关电路控制式;栅控 X 线管。

76. CT 用高压发生器的结构与 X 线机的基本相同,主要由(　　)、(　　)和(　　)等组成。

答:高压变压器;灯丝变压器;高压整流器。

77. 数据处理装置主要由( )、( )、积分器、多路转换器、A/D 转换器、接口电路等构成。其作用是将探测器输出的微弱电信号经放大后,再经 A/D 转换器转换为计算机能够识别的数字信号,并经接口电路将此信号输入计算机。

答:前置放大器;对数放大器。

78. 扫描架由两部分组成。一是( ),这部分上面安装有 X 线管及其冷却系统、准直器及其控制系统、滤过器、探测器阵列、数据处理装置、滑环部分、高压发生器(低压滑环式 SCT)等。二是( ),主要由底座、支架、旋转控制电机及其伺服系统、机架主控电路板等组成。

答:旋转部分(旋转架);固定部分。

79. 图像显示和存储系统主要由( )、( )、多幅相机或激光相机、硬盘、刻录光盘等组成。

答:接口电路;图像显示器。

80. 在扫描层厚一定的情况下,螺距越小,床移速度愈( ),切层愈( ),则图像质量愈( ),但当扫描范围确定时,若床移过慢,则扫描时间变长。螺距越大,床移愈快,切层愈厚,扫描时间愈短,但图像质量下降,病灶检出率( )。因此,螺距、层厚、扫描时间三者必须很好地配合。

答:慢;薄;好;降低

81. MRI 设备是由( )、( )、( )、( )、( )等组成。

答:磁体系统;梯度系统;射频系统;计算机;图像处理系统。

82. 人体磁共振成像用 MRI 设备的磁体可分为( )、( )、( )、( )四种。

答:永磁型;常导型;混合型;超导型。

83. 磁场的匀场方式有( )和( )。

答:有源匀场;无源匀场。

84. 超导磁体采用( )材料作为导体线圈,其超导临界温度为( )K。

答:铌钛合金;9。

85. MRI 层面厚度与层面选择梯度磁场的( )有关,还与射频激励的( )有关。

答:场强;带宽。

86. 对于自由质子,在 1T 的磁场中,其共振频率为( )MHz。

答:42.58。

87. MRI 的射频系统包括( )和( )两大部分。

答:发射线圈;接收线圈。

88. MRI 的空间编码可以分为( )、( )和( )三种形式。

答:层面选择编码;频率编码;相位编码。

89. 磁共振成像的突出优点是( )、( )、( )、( )、( )。

答:高信噪比;高分辨率;高灵敏度;成像时间短;增强诊断能力。

90. MRI 主磁体系统中磁体的性能指标包括( )、( )、( )、( )、( )。

答:主磁场强度;磁场均匀性;磁场稳定性;有效检查孔径;磁场逸散度。

91. 目前在临床磁共振成像系统中使用的磁体有三种：（　　）、（　　）、（　　）。

答：永久磁体;常导磁体;超导磁体。

92. 磁共振成像有三个基本轴，即 Z、X、Y。沿 Z 轴选择人体的（　　）成像;沿 X 轴选择人体的（　　）成像;沿 Y 轴选择人体的（　　）成像。

答：横断面;矢状面;冠状面。

93. 超声波是一种（　　）波，频率一般大于（　　）Hz。

答：机械;20K。

94. 超声换能器是利用（　　）效应进行超声波的发射,利用（　　）进行超声波的接收。

答：逆压电效应;正压电效应。

95. 超声换能器是由（　　）、（　　）、（　　）、（　　）组成。

答：压电晶体;匹配层;声透镜;吸声块。

96. 回波式成像的超声诊断仪,根据其所利用的超声物理特性不同,可分为（　　）和（　　）。

答：回波幅度式;多普勒式。

97. 超声多普勒成像仪是利用（　　）,根据（　　）的变化来获取人体组织器官的运动和结构信息。

答：多普勒效应;回波频率。

98. 目前,临床所用的彩色多普勒超声诊断仪实际上是一个综合性的（　　）,它是在 B 型超声图像上叠加（　　）,包含有（　　）、（　　）、（　　）、CDFI 和 CDE 等显像功能。

答：超声诊断系统;彩色血流图;B 型;M 型;D 型。

99. A 型超声 X 轴代表（　　）信号,Y 轴代表（　　）信号。

答：深度;回波。

100. B 型超声 X 轴代表（　　）,Y 轴代表（　　）,Z 轴代表（　　）。

答：声束对人体扫描的方向;超声波传入人体的深度;超声回波幅度。

101. M 型超声 X 轴代表（　　）,Y 轴代表（　　）,Z 轴代表（　　）。

答：回波幅度;深度;时间。

102. 一般情况下,压电效应的能量转换关系是（　　）。

答：线性的。

103. 提高超声换能器的声功率可提高（　　）。

答：探测深度。

104. 图像冻结是指同一图像在显示屏幕上稳定出现,当（　　）向存储器写入新的数据,而对图像数据按 TV 显示的速率反复读出,便可在屏幕上获得一幅稳定不变的图像。

答：停止。

105. 准直器按适用的 γ 射线能量可分为三类：（　　）、（　　）、（　　）。

答：低能准直器;中能准直器;高能准直器。

106. γ 照相机的基本结构由（　　）、（　　）、（　　）、（　　）等组成。

答：探测器;电子线路(含位置和能量信号通道);显示记录装置;机械支架和床。

107. 核医学成像设备可大致分为（　　）和（　　）两类。

答：γ 照相机;ECT。

108. 按照放射源不同,ECT 可分为( )和( ),前者应用最广泛。

答:SPECT;PET。

109. SPECT 通常由( )、( )、( )、( )、( )和外围装置组成,前者是 SPECT 的核心部件。

答:探测器;机架;床;控制台;计算机。

110. PET 与 γ 照相机和 SPECT 相比具有不需要( )、( )、( )、( )、可正确定量测量等优点

答:准直器;检测灵敏度高;分辨力好;易于吸收校正。

三、单项选择题及参考答案

1. (D)在 X 线机电路中,高压整流器位于:
A. 灯丝电路内 　　　　　　　 B. X 线管灯丝变压器电路的初级侧
C. 自耦变压器和高压变压器初级之间 D. 高压变压器次级和 X 线管之间

2. (B)调节 X 线管灯丝电流的目的是:
A. 控制产生 X 线的质 　　　　 B. 控制产生 X 线的量
C. 阻止反相电动势 　　　　　　 D. 以上都对

3. (C)千伏补偿的目的是:
A. 补偿电源电压的变化 　　　　 B. 使毫安不随千伏而变化
C. 使千伏表指示值与实际管电压一致 D. 补偿电容电流对毫安的影响

4. (C)以下不是旋转阳极控制电路特点的是:
A. 高电压启动,低电压维持运转
B. 有一定延迟时间来保证达到额定转速后才曝光
C. 透视时旋转阳极必须转动
D. 设置保护电路,转子未转或者转速不够时不曝光

5. (C)诊断用 X 线机出现下列故障时,哪个还会有 X 线产生?
A. X 线管灯丝断路 　　　　　　 B. 高压变压器断路
C. X 线管焦点变形破损 　　　　 D. 灯丝变压器断路

6. (D)单相全波整流 X 线机,X 线管灯丝加热电路、高压初级电路均正常,但无 X 线产生,下列选项中不是此故障的原因是:
A. 高压变压器次级电路断路 　　 B. 高压硅整流器有一只断路
C. 高压电缆插头插座间接触不好 D. 限时电路中的限时电容器漏电

7. (D)X 线管灯丝电子的发射率决定于:
A. 曝光时间 　　　　　　　　　 B. 焦点大小
C. 千伏数 　　　　　　　　　　 D. 灯丝温度

8. (A)在灯丝加热电压一定时,管电流与管电压的关系称为 X 线管的:
A. 阳极特性 　　　　　　　　　 B. 阴极特性
C. 灯丝特性 　　　　　　　　　 D. 容量特性

9. (D)F_{78}-ⅢA 型 X 线机空间电荷补偿是由下列哪一项完成的?
A. 电阻 　　　　　　　　　　　 B. 电容

C. 电感   D. 变压器

10. （B）旋转阳极启动绕组串联一个电容是为了：

A. 加大启动电流   B. 移相

C. 加大启动电压   D. 加快启动速度

11. （C）常规 X 线机对电源电压变化范围的要求在：

A. 1% ~ -1%   B. 5% ~ -5%

C. 10% ~ -15%   D. 15% ~ -15%

12. （B）空间电荷补偿通常是调节：

A. 电源电压   B. 灯丝加热电压

C. 管电压   D. 高压初级电压

13. （D）管电压补偿通常是调节：

A. 电源电压   B. 灯丝加热电压

C. 高压次极电压   D. 高压初级电压

14. （B）在灯丝加热电路中为了使 kV 增加时 mA 不变，设计了：

A. 谐振式磁饱和稳压器   B. 空间电荷补偿变压器

C. 毫安调节电位器   D. 灯丝变压器

15. （A）对单相全波整流 X 线机，下列说法正确的是：

A. 流过 X 线管的电流是脉动直流，流过高压变压器次级中心点的电流是交流电

B. 流过 X 线管的电流是交流电，流过高压变压器次级中心点的电流是脉动直流

C. 流过 X 线管的电流和流过高压变压器次级中心点的电流都是交流电

D. 再单相全波整流电路的次级中心点可以直接串入直流毫安表来测量管电流

16. （B）关于管电压的叙述正确的是：

A. 是指加于 X 线管两极间的最高有效值电压

B. 是指加于 X 线管两端的峰值电压

C. 最高管电压与 X 线管的长度、形状、介质材料无关

D. 管电压的单位是伏特

17. （A）下列不属于高压部件的是：

A. 高压接触器   B. 灯丝变压器

C. 高压交换闸   D. 高压电缆

18. （B）关于空间电荷抵偿器的作用，正确的是：

A. 随管电流的变化，稳定管电压   B. 随管电压的变化，稳定管电流

C. 随管电流的变化，稳定电源电压   D. 随管电压的变化，稳定管电压

19. （A）工频 X 线的管电流的改变，一般是：

A. 调节灯丝初级电路中的电阻   B. 调节电源电压

C. 调节稳压器的输入电压   D. 调节稳压器的输出电压

20. （D）关于高压电缆的叙述错误的是：

A. 输送高压

B. 输送灯丝加热电压

C. 阳极侧的电缆与阴极侧相同

D. 阳极侧的电缆与阴极侧电缆在任何时候不能互换使用

21. （B)旋转阳极启动的定子线圈安装在：

A. 控制台内   B. 管套内阳极端

C. 管套内阴极端   D. 管套中央

22. （A)关于滤线栅使用注意事项的叙述,错误的是：

A. 将滤线栅置于焦点和被照体之间

B. 焦点到滤线栅的距离与栅焦距相等

C. X 线中心线对准滤线栅的中心

D. 原射线投射方向与滤线栅铅条排列间隔平行

23. （D)与 X 线的量无关的因素是：

A. 管电流   B. 管电压

C. 给予 X 线管的电能   D. X 线管的阳极、阴极间的距离

24. （B)靶面倾角是 X 线管的：

A. 电参数   B. 构造参数

C. 容量参数   D. 极限参数

25. （A)若管电压为 100kVp,则高压电缆对地电压为：

A. 50kVp   B. 60kVp

C. 200kVp   D. 100kVp

26. （B)X 线管放置较长时间再次使用前,须做的工作是：

A. 冷高压试验   B. 老化训练

C. 管电流测试   D. 管电压测试

27. （C)X 线管内电子轰击靶面的面积称：

A. 小焦点   B. 大焦点

C. 实际焦点   D. 有效焦点

28. （D)X 线机容量保护调整的依据是：

A. X 线管的灯丝发射特性   B. X 线管的阳极特性

C. X 线管的构造参数   D. X 线管的最大负荷参数

29. （D)与 X 线机的输出无关的是：

A. 灯丝电子加速电压   B. X 线管电流

C. 照射时间   D. 焦点大小

30. （B)某台 X 线机高压变压器初级输入 300V,其次输出电压为 90kV,则变压比为：

A. 1∶200   B. 1∶300

C. 1∶400   D. 1∶500

31. （A)X 线管两端所加高压的大小决定了 X 线的什么？

A. X 线的质   B. X 线的量

C. 出射线的时间长短   D. X 线球管的耐压

32. （C)X 线机出现下列故障时,哪个还会有 X 线产生？

A. X 线管灯丝断路   B. 高压变压器断路

C. X 线管焦点变形   D. X 线管阳极侧高压电缆未接触

33. (B)X 线管的实际焦点与有效焦点之间的关系?
A. 实际焦点 = 有效焦点 $\times \sin\theta$
B. 有效焦点 = 实际焦点 $\times \sin\theta$
C. 实际焦点 = 有效焦点 $\times \cos\theta$
D. 实际焦点 = 有效焦点 $\times \cos\theta$

34. (A)中、高频 X 线机高压变压器的工作频率为多少?
A. 400Hz 以上
B. 220Hz
C. 50Hz
D. 100Hz

35. (A)下面哪一项用来表述单次曝光 X 线管所能承受的最高管电压、管电流和最长曝光时间?
A. 瞬时负荷特性曲线
B. 阳极冷却曲线
C. 阴极发射特性曲线
D. 散热曲线

36. (C)X 线机中的千伏补偿的目的是:
A. 补偿电源电压的变化
B. 使管电流不随管电压而变化
C. 使管电压表指示值与实际管电压一致
D. 使灯丝电压不随管电压而变化

37. (A)高压电缆从内到外分为:
A. 芯线、绝缘层、半导体层、金属网层、保护层
B. 芯线、保护层、半导体层、金属网层、绝缘层
C. 芯线、绝缘层、保护层、半导体层、金属网层
D. 芯线、半导体层、绝缘层、保护层、金属网层

38. (B)X 线机容量保护电路是根据下面哪项指标确定的?
A. X 线管阳极特性曲线
B. X 线管瞬时负载特性曲线
C. X 线管灯丝发射特性曲线
D. 管电压

39. (A)X 线管灯丝加热特性指下面哪两者之间的关系?
A. 管电流与灯丝加热电流
B. 管电流与管电压
C. 管电压与灯丝加热电压
D. 灯丝加热电流与灯丝加热电压

40. (B)普通旋转阳极 X 线管的转速为:
A. 2000 转/分
B. 3000 转/分
C. 4500 转/分
D. 9000 转/分

41. (B)旋转阳极的转速为 9000 转/分,那么旋转阳极供电的频率应是电频率的几倍频?
A. 一倍频
B. 三倍频
C. 一点五倍频
D. 四倍频

42. (B)高压变压器次级中心抽头接地的好处是:
A. 使结构简单
B. 绝缘要求可以降低一半
C. 毫安表可直接串在次级中心抽头接地处
D. 可增加次级输出电压

43. (D)电子计时电路采用哪个电路实现计时功能?
A. RC
B. RL
C. LC
D. RLC

44. （C）管套中旋转阳极 X 线管的机械共振频率是：

A. 3000 ~ 5000 Rot/min
B. 4000 ~ 6000 Rot/min
C. 5000 ~ 7000 Rot/min
D. 6000 ~ 8000 Rot/min

45. （C）X 线管的过载保护应依据的是：

A. 灯丝加热特性曲线
B. 阳极特性曲线
C. 瞬时负载特性曲线
D. 生热和冷却特性曲线

46. （A）高频 X 线机在哪些电路应用高频率供电？

A. 高压初级和灯丝加热
B. 高压初级和旋转阳极
C. 灯丝加热
D. 高压初级

47. （C）下列说法正确的是：

A. 电离室自动曝光控制电路中的电离室置于人体和胶片暗盒之后
B. X 线管的灯丝变压器输出电压比较低,因此对绝缘的要求不高
C. X 线管的瞬时负载特性曲线是调整容量保护电路的依据
D. 自动降落负载原理是指在曝光期间管电流和管电压均递减

48. （D）空间电荷补偿变压器的作用是：

A. 调节管电流
B. 补偿因管电流的变化而带来的管电压的变化
C. 补偿因电源电压的变化而带来的灯丝加热电压的变化
D. 补偿因管电压的变化而带来的管电流的变化

49. （A）下列对电容电流的描述正确的是：

A. 在透视时,电容电流对单相全波整流电路管电流测量影响很大
B. 电容电流对自整流 X 线机管电流测量电路有影响
C. 在单相全波整流电路中,电容电流对管电流测量没有影响
D. 在摄影时,电容电流对单相全波整流电路管电流测量影响很大

50. （C）工频 X 线机做电源的总输入都采用：

A. 高压变压器
B. 灯丝加热变压器
C. 自耦变压器；
D. 空间电荷抵偿变压器

51. （B）程控 X 线机(以下简称程控机)是由单片机控制的：

A. 中频 X 线机
B. 工频 X 线机
C. 逆变 X 线机
D. 高频 X 线机

52. （A）SX32-Ⅰ型逆变式 X 线机高压逆变电路中,若要在高压变压器 T_1、T_2 中产生连续不断的几乎等幅的中频交流电流,VT_1 和 VT_2 上触发信号的相位关系为：

A. 同相
B. 相差 180°
C. 相差 90°
D. 相差 60°

53. （D）影像增强管输入屏的结构不包括：

A. 铝基板
B. 光电面
C. 隔离层
D. 离子泵

54. （A）栅板铅条会聚线到栅板的垂直距离称为：

A. 焦距
B. 栅比

C. 栅密度   D. 栅距

55. （C）程控 X 线机是由单片机控制的：

A. 中频 X 线机   B. 逆变 X 线机

C. 工频 X 线机   D. 电容充放电 X 线机

56. （B）X 线电视系统的优点，不包括：

A. 明室操作   B. 剂量增大

C. 方便观察   D. 便于实现数字化

57. （C）通过变化加在 I.I 辅助阳极和聚焦电极上的电位实现的是：

A. 影像转换   B. 影像增强

C. 影像变野   D. 记录影像

58. （C）工频 X 线机主要是通过改变下列哪项来调整 X 线管管电压？

A. 灯丝变压器初级电压   B. 灯丝变压器次级电压

C. 高压变压器初级电压   D. 高压变压器次级电压

59. （D）工频 X 线机曝光开始与结束是通过控制下列哪项实现的？

A. 灯丝加热电路的通、断   B. 旋转阳极启动电路的通、断

C. 电源电路的通、断   D. 高压初级电路的通、断

60. （B）高压初级电路不包括：

A. 管电压调节电路   B. 空间电荷补偿电路

C. 管电压预示电路   D. 管电压补偿电路

61. （B）单相全波整流高压次级电路的高压整流电路，是由几支高压硅二极管构成的？

A. 2   B. 4

C. 6   D. 8

62. （D）在管电流测量电路中，透视时为消除对毫安表指示数的影响，必须设置哪一项补偿电路？

A. 空间电荷   B. 管电压预示

C. 管电压调节   D. 电容电流

63. （C）下列不属于三相全波整流高压次级电路的优点是：

A. 千伏的脉动率很小   B. 最短曝光时间

C. 易实现零相投闸   D. X 线输出量高

64. （D）全电视信号由下列哪些信号组成？

(1)电压信号   (2)电流信号   (3)数字信号   (4)图像信号

(5)脉冲信号   (6)场同步信号   (7)场消隐信号   (8)复合同步信号

(9)复合消音信号   (10)行同步信号   (11)行消隐信号

A. (1)(3)(5)(7)   B. (2)(4)(5)(6)(8)(10)

C. (4)(8)(9)   D. (4)(16)(7)(10)(11)

65. （A）FSK302-1A 型 X 线机集成电路 8253 工作电路中，微机板接插件 X84A(1)引线箭头的方向代表信号是：

A. 输入到微机板   B. 无所谓进出

C. 微机板输出   D. 进出有所谓

66. （B)磁记忆继电器中的两组绕组的作用分别是：

A. 工作绕组/非工作绕组　　　　　　B. 设置绕组/复位绕组

C. 复位绕组/工作绕组　　　　　　　D. 设置绕组/非工作绕组

67. （C)改变三相电动机的转动方向的方法是：

A. 改变供电电压的大小　　　　　　B. 改变供电电压的频率

C. 改变供电相序　　　　　　　　　D. 改变电压和频率

68. （D)发光二极管在电路中,多用作：

A. 整流　　　　　　　　　　　　　B. 隔离

C. 限流　　　　　　　　　　　　　D. 电路状态指示

69. （C)FSK302-1A 型程控 X 线机的本质是：

A. 高频 X 线机　　　　　　　　　　B. 中频 X 线机

C. 工频 X 线机　　　　　　　　　　D. 透视 X 线机

70. （C)FSK302-1A 型 X 线机的灯丝加热电路,采用的是下列哪项变频技术？

A. 直流调制　　　　　　　　　　　B. 交流调制

C. 脉冲宽度调制　　　　　　　　　D. 脉冲频率调制

71. （D)FSK302-1A 型程控 X 线机开机自检显示数值98,说明电源频率是：

A. 98Hz　　　　　　　　　　　　　B. 51Hz

C. 48Hz　　　　　　　　　　　　　D. 49Hz

72. （C)FSK302-1A 型 X 线机灯丝加热电流取样及管电流检测电路,IC/D1A-1 脚输出的是：

A. 摄影管电流最大值　　　　　　　B. 透视管电流

C. 摄影管电流平均值　　　　　　　D. 摄影管电流有效值

73. （B)片车到达曝光位,点片摄影继电器 JR 绕组工作,触点延时 0.2 秒闭合,其目的是：

A. 没有意义　　　　　　　　　　　B. 消除片车运动带来的伪影

C. 一般延时　　　　　　　　　　　D. 不许关注

74. （B)FSK302-1A 型 X 线机点片分格开关和继电器工作电路中,开关 SW 和延时继电器 JK 的常开触点 JK(9/5)的作用是：

A. 通电而已　　　　　　　　　　　B. 分格继电器复位

C. 分格继电器置位　　　　　　　　D. 有待判断

75. （B)关于 IP 的叙述正确的是：

A. IP 的潜影不会消退　　　　　　　B. 利用 PSL 现象

C. IP 的潜影会立即消退　　　　　　D. 对天然辐射不敏感

76. （C)关于 CR 的叙述错误的是：

A. CR 以 IP 代替胶片作为介质

B. IP 感光后的潜影经激光扫面后转换为数字信息

C. IP 不能重复使用

D. 数字图像可用磁盘、光盘保。

77. （D)CR 系统可记录与读出 X 线影像信息的载体是：

A. 胶片　　　　　　　　　　　　　　B. 平板探测器

C. 荧光屏　　　　　　　　　　　　　D. IP

78.（A）IP 的基本组成结构不包括：

A. 反射层　　　　　　　　　　　　　B. 荧光层

C. 支持层　　　　　　　　　　　　　D. 保护层

79.（C）用于读出 IP 影像信息的光线类型是：

A. 红外线　　　　　　　　　　　　　B. 紫外线

C. 激光　　　　　　　　　　　　　　D. 可见光

80.（B）为使 IP 得残留信息消失，必须采用：

A. 红光照射　　　　　　　　　　　　B. 强光照射

C. 紫外线照射　　　　　　　　　　　D. 弱光照射

81.（B）DR 中，对 X 线直接敏感的介质是：

A. 气体电离室　　　　　　　　　　　B. 非晶硒

C. 非晶硅　　　　　　　　　　　　　D. CCD

82.（A）非晶硅平板探测器中，为减少光散射，碘化铯晶体形状加工成

A. 针状　　　　　　　　　　　　　　B. 扁平状

C. 颗粒状　　　　　　　　　　　　　D. 圆柱状

83.（D）下列对 IP 不能产生显著影响的是：

A. 电磁波　　　　　　　　　　　　　B. X 射线

C. 粒子射线　　　　　　　　　　　　D. 紫外线

84.（B）关于 DSA 装置的 X 线管叙述错误的是：

A. 有较高的散热率　　　　　　　　　B. 阳极多为固定结构

C. 具有大小焦点　　　　　　　　　　D. 有较高的热容量

85.（A）DSA 中管电压在两种能量之间进行高速切换的是哪种方式？

A. 能量减影方式　　　　　　　　　　B. 混合减影方式

C. 常规方式　　　　　　　　　　　　D. 脉冲方式

86.（C）关于滤线栅栅比的叙述下列哪项是错误的？

A. 栅比亦称栅曝光系数　　　　　　　B. 是滤线栅的几何特性之一

C. 栅比越大消除散射线作用越好　　　D. 是栅条高度与栅条间隔之比

87.（D）非晶硅 FPD 中，非晶硅光电二极管的作用是：

A. 产生荧光　　　　　　　　　　　　B. 将电子转换成光子

C. 将电信号转换为数字信号　　　　　D. 将光转换成光电子

88.（D）国际通用 CT 的英文全称是：

A. Computer Aided Tomography　　　　B. ComputerTnans—Axial Tomography

C. Computerized Tomography　　　　　D. Computer Tomography

89.（A）第一代 CT 的扫描方式：

A. 平移＋旋转　　　　　　　　　　　B. 旋转＋旋转

C. 静止＋旋转　　　　　　　　　　　D. 静止＋静止

90.（A）在第一代 CT 中，完成一次平移后，X 线管和探测器组件共同旋转：

A. 1°

B. 5°～30°

C. 21°～45°

D. 48°～120°

91.（A）第一代 CT 机一次平移运动可采集多少个测量的数据？

A. 240 个

B. 180 个

C. 150 个

D. 120 个

92.（C）在五代 CT 中,滑环 CT 属于哪一代 CT？

A. 一

B. 二

C. 三

D. 四

93.（B）第三代 CT 的扫描方式：

A. 平移＋旋转扫描方式

B. 旋转＋旋转扫描方式

C. 旋转＋静止扫描方式

D. 静止＋静止扫描方式

94.（B）关于三代 CT 错误说法是：

A. 使用旋转阳极 X 线管

B. 探测器几百个

C. X 线的扇角较宽,达 30°～45°

D. 扫描时 X 线管先平移后旋转

95.（B）第三代 CT 的 X 线束的扇角为：

A. 5°～20°

B. 30°～45°

C. 180°

D. 360°

96.（D）第五代 CT 是的扫描方式：

A. 平移＋旋转

B. 旋转＋旋转

C. 静止＋旋转

D. 静止＋静止

97.（C）CT 机问世后大致可以分为：

A. 三代

B. 四代

C. 五代

D. 六代

98.（B）螺旋 CT 与传统 CT 最主要的区别是：

A. 动态扫描

B. 体积扫描

C. 快速扫描

D. 静态扫描

99.（D）当两个物质的密度差大于 0.35% 即可被 CT 分辨时,表明该 CT 机器的密度分辨率为：

A. 1%

B. 3.5%

C. 35%

D. 0.35%

100.（B）当窗宽为 250、窗位为 50 时,其 CT 值显示范围为：

A. 50～250

B. －75～175

C. －125～125

D. 0～200

101.（C）CT 值测量时,同一扫描层面,不同 CT 值的组织被平均计算,这种现象被称为：

A. CT 值同化

B. CT 值的衰减

C. 部分容积效应

D. 体积同一性现象

102.（B）下列中与重建时间无关的是：

A. 检查效率

B. 运动伪影

C. 内存容量　　　　　　　　　　　　D. 重建图像矩阵

103. （B）下述 CT 图像重建术语中，属于螺旋扫描的重建方法是：

A. 算法　　　　　　　　　　　　　　B. 线性内插

C. 卷积　　　　　　　　　　　　　　D. 重建函数

104. 螺旋 CT 中，滑环技术是用（D）代替电缆，完成向 X 线管供电和信号传递。

A. 导线和电阻　　　　　　　　　　　B. 导线和电刷

C. 导线和滑环　　　　　　　　　　　D. 电刷和滑环

105. （B）在 CT 设备中有直接吸收低能 X 线的设备是：

A. 探测器　　　　　　　　　　　　　B. 滤过器

C. 对数放大器　　　　　　　　　　　D. 前置放大器

106. （B）为获得一幅 CT 重建图像，所需的 X 线辐射时间被称为：

A. 重建时间　　　　　　　　　　　　B. 扫描时间

C. 处理时间　　　　　　　　　　　　D. 工作时间

107. （A）为重建一幅完整的 CT 图像所需时间被称为：

A. 重建时间　　　　　　　　　　　　B. 扫描时间

C. 处理时间　　　　　　　　　　　　D. 工作时间

108. （A）螺旋 CT 中螺距指：

A. X 线管旋转一周，扫描床水平位移　　B. X 线管旋转 180°，扫描床水平位移

C. X 线管旋转 270°，扫描床水平位移　　D. X 线管旋转 90°，扫描床水平位移

109. （C）螺旋 CT 的专用参数中螺旋因子指的是：

A. 螺距 – 层厚　　　　　　　　　　　B. 螺距 + 层厚

C. 螺距/层厚　　　　　　　　　　　　D. 螺距 × 层厚

110. （A）CT 成像设备中，闪烁探测器中的闪烁晶体是：

A. NaI　　　　　　　　　　　　　　　B. CuO

C. $CaCO_3$　　　　　　　　　　　　　D. NaCl

111. （A）准直器（一般 CT）最主要的作用：

A. 减少散射线　　　　　　　　　　　B. 决定层厚

C. 决定照射野　　　　　　　　　　　D. 滤过 X 线

112. （D）CT 准直器的材料一般采用：

A. 铁　　　　　　　　　　　　　　　B. 铜

C. 铝　　　　　　　　　　　　　　　D. 铅

113. （C）CT 设备中，滤过器的目的是：

A. 发射 X 线　　　　　　　　　　　　B. 探测 X 线

C. 吸收低能 X 线　　　　　　　　　　D. 决定扫描层的厚度

114. （B）CT 探测器的作用是：

A. 探测患者位置是否准确　　　　　　B. 接收 X 线并将其转换为电信号

C. 探测扫描时有无散射线　　　　　　D. 将模拟信号转变为数字信号

115. （D）CT 设备中，探测器的总检测效率是指：

A. 几何效率　　　　　　　　　　　　B. 吸收效率

C. 几何效率/吸收效率   D. 几何效率×吸收效率

116. （A)CT 设备中,闪烁探测器内完成闪烁晶体产生的信号到光电倍增管传送的是:

A. 光纤   B. 铜导线

C. 磁性材料   D. 铝导线

117. （D)CT 设备中,选用下面哪种材料做为探测器,一般不用附加散射线准直器:

A. NaI   B. CaI

C. CsF_2 D. 惰性气体

118. （B)探测器性能包括:

A. 速率、分辨力、稳定性、准确性   B. 效率、稳定性、响应性、准确性

C. 效率、分辨力、响应性、准确性   D. 效率、分辨力、稳定性、响应性

119. （C)在 CT 数据处理装置中将探测器输出的信号进行预放大的是:

A. 对数放大器   B. 模数转换器

C. 前置放大器   D. 数模转换器

120. （A)在 CT 设备的数据处理装置中,对入射 X 线强度 I_0 和透射 X 线强度 I 进行换算的是:

A. 对数放大器   B. 模数转换器

C. 前置放大器   D. 数模转换器

121. （A)下面对 CT 设备中 X 线管描述正确的是:

A. 热容量高,扫描次数多   B. 热容量高,扫描次数少

C. 热容量低,扫描次数多   D. 热容量低,扫描次数少

122. （B)滤过器的形状一般为:

A. 椭圆形   B. 楔形

C. 六角形   D. 圆形

123. （B)对于一般单排 CT 而言,扫描厚度由(   )决定。

A. 探测器厚度   B. 准直器宽度

C. 探测器和准直器   D. 过滤器

124. （D)CT 扫描与常规 X 线体层摄影比较,根本区别是:

A. 患者受线量的高低   B. 可获得冠、矢状面图像

C. 空间分辨率高低   D. 无层面外组织的重叠

125. （C)最早应用 CT 检查的部位是:

A. 四肢   B. 腰部

C. 头颅   D. 胸部

126. （C)超高速 CT 扫描系指:

A. 螺旋 CT 扫描   B. 动态序列扫描

C. 电子束 CT 扫描   D. 超薄夹层扫描

127. （C)决定 CT 机连续工作时间长短的机器性能指标是:

A. 磁盘容量   B. 电源稳定

C. X 线管热容量   D. X 线管焦点

128. （D)有关准直器的论述,错误的是:

A. 准直器窗口呈狭缝状态   B. 准直器位于 X 线管窗口前端

C. 准直器狭缝宽度决定扫描层厚   D. 准直器狭缝宽度决定扫描的层距

129.（D）CT 用 X 线管的突出特点是：

A. 与常规 X 线管结构相同   B. 外形尺寸比常规 X 线管大

C. 不使用固定阳极 X 线管   D. 额定功率比常规 X 线管大

130.（C）探测器的作用是：

A. 探测患者位置的准确性   B. 探测扫描时有无散射线的干扰

C. 接收 X 线并将其转换为电信号   D. 将模拟信号转换为数字信号

131.（D）对准直器作用的论述，错误的是：

A. 大幅度减少散射线   B. 决定扫描层的厚度

C. 减少患者的放射剂量   D. 决定象素的大小

132.（A）阵列处理机的主要任务是：

A. 进行图像重建处理   B. 控制和监视扫描过程

C. 设备故障的诊断与分析   D. 存储已重建完的图像

133.（D）操作台无法实施的功能是：

A. 输入扫描参数   B. 系统故障诊断

C. 修改患者数据   D. 改变患者体位

134.（C）滑环技术的主要特点是：

A. X 管连续曝光   B. 数据连续采集

C. 单向连续旋转   D. 床面连续移动

135.（D）为减少运动伪影产生，采取的措施中最重要的是：

A. 消除患者顾虑和紧张   B. 做好患者呼吸训练

C. 对不合作患者给予镇静或麻醉   D. 缩短扫描时间

136.（D）每日开机进行 CT 球管训练的目的是：

A. 升高球管的温度   B. 启动旋转阳极

C. 防止阳极靶面龟裂   D. 保护 X 线管，防止损坏

137.（B）CT 值的数学描述是：

A. $(\mu w - \mu K)/\mu w$ B. $(\mu X - \mu W)/\mu w$

C. $(\mu X - \mu W)/\mu X$ D. $(\mu w - \mu K)/\mu w$

138.（B）关于螺旋 CT 的叙述错误的是：

A. 螺旋 CT 采集数据是一个连续的螺旋形空间内的容积数据

B. 探测器数目越多，扫描时间越长

C. 利用滑环技术，球管围绕机架连续旋转

D. 因扫描轨迹是螺旋线，故称螺旋 CT

139.（A）CT 窗口技术中，窗位决定了：

A. 显示图像 CT 值的中心   B. 显示图像的中心

C. 显示图像 CT 值的范围   D. 显示图像的范围

140.（D）关于 CT 数据采集系统中滤过器的作用描述错误的是：

A. 补偿 X 线硬化效应   B. 减小图像伪影

C. 降低辐射剂量 　　　　　　　　　　D. 滤掉散射线

141．（A）对于 4 层螺旋 CT,若选择床速是 10mm/周,扫描层厚 5mm,则螺旋因子为:

A. 0. 5 　　　　　　　　　　　　　　B. 1

C. 2 　　　　　　　　　　　　　　　D. 4

142．（B）螺旋 X 线 CT 的扫描方式为:

A. 平移-旋转 　　　　　　　　　　　B. 旋转-旋转

C. 静止-旋转 　　　　　　　　　　　D. 静止-静止

143．（A）T_1 值规定为:

A. M_Z 达到最终平衡状态 63% 的时间 　　B. M_Z 达到最终平衡状态 37% 的时间

C. M_{XY} 衰减到原来值 37% 的时间 　　　D. M_{XY} 衰减到原来值 63% 的时间

144．（C）MRI 不会产生的伪影是:

A. 运动伪影 　　　　　　　　　　　B. 金属伪影

C. 骨骼伪影 　　　　　　　　　　　D. 流动伪影

145．（B）梯度线圈通常采用的是:

A. 矩形线圈 　　　　　　　　　　　B. 鞍形线圈

C. 圆形线圈 　　　　　　　　　　　D. 螺线管线圈

146．（C）磁共振设备参数不包括:

A. 磁场强度,线圈特性 　　　　　　　B. 梯度磁场强度和切换率

C. 电源容量 　　　　　　　　　　　D. 测量条件

147．（C）人体磁共振成像有 MRI 设备的磁体不包括:

A. 永磁型 　　　　　　　　　　　　B. 常导型

C. 电导型 　　　　　　　　　　　　D. 混合型,超导型

148．（B）梯度线圈通常采用的是:

A. 矩形线圈 　　　　　　　　　　　B. 鞍形线圈

C. 圆形线圈 　　　　　　　　　　　D. 螺线管线圈

149．（D）梯度场的非线性一般不能超过:

A. 8% 　　　　　　　　　　　　　　B. 6%

C. 4% 　　　　　　　　　　　　　　D. 2%

150．（B）梯度场强等于:

A. 梯度场一端的磁场强度/梯度场的长度

B. 梯度场两端的磁场强度差值/梯度场的长度

C. 梯度场两端的磁场强度之和/梯度场的长度

D. 梯度场的磁场强度差值/梯度场的长度

151．（D）关于磁矩概念的叙述,错误的是:

A. 磁矩是一个总和概念

B. 磁矩是一个动态形成的过程

C. 磁矩有空间方向性

D. 磁矩在磁场中是随质子进动的不同而变化

152．（B）MRI 系统的主要组成不包括:

A. 主磁体系统　　　　　　　　　　B. 图像存储和传输系统(PACS)

C. 梯度磁场系统,射频系统系统　　　D. 计算机及图形处理系统

153. (C)下列哪项不是超导磁体的优点:

A. 容易产生高磁场　　　　　　　　B. 高稳定性低耗能

C. 造价及维护费用较低　　　　　　D. 磁场均匀性高

154. (A)磁共振信号的数量级是:

A. 微伏级　　　　　　　　　　　　B. 毫伏级

C. 伏特级　　　　　　　　　　　　D. 纳伏级

155. (C)下列哪项不是梯度磁场的功能:

A. 产生 MR 磁共振梯度回波　　　　B. 施加扩散加权梯度场

C. 产生射频信号　　　　　　　　　D. 进行流动补偿,流动液体的流速相位编码

156. (C)全身 MRI 设备中使用的梯度场多在:

A. 0.1 ~ 1.0mT/m　　　　　　　　B. 0.5 ~ 1.5mT/m

C. 1 ~ 10mT/m　　　　　　　　　　D. 10 ~ 100mT/m

157. (B)自由感应衰减信号产生于射频脉冲激励自旋质子:

A. 之前　　　　　　　　　　　　　B. 之后

C. 之中　　　　　　　　　　　　　D. 任何时刻

158. (D)下列哪项不是 MRI 检查的禁忌证:

A. 有金属心脏起搏器的患者或有人工金属心脏瓣膜患者

B. 手术后动脉夹留存患者

C. 眼内存有金属异物患者

D. 妊娠后期

159. (C)人体含量最多的原子是:

A. 氮原子　　　　　　　　　　　　B. 氧原子

C. 氢原子　　　　　　　　　　　　D. 碳原子

160. (B)关于永磁型此题的描述,错误的是:

A. 运行维护简单,消耗低　　　　　B. 受环境温度影响小

C. 磁场强度较低,磁体庞大笨重　　D. 由永磁性材料构成,磁场强度衰减极慢

161. (B)磁共振成像的空间定位依赖于:

A. 主磁场　　　　　　　　　　　　B. 梯度磁场

C. 射频磁场　　　　　　　　　　　D. 组织的质子密度

162. (C)关于磁场的说法,错误的是:

A. 磁场均匀度的单位是 ppm,磁场均匀度会随着周围环境的变化而变化

B. 测量磁场均匀度时,一定要将球形空间的中心与磁体中心同心

C. 对于同一台设备,其磁场均匀度的大小是一个恒定的数值,与测量所用球体的大小无关

D. 磁场的均匀度越好,图像信噪比越高

163. (C)常导型磁体和永磁型磁体的相同点是:

A. 磁场方向

B. 可制成高场强磁共振设备

C. 不需要液氮作为制冷剂

D. 磁场均匀性很高,需要高质量的稳定电源,且电能消耗大

164.（C)射频线圈的作用是:

A. 只能用来发射射频脉冲

B. 只能用来接收射频脉冲

C. 既可以发射射频脉冲,又可以接受射频脉冲

D. 进行空间定位

165.（B)目前,应用于临床人体成像的磁共振设备,其场强应限制在:

A. 1T   B. 3T

C. 4T   D. 7T

166.（C)关于超声波的描述:

A. 频率越高,探测深度越大   B. 频率越低,探测深度越小

C. 频率越高,探测深度越小   D. 频率越低,探测深度越未知

167. 纵向分辨力:（B),影响声像图上纵向界面的层理越清晰。对于连续超声波,可达到的理论分辨力等于半个波长。

A. 该值越大   B. 该值越小

C. 该值适当   D. 该值未知

168. 声束宽度声束越窄,侧向分辨力越好。而声束宽度与晶片（A)有关。

A. 直径和工作频率   B. 厚度和工作频率

C. 宽度和工作频率   D. 直径和工作环境

169.（D)传播距离相同时,超声衰减系数 α 越大,信号:

A. 变化越小   B. 变化越大

C. 动态范围越小   D. 动态范围越大

170.（D)传播距离越远,超声衰减越大,回波信号幅度( ),即动态范围大

A. 变化越小   B. 变化适当

C. 变化无关   D. 变化越大

171. 显示器亮度和媒质衰减系数等都会影响侧向分辨力,所以在测量侧向分辨力时,一定要将设备的(B)状况。

A. 幅度和亮度调到最佳   B. 增益和亮度调到最佳

C. 灰度和亮度调到最佳   D. 增益和灰度调到最佳。

172.（C)重复频率越小,超声探测深度越深,超声发射脉冲的带宽(频带)越宽,其:

A. 横向分辨力越小   B. 纵向分辨力越小

C. 纵向分辨力越高   D. 横向分辨力越高

173. 由于其显示的影像是由运动回波信号对显示器扫描线实行辉度调制,并按时间顺序展开而获得一维空间(A)图,故称之为 M 型超声成像诊断仪。

A. 多点运动时序   B. 单点运动时序

C. 单点运动时间   D. 多点运动时间

174. A 型超声诊断仪因其回声显示采用(D)而得名。

A. 亮度调制   B. 辉度调制

C. 宽度调制 D. 幅度调制

175.（B）机械扇形扫描 B 超仪:超声波束以扇形方式扫查,可以不受透声窗口窄小的限制而保持:

A. 较小的探查范围 B. 较大的探查范围

C. 较大的探查深度 D. 较小的探查深度

176. M 型超声诊断仪对人体中的运动脏器,如心脏、胎儿胎心、动脉血管等功能的检查具有优势,并可进行(D)的测量。

A. 一种心功能参数 B. 多种动脉血管功能参数

C. 多种肝功能参数 D. 多种心功能参数

177.（C）必须限制声功率在安全剂量阈值内,其安全剂量阈值的技术指标常用声强来表示,即声强应不大于:

A. $30mW/cm^2$ B. $20mW/cm^2$

C. $10mW/cm^2$ D. $5mW/cm^2$

178.（B）故提高接收放大器增益可提高探测深度。但是放大器增益的提高,在放大回波弱信号的同时,也放大了系统噪声信号,从而使有用信号淹没在噪声中,增益应该是:

A. 要大 B. 要适中

C. 要小 D. 大小都可以

179.（B）对比度分辨力:指在图像上能够检测出的回波幅度的最小差别。对比度分辨力越好,图像的层次感越强,细节信息越丰富,图像越细腻柔和。影响这一因素的原因,主要取决于声信号的:

A. 频率和显示电路的灰阶 B. 频宽和显示电路的灰阶

C. 频率和显示电路 D. 显示电路

180.（C）重复频率越小,超声探测深度越深,超声发射脉冲的带宽(频带)越宽,其:

A. 横向分辨力越小 B. 纵向分辨力越小

C. 纵向分辨力越高 D. 横向分辨力越高

181.（D）B 型超声成像诊断仪因其成像方式采用下列哪项而得名?

A. 亮度调制型 B. 幅度调制型

C. 宽度调制型 D. 辉度调制型

182. 旋转式探头驱动马达只需单方向旋转,转速均匀,没有加速度,加之转速低,因此,扫描均匀,(D),其寿命远较摆动式长:

A. 速度和振动都很小 B. 速度和振动都很大

C. 噪声和振动都很大 D. 噪声和振动都很小

183.（B）Hal. O. Anger 研制成功的第一台 γ 照相机的时间是:

A. 1895 年 B. 1957 年

C. 1972 年 D. 1963 年

184.（A）单光子发射计算机断层仪 SPECT 和正电子发射型计算机断层仪 PET 相继研制成功,时间是:

A. 20 世纪 70 年代后期 B. 20 世纪 80 年代

C. 20 世纪 90 年代 D. 20 世纪 50 年代

185. （C）准直器的适用能量范围主要与下列哪项参数有关:

A. 孔数   B. 孔径

C. 间壁厚度   D. 孔长

186. （A）适用于较表浅的小脏器和小病变显像的准直器类型为:

A. 针孔型   B. 平行孔型

C. 会聚型   D. 狭缝型

187. （B）下列选项中可以用闪烁晶体将其转变为可见光的是:

A. X 线   B. γ 射线

C. 紫外线   D. 红外线

188. （D）SPECT组成包括:

A. 探测器、机架、控制台、计算机和外围设备

B. 探测器、机架、床、计算机和外围设备

C. 探测器、床、控制台、计算机和外围设备

D. 探测器、机架、床、控制台、计算机和外围设备

189. （D）用作 PET 的 γ 闪烁晶体为:

A. NaI   B. NaF

C. $AgNO_3$ D. 95% 锗酸铋

190. （D）用作 PET 的 γ 闪烁晶体为:

A. NaI   B. NaF

C. NaCl   D. 95% 锗酸铋

191. （D）核医学成像使用的放射性核素的半衰期较短,一般为:

A. 数天   B. 数周

C. 数月   D. 数小时

E. 数分钟

192. （C）控制区指连续工作的人员一年内受到的照射剂量超过年限值多少的区域:

A. 50%   B. 40%

C. 30%   D. 20%

E. 10%

193. （C）核医学成像设备工作空间防护标准从高到低,正确的是:

A. 监督区,控制区,非限制区   B. 非限制区,控制区,监督区

C. 控制区,监督区,非限制区   D. 监督区,非限制区,控制区

194. （C）下列成像设备中需要使用闪烁晶体的是:

A. 磁共振设备   B. A 型超声设备

C. γ 照相机   D. B 型超声设备

195. （A）下列选项中属于核医学成像设备的是:

A. ECT   B. CT

C. MRI   D. DR

196. （D）医用激光相机的构成除了打印系统还包括:

A. 打印接口、信息系统,控制系统,X 线发生系统

B. 传输系统,打印接口、信息传输及存储系统,控制系统

C. 胶片系统,信息系统,控制系统

D. 胶片传输系统,打印接口、信息传输及存储系统,控制系统

197. （A）下面哪项不是乳腺 X 线机的构成:

A. 信息传输及存储系统　　　　　　　B. 影像检出系统

C. 辅助系统　　　　　　　　　　　　D. 专用支架

198. （B）下面哪项不属于远程放射学系统:

A. 远近程通信设备的集成计算机网络　B. 放射影像分析设备

C. 医学影像成像设备　　　　　　　　D. 影像数据采集设备

199. PACS 是利用大容量存储技术,以数字方式（A）医学影像资料的医学信息管理系统。

A. 存放,管理,传送,显示　　　　　　B. 存储,使用,分析,处理

C. 采集,存储,管理,传送　　　　　　D. 存放,使用,传送,处理

200. （B）液晶显示器的关键部件为:

A. 阴极射线管　　　　　　　　　　　B. 液晶面板

C. 液晶分子　　　　　　　　　　　　D. 背光光源

201. （D）医用激光相机根据成像方式分为:

A. 红外相机和紫外相机　　　　　　　B. 干式相机和湿式相机

C. 氦-氖激光相机和红外激光相机　　　D. 热敏相机和激光相机

202. （D）下列不是医学图像存储介质的是:

A. 磁带,硬盘　　　　　　　　　　　B. 光盘

C. 胶片　　　　　　　　　　　　　　D. 自动洗片机

203. （C）氦氖激光相机使用的氦氖激光波长是:

A. 933nm　　　　　　　　　　　　　B. 833nm

C. 733nm　　　　　　　　　　　　　D. 633nm

204. （B）下列是未来医用相机发展方向的是:

A. 自动洗片机　　　　　　　　　　　B. 干式激光相机

C. 湿式激光相机　　　　　　　　　　D. CRT 多幅相机及热敏相机

205. （C）PACS 图像传输采用下列哪项标准?

A. DICOM1. 0　　　　　　　　　　　B. DICOM2. 0

C. DICOM3. 0　　　　　　　　　　　D. DICOM4. 0

206. （D）下列不是 PACS 组成部分的是:

A. 医学图像采集、转换系统

B. 医学图像显示和处理系统

C. 大容量数据存储系统和医学图像管理系统

D. 计算机摄影系统

207. （B）目前在临床常见的医学信息系统不包括:

A. HIS　　　　　　　　　　　　　　B. CIS

C. PACS　　　　　　　　　　　　　D. RIS 及 LIS

四、多项选择题及参考答案

1. （ABC）产生 X 线的基本条件有哪些？
A. 提供热电子的灯丝
B. 靶面
C. 使电子作高速定向运动的强电场
D. 高压电缆

2. （ABC）X 线发生装置的主要组成有哪些？
A. 控制装置
B. 高压发生装置
C. X 线管
D. X 线电视系统

3. （ABCD）下列哪些属于固定阳极 X 线管的构成部分？
A. 集射罩
B. 灯丝
C. 靶面
D. 玻璃壳

4. （BC）X 线管管套内灌满的变压器油有哪些作用？
A. 保持真空
B. 绝缘
C. 散热
D. 固定

5. （BCD）X 线的辐射剂量取决于下列哪些参量？
A. 焦点大小
B. 管电压
C. 管电流
D. 曝光时间

6. （BD）下列叙述正确的是？
A. 灯丝加热电流可以无限制增加
B. 调节灯丝温度即可以改变管电流
C. 灯丝温度越高 X 线管寿命就会越长
D. 更换 X 线管时应按新管规格调整灯丝加热电压

7. （ABCD）高压发生器的作用包括？
A. 产生并输出高压
B. 产生并输出灯丝加热电压
C. 完成 X 线管的切换
D. 对交流电压的整流

8. （ACD）哪些是高压发生器内封装的高压元器件？
A. 高压插座
B. X 线管
C. 高压交换闸
D. 灯丝加热变压器

9. （ABCD）X 线电视系统的组成包括：
A. 影像增强器
B. 摄像机
C. 监视器
D. 控制器

10. （ACD）X 线影像增强器的基本组成包括以下哪些？
A. 电源
B. 静电透镜
C. 管套
D. 影像增强管

11. （ABD）增强管的主要技术参数包括哪些？
A. 转换系数
B. 影像对比度
C. 暗电流
D. 视野

12. （ABCD）程控机控制台包括：
A. 高压发生装置控制柜
B. 高压发生装置操作显示板

C. 高压变压器组件　　　　　　　　　D. 电视监视操作

13.（AD）透视过程中可以调节：

A. 透视管电压 F. kV 调节旋钮　　　　B. 电源电压调节

C. 摄影 mA　　　　　　　　　　　　D. 透视管电流 F. mA 旋钮

14.（BCD）伺服控制电路包括：

A. 阳极启动电路　　　　　　　　　　B. 电源电压调整驱动电路

C. 摄影千伏调整驱动电路　　　　　　D. 透视千伏调整驱动电路

15.（BCD）按逆变主电路的形式分类主要有：

A. 电容式逆变　　　　　　　　　　　B. 桥式逆变

C. 推挽式逆变　　　　　　　　　　　D. 单端式逆变

16.（ABCD）对影像增强管输入屏的荧光体层的要求,包括：

A. 散射发光要好

B. X 线的吸收率要高

C. 荧光效率高

D. 发光频谱与光电阴极的频谱响应特性相匹配

17.（ABD）影像增强管的结构包括：

A. 输入屏　　　　　　　　　　　　　B. 聚焦电极

C. 管套　　　　　　　　　　　　　　D. 输出屏

18.（ACD）下列有关乳腺 X 线机说法正确的是：

A. 使用钼靶 X 线管

B. 钼靶产生的 X 线波长比较短

C. 乳腺摄影机 X 线发生器的容量为 5kW～10kW

D. 乳腺专用机由专用 X 线系统、专用支架构成

19.（ABCD）通用型 CR 系统的构成包括：

A. 影像读取装置　　　　　　　　　　B. 控制台

C. 激光相机　　　　　　　　　　　　D. 后处理工作站等

20.（ABD）X 线成像链包括：

A. 影像增强器　　　　　　　　　　　B. 摄像机系统

C. 计算机系统　　　　　　　　　　　D. 光学系统

21.（ABCD）FSK302-1A 型程控 X 线机除具有透视功能外,还可以执行下列哪几项工作？

A. 滤线器摄影　　　　　　　　　　　B. 点片摄影

C. 普通摄影　　　　　　　　　　　　D. 体层摄影

22.（ABCD）FSK302-1A 型程控 X 线机具有自动调节的电路有：

A. 电源电路　　　　　　　　　　　　B. 透视管电压调节电路

C. 灯丝加热电路　　　　　　　　　　D. 摄影管电压调节电路

23.（BC）FSK302-1A 型程控 X 线机旋转阳极启动电路检测的是阳极绕组的：

A. 启动绕组电压　　　　　　　　　　B. 运转绕组电流

C. 启动绕组电流　　　　　　　　　　D. 运转绕组电压

24. （ABCD）FSK302-1A 型程控 X 线机高压初级取样电路的检测输出信号,配合其他电路的作用有:

A. 可控硅短路检测
B. 可控硅组件漏电检测
C. 正确的曝光相位
D. 曝光结束相位记忆

25. （ABC）FSK302-1A 型程控 X 线机可控硅触发脉冲具有下列作用的是:

A. 过零触发
B. 曝光时间控制
C. 曝光开始相位正确
D. 透视时间控制

26. （ABD）单片机中的 CPU 芯片正常工作的保证条件是:

A. 正确的工作电压
B. 时钟脉冲正常
C. 片选信号
D. 适时存在的复位信号

27. （BCD）FSK302-1A 型程控 X 线机配备的 X 线管组件是:

A. 800mA X 线管
B. 防电击
C. 防散射
D. 温度保护

28. （ABCD）ZC15XY-1 型诊断床保护继电器 JC55 工作的原因有:

A. 床体起到运动超限
B. 点片滑架运动超限
C. 紧急按钮按下
D. 三相电源相序错误

29. （BCD）FSK302-1A 型程控 X 线机电源取样电路产生的信号是:

A. 曝光信号
B. 频率计数
C. 电源相位
D. 供电电压超限

30. （ABCD）可控硅触发脉冲产生与下列哪些信号有关:

A. H. D. 2
B. FLUO
C. P3. 1
D. f_1

31. （ABCD）DR 成像设备类型包括:

A. 非晶硒平板探测器型
B. 非晶硅平板探测器型
C. 多丝正比室扫描投影型
D. CCD 摄像机型

32. （BCD）关于长期存放的 IP 正确的使用方法是:

A. 可以直接使用
B. 在使用前强光擦除
C. 先清除 IP 表面的污渍
D. 不可直接使用

33. （ABCD）在 CR 系统中固有噪声包括:

A. IP 结构噪声
B. 激光噪声
C. X 线量子噪声
D. 模拟电路噪声

34. （ABCD）下列关于 DSA 的说法正确的是:

A. 计算机图像处理与 X 线血管造影技术相结合的检查方法
B. 减除造影片上的与血管影像重叠影像,使血管单独显示出来
C. DSA 技术构成了介入放射学的重要组成部分
D. 是血管造影和介入治疗不可缺少的设备和技术基础

35. （ACD）下列关于 CT 数据采集系统中准直器的作用说法正确的是:

A. 减少散射线的干扰
B. 决定像素的大小
C. 减少患者的辐射剂量
D. 提高图像质量

36.（ABD）下列关于滑环的说法错误的是：

A. 高压滑环的高压发生器在扫描架内

B. 低压滑环的高压发生器并不进入机架的转动部分

C. 高频高压技术是低压滑环得以实现的基础

D. 大多数 CT 采用高压滑环技术

37.（AB）对于多层螺旋 CT 叙述正确的是：

A. 在 Z 轴上有多排探测器
B. 重建层厚可以小于扫描层厚

C. 有多个数据采集系统
D. 使用薄扇形束

38.（ABC）连续扫描对 CT 设备的要求是：

A. 球管热容量大
B. 球管散热率高

C. 计算机运算速度快
D. 扫描时间长范围大

39.（ABC）数据处理装置包括：

A. 前置放大器
B. 对数放大器

C. 模数转换器
D. 计算机系统

40.（ABCD）哪些特点属于高压滑环技术？

A. 取消了球管启动、加速、减速、停止过程

B. 电缆不再缠绕

C. 球管做单向连续旋转

D. 依靠铜制滑环和碳刷接触馈电易产生高压噪声

41.（ABCD）为提高 CT 用 X 线管的连续负荷能力，要求 X 线管具有很高的散热率，通常采用哪些措施？

A. 采用油循环风冷却散热
B. 使用阳极直冷式 X 线管

C. 使用阳极接地 X 线管
D. 采用"飞焦点"技术的 X 线管

42.（ABCD）计算机系统的主要功能是：

A. 系统控制
B. 图像重建

C. 图像处理
D. 故障诊断

43.（ABC）管理程序与各独立软件的联系方式有：

A. 人机对话方式
B. 条件联系方式

C. 返回处理方式
D. 命令方式

44.（ABCD）依据图像形成过程 CT 主要由哪些系统组成？

A. 扫描系统
B. 计算机系统

C. 图像显示系统
D. 存储系统

45.（ABCD）MRI 设备的组成包括：

A. 磁体系统
B. 梯度系统

C. 射频系统
D. 计算机系统

46.（ABD）符合磁性原子核的条件是：

A. 中子和质子均为奇数
B. 中子为奇数,质子为偶数

C. 中子为偶数,质子为偶数
D. 中子为偶数,质子为奇数

47.（ABCD）组织参数主要有：

A. 质子密度   B. 纵向弛豫时间

C. 横向弛豫时间   D. 化学位移,液体流速

48. （ABCD)设备参数主要有:

A. 磁场强度   B. 梯度磁场强度和切换率

C. 线圈特性   D. 测量条件

49. （ABCD)MRI 设备的组成包括:

A. 磁体系统   B. 梯度系统

C. 射频系统   D. 计算机与图像处理系统

50. （ABCD)人体磁共振成像用 MRI 设备的磁体包括:

A. 永磁型   B. 常导型

C. 混合型   D. 超导型

51. （BD)MRI 中常用的射频脉冲有:

A. 30°   B. 90°

C. 120°   D. 180°

52. （ABCD)用于 MRI 设备质量保证的几何参数包括:

A. 空间分辨率   B. 层面几何参数

C. 空间线性   D. 敏感容积

53. （ABCD)磁共振成像的特点有:

A. 多参数成像   B. 任意层面断层成像

C. 无电离辐射   D. 对后颅凹病变显示清晰

54. （ABCD)以下介质中声速大于 1000m/s 的是:

A. 空气   B. 血液

C. 肝脏   D. 肌肉

55. （ABCD)关于波长与频率的关系,哪些是正确的?

A. 波长与频率成反比   B. 频率越高,波长越短

C. 频率越低,波长越长   D. 频率越高,纵向分辨率越好

56. （ABCD)关于波长、频率、声波及其关系描述正确的是:

A. 同一传播方向上,相位差为 2π,相邻两质点间距为波长

B. 波动传播一个波长的时间为一个周期

C. 单位时间内质点振动次数为频率

D. $c = \lambda f$

57. （ABD)超声在人体中传播遇到空气时正确的描述是:

A. 反射强烈反射多于折射   B. 很难看到空气后方组织

C. 能清晰显示空气后方组织   D. 回波幅度很大,出现亮点或光团

58. （ABD)在保证获取必要的诊断资料前提下,采取的正确措施是:

A. 尽可能采用最小辐射强度

B. 用最短辐照时间,早孕胚胎最好不做或少做超声检查

C. 辐照时间长短无所谓

D. 对 3 个月以上胎儿检查应控制在 3 ~ 5 分钟内

59. （ABCD）关于超声探头描述正确的是：
A. 将机械能转变成电能
B. 超声波接收利用了正压电效应
C. 可将电能转变成机械能
D. 超声波的发射发生利用了逆压电效应

60. （ACD）选用耦合剂时正确的方法是：
A. 声衰减系数小,透声良好
B. 价格越便宜越好
C. 水性高分子材料,均匀性好,不含颗粒或杂质
D. 声阻抗介于探头的面材和皮肤之间

61. （ABCD）属于机器灵敏度调节的是：
A. 总增益
B. 近场抑制
C. STC
D. 远程补偿

62. （ABCD）属于控内超声探头的是：
A. 阴道探头
B. 直肠探头
C. 胃镜探头
D. 食管探头

63. （ABCD）彩色多普勒血流显像仪的工作流程包括：
A. 将多普勒信号进行 A/D 转换
B. 经自相关技术计算多普勒平均速度、方向和分散
C. 依血流方向及流速做彩色处理
D. 彩色血流图与灰阶图像叠加

64. （ABCD）B 型超声诊断仪的组成包括：
A. 换能器
B. 发射电路
C. 接收电路
D. 显示系统

65. （ABCD）γ 照相机探测器探头包括：
A. 准直器
B. 闪烁晶体
C. 光电倍增管
D. 前置放大器和电子矩阵电路

66. （ABCD）为永久保存影像并对影像进行复制,常用的仪器有：
A. 多幅照相机
B. Polaroid 照相机
C. 针式打印机
D. 影印机

67. （ABCD）准直器的几何形状可分为：
A. 针孔型
B. 平行孔型
C. 会聚型
D. 扩散型

68. （ABC）SPECT 通常由下列哪些设备所组成？
A. 探测器
B. 机架和床
C. 控制台
D. 计算机和外围设备

69. （ABCD）PET 与 γ 照相机和 SPECT 相比具有优点包括：
A. 不需要准直器
B. 检测灵敏度高
C. 本底小,分辨力好
D. 易于吸收校正,可正确定量

70. （ABCD）PET 按探测器在机架上的排列形状和运动方式可分为：
A. 固定型
B. 旋转型

C. 旋转-平移型   D. 摆动-旋转型

71. （ACD）核医学成像设备机房的选址应遵循的原则是：

A. 符合工作程序要求   B. 可与其他科室有共同的公用患者空间

C. 有利于放射防护   D. 有利于设备的维护和放射性废物的处理

72. （ABD）下列属于光电倍增管结构的是：

A. 光电阴极   B. 倍增极

C. 准直器   D. 阳极

73. （ABC）碘化钠（NAI）闪烁晶体的特点有：

A. 易潮湿   B. 透明度高

C. 发光度高   D. 比碘化铯价格高

五、判断题及参考答案

1. （×）灯丝变压器初级线圈电阻小，次级线圈电阻大。

2. （×）高压变压器初级线圈电流小，次级线圈电流大。

3. （√）所谓千伏补偿是预先增加千伏表上或高压初级端电压。

4. （×）最大散热率的X线管连续工作时间要长些。

5. （√）桥式全波整流器加在X线管阳极端的总是正电位。

6. （√）加在X线管上的电能99%以上转变成了热能。

7. （×）在自整流电路中，灯丝变压器次级端的电压为直流电。

8. （√）电阻抵偿法是在整流器输入端并联一个分流可调电阻。

9. （√）X线的"量"是指X线束中的光电子数。

10. （√）X线的"质"是指光子所具有的能量。

11. （√）X线"量"与"质"表示X线的强度。

12. （√）X线的量由灯丝加热电压决定。

13. （√）灯丝变压器一般初级绕组导线很细，次级绕组导线很粗。

14. （√）双焦点X线管有两根灯丝。

15. （×）X线管阳极是电子发射器。

16. （√）灯丝变压器初级线圈的匝数比次级的多。

17. （×）高压变压器次级线圈输出电压很高，但匝数不多。

18. （√）所谓千伏预示即管电压预示。

19. （×）在阳极表面被电子轰击产生X线的部位是焦点轨迹。

20. （×）高压发生器可以产生并输出控制电路所需的各电压。

21. （×）高压变压器实际上就是一个升降压范围差较大的普通变压器。

22. （√）小型X线机的高压变压器一般封装在组合机头内。

23. （√）高压变压器的次级匝数多，绕制用线很细。

24. （×）X线管灯丝电子的发射率不是由灯丝温度决定。

25. （×）目前生产的旋转阳极X线管靶面采用的材料为镍钨合金。

26. （√）有效焦点是指实际焦点在X线投照方向的投影。

27. （×）X线机中千伏表是用来测量管电压大小的仪表。

28. （√）零钮制控制的 X 线机摄影时,只需要选定曝光部位就可进行曝光。

29. （√）灯丝变压器是降压变压器。

30. （×）三相全波整流电路需要四支高压硅整流器。

31. （√）X 线机分辨率较高,可达到 10LP/mm。

32. （√）X 线成像是通过测量穿透人体的 X 线来实现人体成像的。

33. （√）在电路中防止过载的装置是熔断器。

34. （×）单相全波整流电路需二支高压硅整流器。

35. （×）全波整流电路中,灯丝变压器输出的电压为直流电。

36. （×）延时器的作用是控制 X 线的曝光时间。

37. （√）滤过器的作用是吸收低能的软射线。

38. （√）滤线器的作用是滤除散乱射线。

39. （√）软 X 线管产生的是能量较低的 X 线,用于软组织的检查。

40. （√）阳极头上加装阳极罩的作用是吸收二次电子和散乱射线。

41. （×）软 X 线管阳极靶面常采用钨材料制成。

42. （√）自动曝光控时电路的实质是毫安秒限时电路。

43. （√）X 线管是将电能转换为 X 线能量的直接元件。

44. （√）传统 X 线机又叫低频或工频诊断 X 线机。

45. （√）对于活动物体,视像管的惰性可使重显的图像出现"拖尾"现象,导致影像清晰度下降。

46. （×）逆变器的作用是将交流电转换成直流电。

47. （×）高频机的高压电源与灯丝加热电源的工作频率为 $100\sim300\text{Hz}$。

48. （√）IP 可以重复使用,只要不受划损,寿命可达上万次。

49. （√）IP 的作用是影像信息的采集。

50. （×）IP 的潜影不会消退。

51. （×）IP 仅是 X 线能量的收集部件。

52. （√）CR 系统所用的 X 线机可与传统的 X 线机兼容。

53. （×）在 DSA 成像中血管像被减去,获得骨骼和软组织影像。

54. （×）透过人体的 X 线光子被 IP 转换为数字图像。

55. （√）透过人体的 X 线光子以潜影形式存储在 PSL 晶体内。

56. （√）CCD 是一种发光二极管。

57. （×）PSL 荧光物发红光。

58. （×）IP 仅对 X 线敏感,对其他形式的电磁波不敏感。

59. （×）存储在 PSL 荧光物中的潜像是数字图像。

60. （×）CR 中读取装置的激光束直径越小,则读取的信息量就越少。

61. （×）影响 CR 图像质量的因素就在于 PSL 荧光物的特性。

62. （√）DR 由 X 线探测器、图像处理器、显示器等组成。

63. （√）非晶硒平板探测器中 TFT 像素的尺寸直接决定图像的空间分辨力。

64. （√）因为正比室对电离电子有放大作用,故多丝正比室具有较高的探测灵敏度。

65. （×）目前主要的减影方式为能量减影。

66. (×)数字减影血管造影的字母缩写是 DAS。

67. (×)X 线数字影像的空间分辨力比普通 X 线胶片强。

68. (×)多丝正比室属于固体探测器。

69. (√)非晶硒 FPD 信号读取后,扫描电路自动清除像素电容中残余的电荷。

70. (√)进行乳腺摄影时,采用高分辨率型 IP。

71. (√)空间分辨力就是能清晰区分细微组织的能力。

72. (√)CT 机以横向断面体层成像,密度分辨率高。

73. (√)传统的 X 线机是纵断面体层成像,密度分辨率较低。

74. (×)第五代 X-CT 是静止-旋转扫描方式。

75. (×)准直器的作用是限制线束的面积和吸收硬射线。

76. (√)固体探测器输出信号与吸收 X 线光子成正比。

77. (×)气体探测器电离电流与气体体积成正比。

78. (√)螺旋 CT 扫描也称体积扫描。

79. (×)前置放大器是将探测器输出的信号进行预先消隐。

80. (√)高压滑环的高压发生器不与球管一起旋转。

81. (×)低压滑环的高压发生器安装在机架外部。

82. (√)单螺旋 CT 机中准直器可决定层厚。

83. (×)X-CT 的空间分辨率比 MRI 的低。

84. (√)磁共振成像设备的字母缩写是 MRI。

85. (√)超导体是某些物质的电阻在超低温下急剧下降为零的物质。

86. (×)对于超导磁共振设备去磁和失超对设备的影响是一样的。

87. (×)磁共振成像是一种崭新的电离辐射式医学成像设备。

88. (√)MRI 的空间分辨率一般为 0.5 ~ 1.7mm。

89. (√)在 MRI 设备中,需要几种频率的射频信号。

90. (×)超声图像的质量只取决于图像均匀性。

91. (√)超声图像观察:病灶边缘回声发现病灶后,观察病灶的边缘回声,有无包膜,是否光滑,壁的厚薄,以及周边是否有晕圈等。

92. (×)超声图像观察:功能性检测如应用脂餐试验观察胆囊的收缩功能。不需要空腹饮水后,可测定胃的排空功能及收缩蠕动状态等。

93. (√)压电效应:由于机械力的作用而激起电解质晶体表面电荷的效应,称正电压效应。

94. (√)压电陶瓷优点:可以制成任何形状,在所需要的方向极化。

95. (√)压电晶体接收超声回波声压,将回波声压转换成电波信号。

96. (√)超声换能器可做收、发兼用。

97. (√)超声换能器中吸声块的作用是吸收后向辐射的声能。

98. (×)聚焦换能器在一定范围内使声束汇聚收敛或发散。

99. (√)超声波在人体传播的速度比 X 射线要慢。

100. (√)提高换能器辐射的声功率可提高探测深度。

101. (×)扫描回收波的时间足够用,大部分超声诊断仪都不是用超声脉冲回波法作诊断。

102. （×）盲区是指 B 超设备可以识别的最远回波目标深度。

103. （√）压电陶瓷：它由许多取向不同的单个晶体组成。

104. （×）聚焦超声能量集中,增加了声束穿透能力和回声强度,不可改善探头性能。

105. （×）内部回声：①均匀：恶性可能性较大；②不均：良性可能性较大。

106. （×）探测深度：该值越小,越能在生物体内更大范围进行检查。

107. （√）灵敏度越高,探测深度越大。灵敏度主要取决于晶片的机电性能和换能器声、电匹配层的匹配状况。

108. （√）图像存储传输系统的字母缩写是 PACS。

109. （√）医用电子直线加速器在临床放疗中是使用的硬质 X 线。

110. （√）伽玛相机是将人体内放射性核素分布快速,多次性显像设备。

111. （×）SPECT 与 PET 探测的均为 γ 射线且来源相同。

六、问答题及参考答案

1. 二次电子的危害是什么?

答：二次电子能量较大,有害无益,轰击到玻璃壳内壁会使玻璃壳温度升高而释放气体,降低管内真空度或将玻璃壳击穿；经阳极吸引再次轰击靶面时,由于没有经过聚焦,将产生非焦点散乱射线,降低 X 线影像清晰度。

2. 简述 X 线管阳极的作用。

答：首先阻挡高速运动的电子束产生 X 线,同时将产生的热量传导出去；其次吸收二次电子和散乱射线。

3. 工频 X 线机包含哪些基本电路?

答：①电源电路；②灯丝加热电路；③高压变压器初级电路；④高压变压器次级及管电流测量电路；⑤控制电路；⑥机械辅助装置电路。

4. 高压电缆由几部分组成? 以同心圆电缆为例,说出组成部分及其作用。

答：高压电缆由五个部分组成,分别是：①导电心线：传送管电压和灯丝加热电压；②高压绝缘层：使心线的高压与地绝缘；③半导体层：消除绝缘层与屏蔽层间的静电；④金属屏蔽层：防止电击操作者或患者；⑤保护层：防止外界对电缆的危害。

5. 简述减小暂态电流的措施。

答：偶数脉冲曝光；高压变压器接通时刻与前一次曝光时最后一个脉冲反相；曝光前将高压变压器直流预磁,曝光时高压变压器反相接通。

6. 简述 X 线机空间电荷补偿的原理。

答：通常采用改变灯丝加热电压的方法来补偿管电压的变化对管电流所造成的影响,在增加管电压的同时,相应地减小灯丝加热电压,以使管电流保持不变。反之,在降低管电压时,相应地增加灯丝加热电压。

7. 见图 1-1,说出其中各元器件的作用是什么?

答：RD 为熔断器,防止电源电路短路或过电流；JLC 线圈为电源接触器线圈,当其得电后,两对主触点 JLC_1 和 JLC_2 将闭合接通电源,辅助触点将闭合使 JLC 线圈自锁；019 为电源电压选择开关,用于在安装时选择 380V 或者 220V 电源供电；014 为电源电压调节碳轮,当

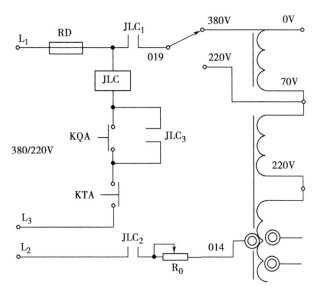

图 1-1 电源电压的选择

供电电压有波动时,用于电源电压的调节。

8. 如果电源接触器自锁回路断路将产生何种故障现象?

答:见图 1-1。开机,按下"通"按钮,电源接触器线圈得电,自耦变压器得电,电源电压表或千伏表有指示,X 线机整机得电;松开"通"按钮,电源接触器线圈断电,自耦变压器断电,X 线机整机断电。即:按"通"松"断"。

9. 图 1-2 为 F_{30}-ⅡF 型 X 线机高压次级电路图。

(1)将 D_{52} 高压硅堆正确连接方法画出;

(2)简述透视时高压次级电路工作流程。

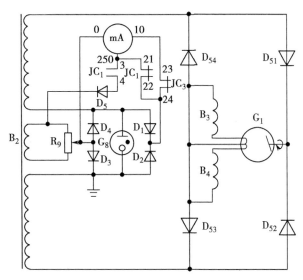

图 1-2 F_{30}-ⅡF 型 X 线机高压次级电路

答:(1)高压硅堆 D_{52} 下正上负;(2)①透视高压变压器次级及管电流测量电路:透视高压接触器 JC_1 工作,高压变压器初级电路接通,X 线发生。当 B_2 次级上端为正时,得电电路为:B_2(上)→G_{52}→G_1→G_{53}→B_2(下)→接地 →D_2→JC_3(常闭)→10mA→毫安表→ 0mA→D_4→B_2(上);②电容电流抵偿电路:透视接触器 JC_1 工作后,常闭点打开,常开触点闭合,电阻 R_9 上的分压经过 D_5 整流后,反向与毫安表 250mA 挡连接。得电电路为:R_9 分压→0mA→毫安表→250mA→JC_1(常开)→D_5→R_9 上端。

10. 简述空间电荷补偿的目的和原理。

答:①空间电荷补偿的目的是:X 线机需要设置空间电荷补偿装置,以补偿空间电荷效应对管电流的影响;②空间电荷补偿的原理是:在升高管电压的同时,适当地降低灯丝加热电压,使管电流降低。如果管电流降低的数值正好等于或接近于因空间电荷效应的影响而使管电流增大的数值,此时管电流就会保持不变,实现管电流不随管电压而变化的目的。

11. 用接触器控制管电压时应如何抑止突波的产生?

答:防突波、灭弧的原理是:在高压变压器初级得电和失电的瞬间,通过降压电阻,降低其电压数值,从而抑制触点电弧和高压次级的过电压,达到防突波、灭弧目的。

12. 开机后为何先调节好电源电压? 摄影前为何先确定毫安秒后调节千伏值?

答:①开机后应先调节好电源电压:保证自耦变压器有正常的输入和输出电源,正常地供给各个单元电路的电源;②摄影曝光前应先确定毫安秒后调节千伏值:在 X 线管容许规格范围内调节,以做必要的千伏补偿。

13. X 线管安全保护电路有哪些?

答:X 线管安全保护电路有:①旋转阳极启动及延时保护;②X 线管容量保护;③管头温度保护;④过电流保护;⑤冷高压保护等电路。

14. 分析 F_{30}-ⅡF 型 X 线机开机后工作程序。

答:闭合电源闸刀→AN_1↓→JC_0 工作→B_1 得电→电源电压 LV 表指示→调节好电源电压,同时千伏表表指示、B_{11} 得电→B_3 得电→小焦点灯丝燃亮、B_{10} 得电,整机得电。

15. 分析 F_{30}-ⅡF 型 X 线机透视工作程序。

答:AN_6↓(或 K_6↓)→JC_1 得电→接通 V_1、V_2→曝光开始→毫安表指示透视管电流;松开 AN_6 或 K_6→JC_1 断电→切断 V_1、V_2→曝光结束。

16. 分析 XG-200 型 X 线机开机后工作程序。

答:闭合电源闸刀→KQA↓(或 HQA↓)→JLC 工作→ZOB 工作→调节好电源电压,同时 KHB 工作,WY 工作,KB 有输出电压,GDJ 工作→过载指示灯闪烁发出过载信号。

17. 分析 XG-200 型 X 线机透视工作程序。

答:GSA_1↓→XQZ↑→2XG 接入电路;MAS(5mA)↓→XJB↑→小焦点灯丝燃亮;TA↓(或 TJK↓、TSK↓)→千伏表预示透视千伏→TC↑→接通 P_1、P_2→曝光开始;松开 TJK(或 TSK)→TC↓→切断 P_1、P_2→曝光结束。

18. 画出逆变式 X 线机原理框图,并作简要说明。

答:其原理框图见图 1-3。

上图中,逆变式 X 线机是将 50Hz 或 60Hz 的交流电整流成直流电,然后经逆变电路变换成高频交流电,再以高压变压器升压后整流形成直流高压,加于 X 线管两极,产生 X 线。

19. 简述影像增强管的影像转换及增强过程。

答:①输入屏把接受的 X 线像转换成可见光像,并由输入屏的光电阴极转换成电子像;②光电子在阴极电位、聚焦电极电位及阳极电位共同形成的电子透镜作用下聚焦、加速、冲

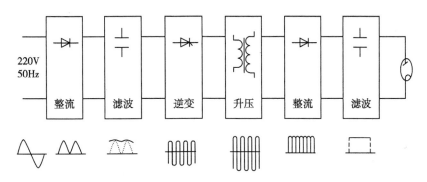

图 1-3 高频 X 线机原理框图

击在输出屏上形成缩小、倒立并增强了(电子密度增大)的电子像;③电子像再由输出屏转换成可见光像。阳极电位越高,光电子的运动速度越快,撞击输出屏时的动能越大,激发的光子越多,输出屏亮度越高。

20. 简述遮线器的功能。

答:遮线器安装在 X 线管管套窗口,用以在 X 线检查中遮去不必要的原发射线,控制 X 线照射野的形状和大小,使患者接受 X 线照射的范围减到最小。X 线自焦点发出向周围辐射,检查中使用的只是其中一个方向上的一束,并在管套窗口进行了初步限定,满足常用距离上最大照射野。照射野精确的形状、大小由遮线器进行控制。由于遮线板靠近焦点,较小的位移即可引起照射野的较大变化。

21. 简述乳腺摄影机的特点。

答:乳腺摄影机的特点是使用钼靶 X 线管,其原子序数是 42;管电压使用范围低,20 ~ 35kV。钼靶 X 线管在这样条件下产生的 X 线是能量较低、波长较长的软 X 线。波长约在 0.063 ~ 0.071nm 间,这种软 X 线正适用于软组织摄影。

22. 相序保护的作用是什么?

答:防止电机转动方向变化,造成机械运动事故,伤害被检者和损坏设备。

23. FSK302-1A 型程控机,灯丝加热电路采用哪种变频技术?

答:脉冲宽度调制。

24. FSK302-1A 型程控机,开机自检显示 96 ~ 104 数值的含义是什么?

答:电源频率是 48 ~ 52 赫兹。

25. 三端集成稳压电路具有哪些优点?

答:过压、欠压、过流、超温保护功能。

26. 供电网维修后,发现诊断床运动方向错误,如何纠正?

答:诊断床电源线,三根相线中任意两根互换接线位置。

27. 如何改变三相交流电动机的转向?

答:供电电源线的中任意两根相线互换接线位置即可。

28. ZC15XY-1 型床,点片片车离开准备位,床运动控制电路即失电,这样设计的目的是什么?

答:点片摄影时,机械运动部分停止工作,防止因运动产生伪影。

29. FSK302-1A 程控 X 线机电路板上的发光二极管的作用是什么?

答:指示电路的工作状态。

30. X线管组件上使用是哪一种温度开关?

答:固体膨胀式温度开关(双温金属片)。

31. FSK302-1A 程控 X 线机,磁保持继电器的结构与普通的电磁继电器有何不同?

答:①磁回路中安装有磁钢;②有两个绕组。

32. 医用 X 线电视系统由哪几部分组成?

答:影像增强器、光学分配系统、摄像机、监视器、控制器、自动亮度控制装置。穿过患者的透射 X 线(X线图像)照射到 I.I 的输入屏上,在输出屏上获得一个尺寸缩小的、亮度增强的荧光影像。荧光影像经光学系统传输和校正后,被摄像管摄取,从摄像管输出的视频电流信号经处理获得全电视信号,输送到监视器,在监视器荧光屏上显示 X 线透视图像。

33. X 线机的使用与维护主要包括哪几个方面?

答:主要包括五个方面:①正确使用;②日常保养;③主要部件的保养;④定期检查;⑤性能测试与调整。

34. 简述摄像管式摄像机的工作原理。

答:光电导靶面经电子束扫描可分解成几十万个像素,每个像素等效为一个光敏电阻和一个电容的并联。由于未受光照射的像素的光敏电阻很大,受光照射的像素的光敏电阻很小,且靶又薄,所以每个像素的等效电路可以看成是独立的。当扫描电子束扫过该像素时,该像素的电阻值就决定了它的输出电流值。由于各像素的电阻值与入射光像对应各像素的光强有关,所以各像素的扫描电流值与入射光像对应各像素的光强有关。这样,随着电子束扫描就形成了图像信号。

35. 简述 IP 的结构、成像原理和使用注意事项。

答:结构主要由保护层、荧光层、支持层和背衬层组成。成像原理为:射入 IP 的 X 线量子被 IP 荧光层内的 PSL 荧光体吸收,释放出电子。其中部分电子散布在荧光体内呈半稳定态,形成潜影。当用激光束扫描已有潜影的 IP 时,半稳态的电子转换成光量子而发出荧光,即发生光致发光现象。荧光强度与第一次激发时 X 线的能量精确地成正比。使用注意事项:避免损伤;注意屏蔽;再次使用时激光照射消除潜影;8 小时内及时读取。

36. 试述读取装置的读出原理。

答:存储在 PSL 荧光物中的是潜影,是连续模拟信号,要将其读出并转换为数字图像数据,需采用激光扫描。高精度电机带动 IP 匀速移动,激光束经反射后对 IP 整体进行精确而均匀地逐点、逐行扫描。受激光激发产生的 PSL 荧光被高效导光器采集和导向,传输到光电倍增管的光电阴极上,经光电倍增管进行光电转换和增幅放大后,再经 A/D 转换为数字信号。这一过程反复进行,扫描完一张 IP 后,得到一组完整的数字图像数据。

37. DSA 设备对 X 线发生系统有哪些要求?

答:①主机要大功率,由于心血管造影时采集频率高,要求 X 线机短时间内输出功率要大;②千伏波形稳定,高压发生器输出的高压要平稳;③脉冲控制,采用脉冲控制可减少由于生理活动造成的图像模糊;④X 线管要大容量,热容量要高;⑤X 线管的散热率要高;⑥可以采用三焦点,适应不同的照射方式和部位。

38. 简述 CT 机的组成及其各部分的作用。

答:CT 系统包含以下子系统:X 线发生、数据采集系统、重建与存储系统等。①X 线系统由高压发生器、X线管、准直器和滤过器组成;其中前两者主要作用是发射X线;滤过器主要用来补偿X线硬化效应,避免测量误差,减少图像伪影;准直器作用是严格限定输出X线束的扇角宽度和厚度,在非螺旋CT机和单层螺旋扫描CT机,扇形X线束的厚度就决定了扫描层厚;②数据采集系统主要包括探测器和数据测量装置,作用是探测透过人体的X线光子并将其转换成电信号,然后经过前置放大、模数转换后送往计算机,供计算机进行图像重建用;③重建与存储系统主要由计算机完成,作用是完成图像后处理,并进行数据的存储。

39. 简述CT的基本组成及各部分的作用。

答:依据图像形成过程,它们主要由三大系统组成,即:①扫描系统;②计算机系统;③图像显示和存储系统。扫描系统由X线发生装置、准直器、滤过器、数据采集系统、扫描架及扫描床等组成。其作用是产生X线和采集重建图像所需的原始数据。计算机系统(也称主计算机)执行系统管理、任务分配和外设控制等;选用专用计算机(亦称阵列处理机或阵列处理器)来执行图像重建和处理的任务。图像显示和存储系统主要由接口电路、图像显示器、多幅照相机或激光相机、硬盘和刻录光盘等组成。用于显示和存储图像。

40. CT的准直器分为哪两类?分别有什么作用?

答:按照所在位置不同,准直器可分为两种:一是靠近X线管端的前准直器,二是靠近探测器端的后准直器。前准直器用于控制X线束在人体长轴平行方向上的宽度,从而可控制横断面成像的扫描层厚。后准直器有很多狭缝,每一个狭缝对准一个探测器,使探测器只接收垂直射入探测器的X线,从而减少其他方向的散射线的干扰。

41. 简述螺旋X-CT扫描机中高压滑环和低压滑环的优缺点。

答:高压滑环由于高压发生器放在扫描架外部,不受体积重量的限制,故功率容易做大,也不增加旋转架的重量,使扫描速度快,无需担心滑环与炭刷接触处因电流过大而引起的温度升高问题。但是因供电环传输的是kV级的高压,易引起高压放电,引发高压噪声,影响数据采集质量。低压滑环克服了这一缺点,供电环传输的是数百伏的低压,所以对绝缘要求不高,安全、稳定、可靠。其不足之处在于高压发生器置于旋转架上,增加了旋转架的重量及体积,对扫描速度有一定影响,但因制造工艺要求和成本较低,故多被经济型的螺旋CT采用。

42. CT中使用滤过器的目的?

答:CT中使用滤过器的目的有两个:①吸收低能X线,减小X线能量变化范围,从而使X线束平均能量升高;②使穿过滤过器和受检者的透射X线束的能量分布达到均匀硬化程度。

43. 试述MSCT的多排检测器与多层面成像之间的关系。

答:MSCT中的多排与多层不是一个概念,排指的是探测器Z轴上的排数,层指的是机架每旋转一周能够同步采集的图像数目,与图像采集通道数有直接关系,反应数据采集系统同步获得图像的能力。MSCT可根据所选层厚的不同,将多排探测器组合成不同的多组,构成多组数据采集通道。可以举例说明多层螺旋的层厚的决定因素。

44. 简述CT的操作规程。

答:操作规程:虽然不同厂家、不同型号的CT有着自身特点,具体操作规程也存在一定差异,但归纳起来有以下几点:①环境检查;②开机;③球管加温;④空气校准;⑤检查磁盘;

⑥扫描工作;⑦关机。

45. X线CT扫描机基本工作流程。

答:计算机控制→高压发生器→X线管→X射线源→滤过器→前准直器→人体→后准直器→探测器→输出电信号(模拟图像)→对数放大器→A/D转换器→数字信号→数据传输→计算机处理形成吸收系数矩阵→D/A转换器→影像信息→【①监视器显示(横断面图像、模拟图像、三维图像);②图像存储器等;③激光多辐照相机→CT胶片影像】。

46. 简述MRI设备的组成和MRI设备的分类方法。

答:MRI设备是由磁体系统、梯度系统、射频系统、计算机和图像处理系统等组成。对于超导MRI设备来说,低温保障冷却系统也是其重要组成部分。按成像的范围分类有:实验用MRI设备;局部MRI设备;全身(whole body)MRI设备。按主磁场的产生方法分类有:永磁型;常导型;混合型;超导型。按静磁场的磁场强度分类有:低场机;中场机;高场机;超高场机。按主磁场的临床应用分类有:诊断用MRI设备;介入治疗专用型MRI设备,一般采用开放式设计;外科手术术前病灶定位和手术计划的制定,使用磁共振专用的立体空间定位托架;磁共振引导下聚焦超声肿瘤治疗。

47. 简述磁共振成像的局限性。

答:MRI对钙化不敏感,不利于病变诊断和鉴别诊断;应慎重对待体内有金属、起搏器、介入留置夹、金属关节、种植牙、金属节育环植入的患者;精神紧张恐惧者、癫痫患者、早孕者,3个月内应延期检查、家属陪同检查或停止检查;对危重病人,不能将急救设备:监护仪、呼吸机、氧气瓶等带入强磁场的检查室;在高温潮湿环境下,由于射频线圈的电流导致组织中产生热量,因而高温或散热功能障碍者也不适合作MRI检查。

48. 简述MRI设备的组成。

答:MRI设备是由磁体系统、梯度系统、射频系统、计算机和图像处理系统等组成。对于超导MRI设备来说,低温保障冷却系统也是其重要组成部分。

49. 简述MRI设备的类型。

答:①按成像的范围分类有:实验用MRI设备;局部MRI设备;全身MRI设备;②按主磁场的产生方法分类有:永磁型;常导型;混合型;超导型;③按静磁场的磁场强度分类有:低场机;中场机;高场机;超高场机;④按主磁场的临床应用分类有:诊断用MRI设备;介入治疗专用型MRI设备,一般采用开放式设计;外科手术术前病灶定位和手术计划的制定,使用磁共振专用的立体空间定位托架;磁共振引导下聚集超声肿瘤治疗。

50. 简述什么是设备伪影。

答:设备伪影是指MRI设备所产生的伪影,包括MRI设备主磁场强度、磁场均匀度、序列设计及编写质量、电子元件、电子线路以及MRI设备的附属设备等所产生的伪影。

51. 简述什么是运动伪影。

答:运动伪影主要来自于人体自身的运动。它分为生理性运动和自主性运动两种。生理性运动包括心脏、大血管搏动,胃肠蠕动,呼吸运动、血液及脑脊液的流动等;自主性运动包括患者有意识或无意识的肢体移动,眼球转动,咀嚼、吞咽运动以及咳嗽、打喷嚏等。上述因素均可引起运动伪影,使图像质量下降。

52. 简述超声波的衰减两个原因。

答:①超声波在介质中传播时,声能转变成热能,这叫吸收;②介质对超声波的反射、散射使得入射超声波的能量向其他方向转移,而返回的超声波能量越来越小。

53. 简述多普勒超声心动图的基本方式。

答:①脉冲式多普勒(PW);②连续式多普勒(CW);③彩色多普勒血流显像(CDFI)。

54. 超声仪器安装前的准备?

答:①环境的准备:远离高磁场和高电场、隔离阳光、适当的温度;②电力系统的准备:功率够、电压稳定,配备稳压电源和不间断电源。

55. 超声仪器调试包括的内容。

答:①对设备的功能进行检查,对设备参数进行校正;②接电前:旋钮对中、电源电压与设备电压是否匹配,最后接电源;③调试内容:探测深度、分辨力、几何位置精度、盲区。

56. 超声仪的日常保养包括的内容。

答:①开机前电源电压的检查;②定期检查地线;③清除机内外尘土;④断电时电缆接触检查及导电面的清洁;⑤检查仪器探测性能和板面的控制性能;⑥检查固定螺丝,拧紧、主机地脚。

57. 间接探测法三个目的是什么?

答:①使被检部位落入聚集区,增加分辨力;②使表面不平整的部位得到耦合;③使娇嫩的被检组织(如角膜)不受擦伤。

58. 什么是压电振子?

答:压电体可极化面覆盖上激励电极后成为压电振子,它具有正压电效应和逆压电效应,有机电转换能力,是一个可逆的机电转换系统。

59. 什么是 TGC?

答:TGC 也叫 DGC(深度增益控制)是用来分段调节设备放大倍数的,它们的物理元件是几个电位器。也可用自动增益来完成增益控制。

60. 什么是时间电路?

答:为了得到一幅完整的超声诊断图,需要有一个统一的时间信号,将回波信号按时间轴向展开的时基触发信号。

61. 超声基本单元换能器的结构及各部分的作用。

答:压电晶体:完成电能与机械能之间的转换。匹配层:完成声学匹配,使声能高效地在晶片和人体软组织之间传输。声透镜:将换能器发出的波束聚焦,提高超声诊断仪的分辨力。吸声块:吸收向后辐射的声能,同时可作为阻尼材料,缩短振动周期。壳体:支撑、保护、屏蔽、密封换能器电缆。

62. 简述超声换能器的作用。

答:超声换能器又称超声探头(Probe),它同时具有发射和接收作用。将电信号加载在超声振子上引起震荡产生超声,这就是探头的逆压电效应,也被称为探头的发射作用;将从人体组织返回的超声回波作用在超声阵子上转换成电信号,这是探头的压电效应,也被称为探头的接收作用。超声仪器的性能,如灵敏度、分辨率和伪像的大小都与探头有关。

63. 简述彩色超声多普勒进行彩色显示的原理。

答:彩色多普勒采用脉冲多普勒原理,多线、多点取样,回声经处理后进行彩色编码,显示血流速度剖面图,与二维超声心动图套叠显示,可直观地显示心脏或血管的形态结构及血流信息的实时动态图像。有红绿蓝三种基本颜色,以红色代表朝向探头的血流,蓝色代表背离探头的血流,血流的湍动程度与绿色的混合比率成正比,血流的速度与红蓝两种色彩的亮度成正比。

64. 简述 γ 照相机的组成。

答:γ 照相机的基本结构是由准直器、闪烁晶体、光电倍增管、前置放大器、定位电路、显示记录装置、机械支架和床等组成。

65. 简述 SPECT 的组成和性能特点。

答:SPECT 由探测器、机架与检查床、操作台和计算机等部分组成。其特点是可成体层影像,也可三维成像;能衰减伪影,消除因衰减造成的误差;空间分辨率较差;灵敏度较低;价格便宜。

66. 简述 PET 的基本结构和成像特点。

答:PET 由探测器与采集系统、机架、计算机与外围设备等组成。其特点是灵敏度、分辨率较高;示踪剂具有生物学活性、放射性损伤小、系统复杂、费用高。

67. PET 符合探测的原理是什么?

答:两个相对的 γ 闪烁探头加符合电路组成湮灭符合探测装置。上述两个方向相反的光子若同时分别进入这两个探头,通过符合电路形成一个信号而被探测到。湮灭辐射发生的位置限于这两个探头的有效视野内,凡在此视野外或在此视野内发生的湮灭辐射,所产生的两个 γ 光子不能同时进入两个探头者,都不能形成符合信号,因而不能被记录,此即符合检测原理。

68. 简述 DICOM3.0 标准在 PACS 中的应用意义和主要内容。

答:DICOM 标准是 PACS 的基石,是专用于图像存储和传输的标准,它可使 PACS 充分利用各种先进的设备,并能够充分继承各个公司所开发的图像采集系统、图像管理系统、显示系统、打印系统等。主要内容是:①定义了患者信息、检查信息、相关图像参数的图像数据和图像本身数据格式;②定义了图像通过点对点方式、网络方式、文件方式等进行交换的方法和规范。

69. 简述 PACS 系统的主要优点。

答:PACS 系统主要优点有:①便于图像传递和交流,实现图像数据共享;②可在不同地方同时调阅不同时期多幅图像,并进行图像再处理,为开展远程影像诊断、综合影像诊断和多学科会诊提供了必要条件;③采用大容量存储技术、实现部分无胶片化;④简化工作流程,提高了工作效率;⑤改善医生的工作模式,缩短了患者候诊时间;⑥图文并茂,丰富了诊断报告内容;⑦对医疗设备的工作状态和工作量实时监控,提高设备的使用效率。

70. 自动洗片机由哪几个部分构成?

答:①自动输送系统;②温度控制系统;③药液贮存系统;④药液补给系统;⑤循环系统;⑥干燥系统;⑦控制系统。

71. 简述激光相机打印系统的结构和功能。

答:激光相机打印系统是激光相机的核心部件,主要包括激光发生器、光学调制器、发散透镜、多角光镜、聚焦透镜、高精度步进电机和滚筒等。其主要功能是激光发生器发射激光,光学调制器调制后经多角光镜旋转反射形成扇形激光扫描束,胶片在高精度电机和滚筒带动下匀速移动,激光扫描束在扫描胶片过程中信号以点阵方式记录在激光胶片上。

72. 在实际工作中应如何做好激光相机的维护保养工作?

答:①工作环境温度 25℃ 以下,湿度以 30% ~ 50% 为宜,防止胶片粘连。干式激光胶片的保存时间与环境温度关系很大,环境温度在 5℃ ~ 25℃ 内可保存 30 年以上;②不同类型的干式激光胶片不能混用或互相替代;③避免频繁开关相机以保护激光器;④定期清洗加热鼓,一般打印一万张胶片左右就需清洗一次;⑤传输滚轴长时间运行也会造成污染或位置移动,一般应半年清洗和校正一次。

七、论述题及参考答案

1. X 线机的电路应满足哪些基本要求? 主机装置电路由哪些单元电路组成?

答:(1):①可调管电压。能给 X 线管提供一个在一定范围内调节的管电压,使 X 线管灯丝发射的电子能以很高的速度撞击阳极靶面而产生 X 线,达到调控 X 线质的目的;②可调管电流。能给 X 线管灯丝提供一个在一定范围内调节的加热电压,以改变管电流,达到调控 X 线量的目的;③可调曝光时间。使供给 X 线管的管电压和灯丝加热电压在选定的时间内接通和切断,以准确控制 X 线的发生时间。此外,为保证 X 线管安全地工作,还必须有相应的保护电路等。(2):①电源电路;②X 线管灯丝加热电路;③高压发生电路;④控制电路;⑤外围装置电路等。

2. 写出 F_{30}- ⅡF 型 X 线机两种电源电路的连接方法? 为何最好连接 380 伏?

答:(1)两种电源电路的连接方法:①380 伏的连接方法:相线接→DZ_{1-3},相线接→DZ_{1-5},中线接→DZ_{1-2} 或者与 DZ_{1-1} 短接;②220 伏的连接方法:相线接→DZ_{1-5},中线接→DZ_{1-4},DZ_{1-2} 与 DZ_{1-4} 短接。(2)最好连接 380 伏:①可以降低(或容易满足)对电源电阻的要求;②容易达到 X 线机设计时对电源电阻的规定值;③负载时电路电压降小。

3. 绘图说明常规 X 线机管电流的调节方法及原理。

答:(1)透视管电流的调节方法及原理:①调节方法:透视时,管电流小,一般为几毫安,最大限定为 5mA,要求在曝光时能连续调节。所以,在电路中用一个半可调电阻和一个线绕电位器串连,组成透视管电流调节电路,见图 1-4。半可调电阻 R_1 限定最大管电流,电位器 R_2 连续调节透视管电流。电位器 R_2 的调节旋钮置于控制台台面上,称透视管电流(毫安)调节器。②其调节原理是:旋动调节旋钮→R_2 阻值改变→灯丝变压器 B 初级电压改变→次级电压改变→灯丝加热电压改变→灯丝温度改变→灯丝单位时间内发射电子数改变→管电流改变。

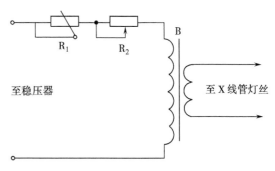

图 1-4 透视管电流的调节

(2)摄影管电流的调节方法及原理。
①调节方法:与透视不同,摄影时管电流很大,从几十到数百或数千毫安,且曝光时不能调节。因此,在电路设计上采用分挡定值的方法,对管电流进行调节和选择。其具体做法是:在灯丝初级电路中,串联一个或几个有很多抽头的可调电阻,见图 1-5。并利用装在控制台台面上的转换开关或一组琴键开关进行选择,其毫安值就标在台面上,并与转换开关各挡或琴键开关各按键相对应,以作摄影管电流预示。转换开关或琴键开关称为摄影毫安(管电

流)选择器。摄影时,只要将毫安选择器置于所需毫安值即可;②其调节原理是:调节毫安调节器 XK→R 阻值改变→灯丝变压器 B 初级电压改变→次级电压改变→灯丝加热电压改变→灯丝温度改变→灯丝单位时间内发射电子数改变→管电流改变。

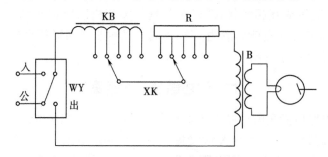

图 1-5 摄影管电流的选择

4. 图 1-6 为 F_{30}-ⅡF 型 X 线机灯丝初级电路。分析:(1)透视时灯丝初级电路。(2)点片摄影时灯丝初级电路。(3)其他摄影时灯丝初级电路(其他摄影包括普通摄影、滤线器摄影和体层摄影)。(4)摄影时灯丝变化情况。

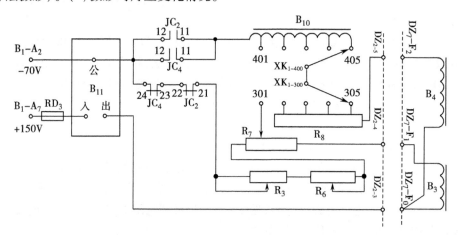

图 1-6 F_{30}-ⅡF 型 X 线机灯丝初级电路

答:开机后稳压器 B_{11} 得电工作,为灯丝初级电路提供稳定的工作电压。

(1)透视时,JC_2 和 JC_4 都不工作,小焦点灯丝变压器 B_3 初级工作电路是:B_{11}(出)→ F_0→B_3→F_1→R_7→R_6→R_3→JC_2(21/22)→JC_4(23/24)→B_{11}(公)。

(2)点片摄影时,XK 置点片摄影所需管电流挡(一般选择大焦点),拉动送片手柄送片,JC_4 工作,JC_4(23/24)断开,JC_4(11/12)闭合,灯丝初级电路由透视状态切换至点片摄影状态。选择大焦点时,大焦点灯丝变压器 B_4 初级工作电路是:B_{11}(出)→F_0→B_4→F_2→ R_8(50mA~200mA)→XK_{1-400}→B_{10}→JC_4(11/12)→B_{11}(公)。

(3)其他摄影时,按下手闸,JC_2 工作,灯丝初级电路由默认的透视状态切换至摄影状态,在阳极启动及 1.2 秒延时期间,X 线管灯丝加热,并达到正常温度。①如果是小焦点摄影,XK 应置于小焦点 30mA 挡,此时小焦点灯丝变压器 B_3 初级工作电路是:B_{11}(出)→F_0→ B_3→F_1→R_7→30mA→XK_{1-400}→B_{10}→JC_2(11/12)→B_{11}(公)。②如果是大焦点摄影,XK 应置于大焦点 50mA~200mA 挡,此时大焦点灯丝变压器 B_4 初级工作电路是:B_{11}(出)→F_0→

$B_4 \to F_2 \to R_8(50 \sim 200\text{mA}) \to XK_{1\text{-}400} \to B_{10} \to JC_2(11/12) \to B_{11}(公)$。

（4）摄影时灯丝变化情况：①小焦点摄影时，小焦点灯丝更亮，大焦点灯灭；②大焦点摄影时，小焦点灯灭，大焦点灯亮。

5. 图 1-7 为 XG-200 型 X 线机灯丝初级电路。分析：（1）床下 X 线管透视和点片摄影。（2）床上 X 线管摄影。（3）摄影时灯丝变化情况。

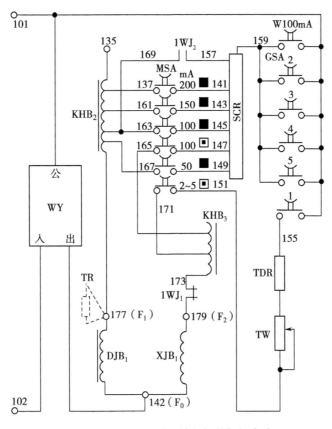

图 1-7　XG-200 型 X 线机灯丝初级电路

答：（1）需要床下 X 线管透视和点片摄影，应按下技术选择开关 GSA_1。①透视时，MSA（2mA～5mA）按下，WJ 不工作，小焦点灯丝加热变压器初级 XJB_1 工作电路是：WY（公）→ GSA_1→155→TDR→TW→151→MSA（2mA～5mA）→171→KHB_3→173→$1WJ_1$（常闭）→179（F_2）→XJB_1→142（F_0）→WY（出）；②点片摄影时，继电器 WJ 工作，灯丝初级电路由透视状态切换到 100mA 点片摄影状态，大焦点灯丝加热变压器初级 DJB_1 工作电路是：WY（公）→W（100mA）→159→SCR→157→$1WJ_2$（常开）→169→163→KHB_2→177（F_1）→DJB_1→142（F_0）→WY（出）。

（2）需要床上 X 线管普通摄影、滤线器摄影或体层摄影时，应依据需要按下技术选择开关 $GSA_{2\sim5}$ 中相应按钮。①小焦点摄影时，应按下 MSA 小焦点 100mA 按钮，小焦点灯丝加热变压器初级 XJB_1 工作电路是：WY（公）→$GSA_{2\sim5}$→159→SCR→147→MSA（100mA 小）→165→KHB_3→173→$1WJ_1$（常闭）→179（F_2）→XJB_1→142（F_0）→WY（出）；②大焦点摄影时，应按下 MSA 大焦点 50mA～200mA 中的某按钮，大焦点灯丝加热变压器初级 DJB_1 工作电路是:WY(公)→GSA$_{2～5}$→159→SCR(149、145、143、141)→MSA(50mA～200mA)→(167、163、161、137)→KHB$_2$→177(F$_1$)→DJB$_1$→142(F$_0$)→WY(出)。

（3）摄影时灯丝变化情况:①小焦点摄影时,按下 MSA 小焦点 100mA 按钮,应依据需要按下技术选择开关 GSA$_{2～5}$中相应按钮,小焦点灯亮,大焦点灯灭。②大焦点摄影时,应按下技术选择开关 GSA$_{2～5}$某按钮,并按下 MSA 大焦点 50mA～200mA 中的某按钮,小焦点灯灭,大焦点灯亮。

6. 常规 X 线机通常采用哪一种管电压调节方法？简述其调节原理。

答:（1）常规 X 线机,通常是通过逐级调节自耦变压器的输出电压,并将其馈送至高压变压器初级绕组,使次级绕组产生可调控的管电压。（2）它是根据变压器的工作原理进行的,若变压器初级绕组匝数为 N_1,初级电压为 U_1,次级绕组匝数为 N_2,次级电压为 U_2,则有:

$$U_2 = U_1 \cdot N_2/N_1$$

根据这一关系,管电压调节有三种基本方法:①N_1、N_2 不变,调 U_1,即调高压变压器初级电压;②N_2、U_1 不变,调 N_1,即调高压变压器初级匝数;③N_1、U_1 不变,调 N_2,即调高压变压器次级匝数。第②、③种方法因会增加高压变压器体积和加工工艺,并使绝缘难度增大,因此很少采用。只有少数 X 线机采用第②种方法,如匈牙利生产的 EDR-750B 型 X 线机,它是采用数控电路来选择高压变压器初级绕组匝数的。而第①种方法对高压变压器没有结构上的特殊要求,电路结构简单,容易实现,因此被广泛使用。

7. 试述管电压预示和补偿的目的和原理。

答:①管电压预示:管电压预示也称千伏预示。其原理是:在高压变压器空载时,根据初级输入电压与次级输出电压成比例的原理,测量出初级电压的数值,然后再根据变压比计算出对应的次级电压值并予以指示,从而达到在无管电压产生的状态下即可用高压初级电压值,间接指示管电压的目的,故称管电压预示。②管电压补偿的目的:管电压补偿也称千伏补偿。当使用不同管电流时,使千伏表预示的管电压值与实际产生的管电压值相同或相近。③管电压补偿的基本原理是:采用某种方法,根据不同的管电流值,预先增加高压变压器初级的电压,以补偿因电压降而使管电压降低的数值。

8. 图 1-8 为 F$_{30}$-ⅡF 型 X 线机高压初级电路。分析:（1）透视高压初级电路。（2）摄影高压初级电路。（3）摄影千伏预示电路。（4）空间电荷补偿变压器 B$_{10}$ 初级电路。

答:（1）透视高压初级电路:透视时,接触器 JC$_1$ 工作,其常开触点闭合,接通高压变压器 B$_2$ 初级电路,其工作电路是:

B$_1$-A$_5$（50V）→RD$_2$→R$_2$→JC$_1$（5/6）→DZ$_7$-V$_1$→B$_2$→DZ$_7$-V$_2$→JC$_1$（2/1）→B$_{1-11}$。

（2）摄影高压初级电路:摄影时,接触器

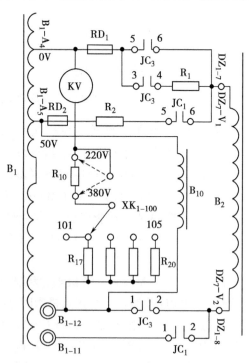

图 1-8 F$_{30}$-ⅡF 型 X 线机高压初级电路

JC₃ 工作,其常开触点闭合,接通摄影高压初级电路,其工作电路是:B_{1-12}→JC_3(1/2)→DZ_7-V_2→B_2→DZ_7-V_1→JC_3(5/6)[瞬间先经 R_1 和 JC_3(4/3)]→RD_1→B_1→B_1-A_4(0V)。

(3)摄影千伏预示电路:摄影时,毫安选择器 XK_{1-100} 置于 300mA ~ 200mA 任一挡,串接相应补偿电阻,千伏表预示管电压值,其工作电路是:B_{1-12}→R_{17}(R_{18}、R_{19}、R_{20})→XK_{1-100}→千伏表→B_1-A_4(0V)。

(4)空间电荷补偿变压器 B_{10} 初级电路:开机后,B_{10} 初级得电,输入电压随管电压增大而增大,其工作电路是:B_1-A_5(50V)→B_{10} 初级→B_{1-12}。

9. 图 1-9 为 XG-200 型 X 线机高压初级电路。分析:(1)透视高压器初级电路。(2)摄影高压初级电路。(3)透视千伏预示电路。(4)摄影管电压预示电路。

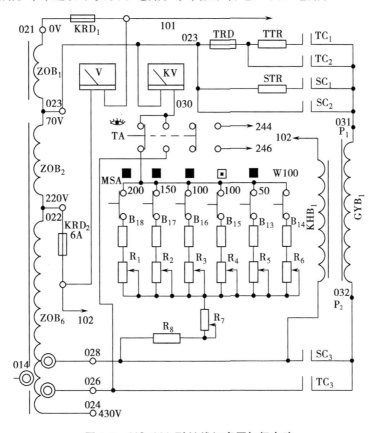

图 1-9 XG-200 型 X 线机高压初级电路

答:XG-200 型 X 线机高压初级电路,见图 1-9。开机后,自耦变压器 ZOB 得电,电源电压表 V 有指示,调节 014 电源电压调节碳轮,使电压表指示到三角符号处。

(1)透视高压器初级电路:透视时,接触器 TC 工作,常开触点 TC_1、TC_2、TC_3 闭合,高压变压器初级 GYB_1 得电,其电路是:ZOB_1(70V)→023→TRD→TC_2(瞬间先经 TTR→TC_1)→031→P_1→GYB_1→032→P_2→TC_3→026→透视千伏调节碳轮→ZOB_6。

(2)摄影高压初级电路:摄影时,接触器 SC 得电,常开触点 SC_1、SC_2、SC_3 闭合,高压变压器初级 GYB_1 得电,其电路是:ZOB_1(70V)→023→SC_2(瞬间先经 STR→SC_1)→031→P_1→GYB_1→032→P_2→SC_3→028→摄影千伏调节碳轮→ZOB_6。

（3）透视千伏预示电路：由于透视管电流很小，电压降也小，因此不需设置千伏补偿电路，直接由千伏表指示透视时的千伏值。TA 为透视与摄影千伏预示切换按钮，按下 TA，接通透视千伏预示电路，千伏表指示透视管电压，千伏表得电电路为：ZOB_1（70V）→023→千伏表→030→TA 按钮（常开）→026→透视千伏调节碳轮→ZOB_6。

（4）摄影管电压预示电路：松开 TA，其常开触点切断透视千伏预示电路，常闭触点接通摄影千伏预示电路，千伏表指示摄影管电压，千伏表得电电路为：ZOB_1（70V）→023→千伏表→030→TA 按钮（常闭）→MSA→50mA~200mA→R_5~R_1→R_7→R_8→028→摄影千伏调节碳轮→ZOB_6。

10. 电容电流的大小与哪些因素有关？应怎样进行电容电流抵偿？

答：（1）电容电流的大小与下列因素有关：①管电压的高低；②高压变压器次级绕组匝数的多少；③高压电缆的直径及长度等。（2）电容电流抵偿方法有：①电阻抵偿法：在毫安表整流器输入端并联一分流可调电阻 R，通过调整该电阻阻值，使电容电流恰好被电阻分流，这样毫安表的指示数就不包含电容电流了；②变压器抵偿法：在高压变压器初级绕组侧附加一独立的、匝数不多的附加绕组，该绕组的电压随管电压而变，并为毫安表提供一个与管电流流向相反的抵偿电流，使毫安表读数降低。调整抵偿电流的大小，使之等于电容电流，这样毫安表的指示数就恰好等于管电流的数值。

11. 见图 1-2 为 F_{30}-ⅡF 型 X 线机高压次级电路。分析：（1）透视高压变压器次级电路。（2）电容电流抵偿电路。（3）摄影高压变压器次级电路。（4）电路中若整流器断一只，摄影时有何故障现象？为什么？

答：（1）透视高压变压器次级电路：透视时，透视高压接触器 JC_1 工作，高压变压器初级得电，次级产生交流高压。经 D_{51}~D_{54} 整流后加到 X 线管两极。以高压变压器 B_2 上端为正时为例，管电流电路是：B_2（上）→D_{51}→G_1（X 线管）→D_{53}→B_2（下）→接地→D_2→JC_3（23/24）→10→毫安表→0→D_4→B_2（上）。

（2）电容电流抵偿电路：JC_1 工作后，JC_1（21/22）断开，JC_1（3/4）闭合，使抵偿电流以与管电流相反的方向流入毫安表，实现电容电流抵偿。其电路是：R_9 分压端→0→毫安表→250→JC_1（3/4）→D_5→R_9 上端。

（3）摄影高压次级电路：摄影时，JC_3 工作，JC_3（23/24）断开，切断毫安表 10mA 量程，250mA 量程仍处于连通状态。同时高压变压器初级得电，次级产生交流高压。经 D_{51}~D_{54} 整流后加到 X 线管两极。以高压变压器 B_2 上端为正时为例，管电流电路是：B_2（上）→D_{51}→G_1（X 线管）→D_{53}→B_2（下）→接地→D_2→JC_1（22/21）→250→毫安表→0→D_4→B_2（上）。

（4）摄影时，会出现毫安表的指示数值与毫安选择的数值均减半（1/2）的故障现象。因单相全波整流电路变为半波整流电路。

12. 图 1-10 为 XG-200 型 X 线机高压次级及管电流测量电路。请分析：（1）透视时高压变压器次级电路；（2）摄影时高压变压器次级电路；（3）点片摄影时高压变压器次级电路。

答：（1）透视时高压变压器次级电路为：

当 GYB_2 右端为正→GZ_1→2XG→XJB_2→GZ_4→GYB_3→412→Z_1→401→GSA_1→$2WJ_1$（常闭）→407→mA 表（10）→mA 表（—）→402→Z_1→M→GYB_2。

（2）摄影时高压变压器次级电路为：

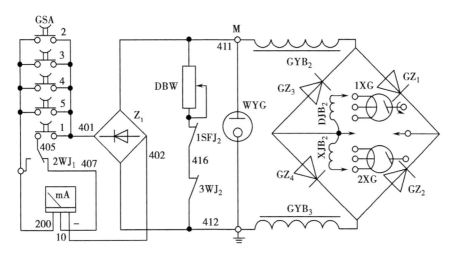

图 1-10　XG-200 型 X 线机高压次级电路

当 GYB_2 右端为正→GZ_1→$1XG$→GZ_4→GYB_3→412→Z_1→401→$GSA_{2\sim5}$→mA 表（200）→mA 表（一）→402→Z_1→M→GYB_2。

（3）点片摄影时高压变压器次级电路为：

当 GYB_2 右端为正→GZ_1→$2XG$→DJB_2→GZ_4→GYB_3→412→Z_1→401→$2WJ_1$（常开）→mA 表（200）→mA 表（一）→402→Z_1→M→GYB_2。

13. 叙述旋转阳极启动及延时保护电路的基本功能。

答：①延时保护：为在曝光之前确保旋转阳极达到规定转速，采用旋转阳极延时保护电路，其完成的功能都是为防止阳极未启动或虽启动而未达到额定转速时曝光，造成 X 线管损坏。②快速启动：目前中型医用 X 线机一般采用中速旋转阳极 X 线管，当电源频率为 50～60Hz 时，其阳极转速为 2800～3000r/min。在大型 X 线机中一般采用倍频以提高阳极转速，其转速高达 8500～9000r/min。因此电路要求提供较大的启动电流和电压，以形成较大的转矩。所以，在电路设计上除采用较大容量的剖相电容外，还采用启动瞬间加上较高电压（150～170V），启动后自动降低电压（40～70V）的供电方式。③适时制动：阳极由于惯性作用，在曝光结束之后将继续运转一段时间，这样不但产生噪声而且增加了阳极轴承的磨损，缩短了 X 线管的使用寿命。特别是高速 X 线管，由于转子的临界转速在 5000～7000r/min 之间，当处于这之间转速时，转子系统要产生共振，引起 X 线管破损。因此，装备高速 X 线管的 X 线机中，都装有转子制动装置。制动装置的基本原理是在曝光结束，定子线圈的工作电压断开后，立即给工作绕组加一脉动直流电压，从而产生制动力矩。

14. 旋转阳极启动及延时保护的作用？

答：在大部分工频 X 线机中，一般在工作绕组中串联一电流检测元件（电流继电器或电流互感器），检测工作绕组是否有电流流过，以判断阳极是否启动。如果工作绕组没有电流流过，说明阳极没有启动；另外，在启动电容两端并联一电压检测元件（电压继电器或电压互感器），检测启动电容两端的电压，以判断阳极启动运转是否正常。因为阳极在启动运转过程中，启动电容两端的电压不会突变。仅有上述检测电路是不够的，还必须设置一延时电路，在延时时间内，阳极从正常启动运转达到额定转速。延时时间一般需 0.8～1.2 秒，延时完毕后才允许接通高压曝光。

15. X线管容量保护和管头温度保护的作用?

答:①在大、中型X线机都设有X线管容量保护电路(简称容量保护电路),以保证每次曝光X线管都在额定容量范围内进行。当预置的摄影条件超过X线管额定容量时,切断摄影曝光控制电路,使曝光不能进行,并有相应指示。这种容量保护电路只对一次性过载起保护作用,而对连续多次曝光所产生的累积性过载无效。②管头温度保护的作用:对累积性过载问题,在电路设计上,可通过管头温度保护电路实现。当管头温度达到一定值时,管头温度控制器发出指令,切断摄影曝光控制电路,使曝光不能进行,并有相应指示。

16. X线管过电流保护和冷高压保护的作用?

答:①过电流保护的作用:当管电流大于本机允许的最大毫安值时,其管电流信号检测变压器次级输出电压超过设计值,触发可控硅使其导通,保护继电器工作,切断控制电路,机器停止曝光。②冷高压保护的作用:在电路设计中,电流互感器是冷高压保护元件,其初级绕组接在X线管灯丝初级电路,次级绕组接在旋转阳极启动延时保护电路的输入端,只有灯丝加热及阳极启动运转正常时,X线机才能曝光。即:摄影时若X线管灯丝不能加热或不亮,启动保护继电器不工作,控制电路的摄影高压预上闸不能工作,不能曝光。

17. 写出 F_{30}-ⅡF型X线机旋转阳极启动及延时保护电路的工作原理,见图1-11。

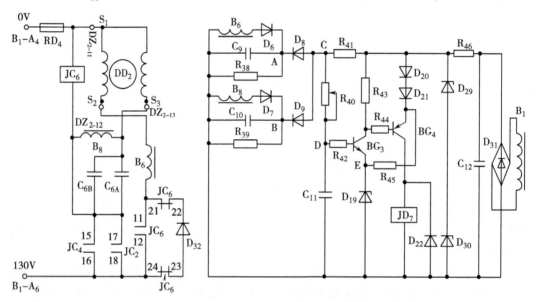

图1-11 F_{30}-ⅡF型X线机旋转阳极启动及延时保护电路

答:摄影时,JC_2(或JC_4)工作,启动绕组通过启动电容 C_{6A}、C_{6B} 得电,同时 JC_6 工作,JC_6(11/12)和JC_6(23/24)闭合,工作绕组通过 B_6 初级绕组得电,阳极开始启动。此时,因 B_6 初级有电流流过,次级感应出较高电压,致使 A 为高电位,D_8 截止。若阳极启动正常且达到一定转速时,C_{6A}、C_{6B}、B_8 初级电压升高到一定值,B_8 次级感应电压也升高到一定值,致使 B 为高电位,D_9 截止。此时 C 点由原来的低电位变为高电位,工作电源通过 R_{41}、R_{40} 向 C_{11} 充电,D 点电位逐渐升高,至一定值时,BG_3、BG_4 相继导通,JD_7 工作,曝光可以进行。C_{11} 充电时间即为延时时间,可由 R_{40} 调节,一般为 0.8 秒～1.2 秒。若阳极启动不正常,B_6 初级电流或 B_8 初级电压达不到规定值,其次级感应电压必然降低,A 或 B 点电位下降,使 D_8 或 D_9 导通,从而 C 为低电位,C_{11} 不能正常充电,D 点电位较低,BG_3、BG_4 都处于截止状态,JD_7 不工作,曝光不能进行,达到保护目的。若启动电路发生短路,电流过大,则熔断器 RD_4 烧断,亦可起保护作用。

摄影结束时,JC_2(17/18)或 JC_4(15/16)断开,JC_6 失电,JC_6(11/12)断开,JC_6(21/22)闭合,但 JC_6(23/24)仍闭合(需延时数秒才会断开),此时工作绕组通过 D_{32} 获得一脉动直流电流,产生制动力矩,经过延时数秒 JC_6(23/24)断开,使旋转阳极立即停止转动,电路恢复起始状态。

18. 写出 XG-200 型 X 线机旋转阳极启动及延时保护电路的工作原理,见图 1-12。

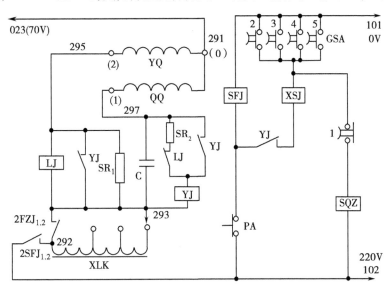

图 1-12　XG-200 型 X 线机旋转阳极启动电路

答:电路中 102 与 023 之间的电压为 150V。按下摄影手开关 PA,摄影辅助继电器 SFJ 工作,其常开触点 $2SFJ_{1.2}$ 闭合,接通启动电路电源(150V),工作绕组 YQ 经由 102→$2SFJ_{1.2}$→$2FZJ_{1.2}$→LJ 线圈→295→YQ→291→023 得电,若 YQ 无断路,电流继电器 LJ 工作,其常开触点闭合,使电压继电器 YJ 线圈通过电阻 SR_2 并接于启动电容 C 上。同时,启动绕组 QQ 经由 102→$2SFJ_{1.2}$→$2FZJ_{1.2}$→293→C→QQ→291→023 得电。若 QQ 及 C 无短路或断路,阳极开始启动。若阳极启动正常,启动电容 C 两端的电压迅速升高,致使电压继电器 YJ 线圈两端电压升高,待该电压达到 YJ 的吸合电压时,YJ 的三组常开触点闭合,使 LJ 线圈、电阻 SR_1、SR_2 两端短接,同时 YJ 自锁。YJ 另一组触点闭合,JSB-10 延时器 XSJ 得电,经0.8秒～1.2秒后,其常开触点(实际为 JSB-10 内部继电器 J 的触点)XSJ 闭合,使辅助继电器 FZJ 线圈得电,触点 $2FZJ_{1.2}$ 断开,电抗器 XLK 接入电路,使阳极运转电压由 150V 降低至 60V 左右,以维持运转,同时曝光开始。

19. 举例说明参数连锁式容量保护电路的工作原理,见图 1-13。

答:当摄影条件在安全范围以内时,R_{26} 输出的信号电压小于基准电压,二极管 D_{23} 截止,BG_1、BG_2 也处于截止状态,继电器 JD_{12} 不工作,曝光可以正常进行。当摄影条件超出安全范围时,R_{26} 输出的信号电压大于基准电压,D_{23}、BG_1、BG_2 导通,JD_{12} 工作,JD_{12}(7/5)触点(在限时电路中)断开,切断限时电路的工作电源,曝光无法进行,同时过载指示灯 XD_3 亮,发出过载指示。

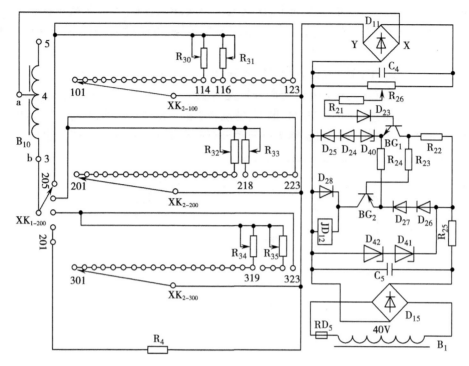

图 1-13　F_{30}-ⅡF 型 X 线机容量保护电路

20. 简述降落负载式容量保护装置的工作原理。

答:在单钮制或零钮制 X 线机中,常采用自动曝光控时系统,配合自动降落负载曝光控制系统,实现自动曝光控时和降落负载式容量保护的目的。在曝光过程中,管电压不变,管电流从最大值开始,之后,在保证 X 线管阳极焦点面不超过极限温度的情况下,管电流连续降落,X 线管功率逐渐减小,焦点面温度仅接近极限,并且近似恒定。同时,自动曝光控时系统实时检测 X 线胶片的感光剂量(即胶片感光密度),当达到最佳感光剂量时,自动切断高压,停止曝光。这样,就可以在保证 X 线管安全工作的前提下,尽量缩短曝光时间,充分发挥 X 线管效能。

21. 试述晶体管限时电路的工作原理,见图 1-14。电路中若 D_1 断路,摄影时有何故障现象?

答:①曝光手开关 S_1 闭合,Ry_1 线圈得电,其触点闭合,Ry_3 线圈得电,曝光开始,此时因为单结晶体管 UJT、晶闸管 SCR 尚未导通,所以 Ry_2 不工作。曝光开始的同时,电容器 C_1 通过 R_x 充电,当 C_1 两端电压达到 UJT 的峰点电压时,UJT 立即导通,并在 R_1 上产生脉冲电压,经 R_2、D_1 耦合到 SCR 的控制极,触发 SCR 导通,Ry_2 线圈得电,其触点打开,切断 Ry_3 线圈得电回路,其触点打开,切断高压初级回路,曝光停止。松开 S_1,Ry_1 线圈断电,C_1 通过 Ry_1 的常闭触点和 R_5 形成闭合回路而放电,为下次曝光做准备。曝光时间决定于 R_x 与 C_1 的乘积,适当选择 R_x 的值,便可选取所需的曝光时间。图中二极管 D_1 的作用是为防止可控硅误触发,二极管 D_2 为续流二极管,防止 Ry_2 线圈在得、失电瞬间产生的感应电动势对 UJT、SCR 的冲击。②根据原理分析,摄影时会出现曝光不止的故障现象。

22. 分析 F_{30}-ⅡF 型 X 线机的限时电路,见图 1-15。

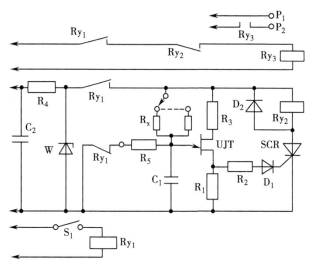

图 1-14　晶体管限时电路

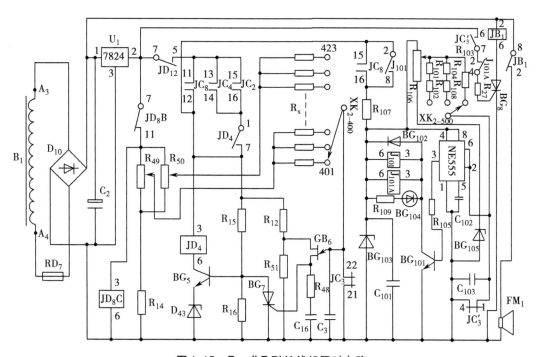

图 1-15　F_{30}-ⅡF 型 X 线机限时电路

答:(1)曝光预备:按下手闸Ⅰ挡或点片摄影开关 K_1(1/21)闭合,都能使 JC_8 工作,则 JC_8(11/12)触点闭合,三极管 BG_5 的基极从 R_{15} 和 R_{16} 取分压(此时 BG_7 截止),BG_5 得到正向偏置电压而导通,继电器 JD_4 线圈得电,JD_4(1/7)触点闭合,为连通 JD_4 线圈自锁回路提供条件,操作控制电路中 JD_4(2/8)触点也闭合。在 JC_8 工作的同时,JC_8(15/16)触点闭合,三极管 BG_{101} 导通,继电器 J_{101} 得电工作,操作控制电路中 J_{101}(1/7)触点闭合。摄影时,继电器 JC_2 工作,JC_2(15/16)触点闭合;点片时,继电器 JC_4 工作,JC_4(13/14)触点闭合,都可使 JD_4 自锁回路连通。JC_2(或 JC_4)工作后,X 线管阳极开始启动旋转,延时 0.8 秒~1.2 秒后,

延时保护电路中 JD_7 工作,操作控制电路中 JD_7(2/12)触点闭合,JD_7(1/21)触点打开,做好曝光前的预备。

(2)限时过程:按手闸Ⅱ挡按点片摄影手开关 AN_5,JD_8B 得电,JD_8B(7/11)触点闭合,继电器 JD_8C 工作,操作控制电路中 JD_8C(2/8)触点闭合,摄影高压接触器 JC_3 工作,曝光开始。同时 JC_3(21/22)触点打开,电阻群 R_X 从 R_{50} 及 R_{49} 取分压,电容器 C_3 经电阻群 R_X 之任一电阻充电。充至预定时间,电容器 C_3 两端的电压升高至单结晶体管 BG_6 峰点电压时,BG_6 导通,可控硅 BG_7 控制极得一脉冲触发电压而导通,使 BG_5 失去偏置而截止,继电器 JD_4 线圈失电,操作控制电路中 JD_4(2/8)触点断开,接触器 JC_3 线圈失电,曝光结束。每次摄影结束后 JC_3(21/22)触点闭合,将电容器 C_3 的残存电荷泄放,以保证下次曝光时间准确。

(3)限时保护:曝光时按下手闸Ⅰ挡,继电器 JC_8 工作,JC_8(15/16)触点闭合,接通限时保护电路电源,发光二极管 BG_{104} 燃亮,此时集成模块 NE_{555} 的 2、6 脚为低电位,3 脚输出高电位,三极管 BG_{101} 导通,继电器 J_{101} 和 J_{101A} 线圈得电,操作控制电路中 J_{101}(1/7)触点闭合,为曝光做准备。另外,J_{101}(2/8)触点闭合,防止限时保护电路在曝光过程中因失电 JC_8 失电而切断电源。当按下手闸Ⅱ挡,继电器 JC_3' 工作后,JC_3'(1/4)触点打开,电源通过电阻 R_{101}、R_{102}(或 R_{103} 或 R_{104}、R_{108})向电容 C_{103} 充电。当充电电瓶达到集成模块 NE_{555} 翻转电压时,其 3 脚输出低电瓶,使三极管 BG_{101} 截止,继电器 J_{101} 失电,J_{101}(1/7)触点打开,切断接触器 JC_3 电路。由此可知,即使继电器 JD_4 因限时电路故障而不能终止曝光时,继电器 J_{101} 能在比预定曝光时间稍长一点时间切断电路,使曝光结束,起到保护作用。

23. 分析 XG-200 型 X 线机的限时电路,见图 1-16。

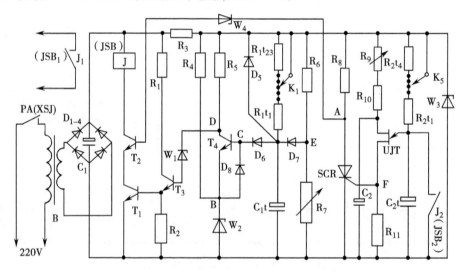

图 1-16 XG-200 型 X 线机限时电路

答:(1)限时电路:摄影时,按下曝光手闸 PA,阳极启动并经延时器延时后(XSJ 触点闭合)限时电路得电,220V 交流电压经变压器 B 降压、D_{1-4} 整流、C_1 滤波后输出 24V 直流。此时,由于限时电路的可控硅 SCR 无触发信号而截止,使 A 点处于高电位。24V 直流电压→R_3→R_8→A 点→稳压管 W_4→T_2 三极管基极,使 T_2 有正向偏置。限时电容器 C_1t 正准备充电,C 点处于低电位,低于 B 点电位(6.5V),T_4 管截止,使 D 点处于高电位(13V),经稳压管 W_1(11V)后,使三极管 T_3 基极得到 2V 的正向偏置,T_3 管导通。由于 R_2 的存在,三极管 T_1

基极电位升高,则 T_1、T_2 随之导通,继电器 J 线圈得电,其常开触点 J_1(JSB_1)闭合,接通摄影高压接触器 SC 线圈电路,曝光开始。同时 C_1t 开始通过电阻群 $R_1t_1 \sim R_1t_{23}$ 中部分电阻充电,C 点电位随之升高,至预置曝光时间,C 点电位升高到 7.2V 时,T_4 管导通,D 点电位由 13V 降低到接近 B 点电位,此时 W_1 无电流流过,W_1 截止,使 T_3、T_1 相继截止,J 线圈失电,其触点断开,切断 SC 线圈得电电路,曝光结束。C_1t 经 D_5、R_6、R_7 放电,确保下次曝光限时准确。调节 K_1(23 挡),可预置不同的限时时间。

(2)限时保护电路:限时保护电路的时间设置分 4 挡,比限时电路时间设置长 0.3 秒 ~ 0.5 秒。C_1t 在充电的同时,C_2t 也在充电,至预定曝光时间,当限时电路失灵不能停止曝光时,延迟很短时间,电容 C_2t 两端电压升高到一定值,UJT 导通,使可控硅 SCR 获得触发信号后导通,A 点变为低电位,W_4 无电流流过,T_2 管截止,致使 T_1 管截止,J 线圈失电,其触点切断 SC 线圈得电电路,曝光结束。

24. 写出使用 X 线机的原则。

答:使用原则:①X 线机的操作人员,必须是经过培训,具有一定专业知识,并熟悉设备结构性能的专业技术人员。②X 线机种类很多,根据所使用的 X 线机结构特性,操作者必须严格遵守使用说明中所规定的操作规程,谨慎、熟练、正确地操作设备,切不可随心所欲,草率从事。③每日开机后,应根据机房的温度和设备的结构特点,给予适当的预热时间,以防在室温较低且设备预热不充分的情况下,突然进行大容量的曝光而损坏 X 线管。④曝光时应注意观察控制台上各仪表指示参数的变化,密切注意各电器部件的工作情况,便于及时发现故障。⑤摄影过程中,不得调节或切换任何旋钮、按键和开关。应注意曝光间歇,禁止超容量使用,并应尽量避免不必要的曝光。⑥X 线机安装完毕后,在投入使用之前或机器搁置较长时间欲再次使用时,都必须对 X 线管进行透视训练。

25. 写出 X 线机的操作规程。

答:其基本操作规程如下:①开机前,先首先检查控制台面板上各仪表指示、调节器、开关等是否处于正常位置;②合上墙闸并接通机器电源,调节电源电压使之指示标准位置,而后进行机器预热;③根据诊断需要,进行技术选择,如台次选择、摄影方式选择、透视或摄影条件的选择、自动曝光选择、参数摄影选择等。在选择摄影条件时,应先确定管电流,再选择管电压;④在进行透视或摄影曝光时,操纵脚闸或手闸时动作要迅速,用力要均衡适当;⑤设备使用完毕后,应先关闭机器电源,再将各调节器置于最低位置,最后拉下墙闸。

26. X 线机性能测试与调整包括哪几个方面? 在管电流的调整中应注意的事项是什么?

答:(1)X 线机的性能测试与调整主要包括下列六个方面。①管电压的检测;②管电流的调整;③曝光时间的检测;④容量保护电路的检测;⑤电源电阻的测量;⑥接地电阻的测量。(2)在管电流的调整中主要注意的事项有:①测试仪表的选用;②毫安表和毫安秒表的连接;③曝光时间的选择;④毫安表整流器的检查;⑤调整时要注意间歇;⑥注意调节卡的调节方向。

27. 电源电阻为何不能过大? 叙述接地电阻的测量方法?

答:(1)电源电阻 Rm 为供电变压器内阻和电源导线电阻之和($R_0 + R_L$)。由于 $\Delta U = I_L(R_0 + R_L)$,所以当工作电流一定,而电源电阻增大时,电压降 ΔU 就会增加。X 线机摄影时工作电流较大,常达数十安培之多,很小的电源电阻,就会引起较大的电压降,以致超出 X 线机的供电电压波动范围,使 X 线机不能正常工作,甚至会造成 X 线机的故障。因此,电源电阻不仅是 X 线机电路设计时的重要技术参数和 X 线机系列产品规范中的技术标准之一,也是用户在选择 X 线机的供电电源时,必须把电源电阻作为一个重要条件。

(2)测量仪的端钮有三个或四个两种。三个端钮的标记是 E、P、C。测量接地电阻时,E 接接地电极 E′,P 接电位辅助电极(探针)P′,C 接电流辅助电极(探针)C′,见图 1-17。四个端钮的标记是 C_2、P_2、P_1、C_1。做一般接地电阻测量时,C_2、P_2 应短路后再与接地电极 E′ 相连接,P_1、C_1 的接线方法同三端钮式,见图 1-18。

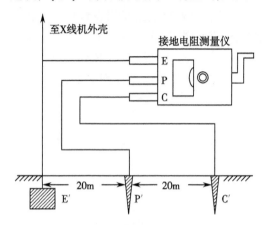

图 1-17　接地电阻测试仪(三钮表)

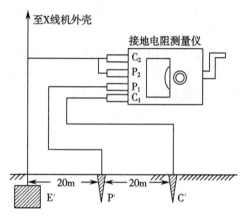

图 1-18　接地电阻测试仪(四钮表)

进行接地电阻测量时,首先沿直线在距离接地电极 20 米和 40 米处将电位探针和电流探针打入地下,按上述方法将 E′、P′、C′ 分别与 E、P、C 或 C_2、P_2、P_1、C_1 相连接。将仪表放置于水平位置,调整调零钮对仪表进行调零,使指针指于中心线。将倍率标度置于最大倍数,缓慢摇动发电机手柄,同时转动测量标度盘或倍率标度转换开关,当检流计指针接近平衡时,加速发电机的转速至每分钟 120 转,调整测量标度盘,使指针稳定指在中心线位置,用测量标度盘的读数乘以倍率标度的倍数,即为所测量的接地电阻值。

28. 分析 F_{30}-ⅡF 型 X 线机普通摄影工作程序。

答:选择摄影条件→如果不过载→JD_{12} 不工作,接通限时电路;AN_4↓Ⅰ挡→JD_8A 工作→JC_8↑→BG_5 导通→JD_4↑,BG_{101} 导通→J_{101}、J_{101A} 相继工作→JC_2↑→灯丝增温、JC_6↑→旋转阳极启动→B_6、B_8 得电→延时 0.8 秒～1.2 秒→JD_7↑完成曝光前的预备工作;AN_4↓Ⅱ挡→JD_8B 工作→JC_8↓,JC_8C↑→JC_3(JC_3')↑→接通 V_1、V_2→曝光开始→毫安表量程为 250 毫安,同时 C_3、C_{103} 开始充电→至预置摄影时间→JD_4↓→JC_3(JC_3')↓→切断 V_1、V_2→曝光结束,C_3、C_{103} 放电,同时 JC_2↓,X 线管灯丝恢复至透视状态,JC_6↓→旋转阳极经过数秒制动;松开 AN_4→JD_8A↓,同时 JD_8B↓→JD_8C↓。

29. 分析 F_{30}-ⅡF 型 X 线机点片摄影工作程序。

答:选择摄影条件→如果不过载→JD_{12} 不工作,接通限时电路;手柄向左送片 K_1(1/21)闭合→JC_4 工作→灯丝增温,JD_8A 工作→JC_8↑→BG_5 导通→JD_4↑;BG_{101} 导通→J_{101}、J_{101A} 相继工作,同时 JC_6↑→旋转阳极启动→B_6、B_8 得电→延时 0.8 秒～1.2 秒→JD_7↑,为点片摄影作好准备;送片到位后→AN_5↓→JD_8B↑→JC_8↓→JD_8C↑→JC_3(JC_3')↑→接通 V_1、V_2→曝光开始→对 C_3、C_{103} 充电→充至预定时间→JD_4↓→JC_3(JC_3')↓→切断 V_1、V_2→曝光结束,C_3、C_{103} 放电,为下次曝光作好准备;松开 AN_5→JD_8A↓、JD_8B↓→JD_8C↓;手柄退回右端(原

状)→JC_4↓→灯丝恢复至透视状态,同时 JC_6↓→旋转阳极经过数秒制动。

30. 分析 F_{30}-ⅡF 型 X 线机滤线器摄影工作程序。

答:选择摄影条件→如果不过载→JD_{12} 不工作,接通限时电路;AN_4↑、Ⅰ挡→JD_8A↑→JC_8↑→JD_4↑、J_{101}↑、J_{101A}↑、ZL↑→KZL 触点压开,JC_2↑→灯丝增温,JC_6↑→B_6↑、B_8↑→延时 0.8 秒~1.2 秒→JD_7↑完成曝光前的预备工作;AN_4↓Ⅱ挡→JD_8B↑→JD_8C↑,同时 JC_8↓→ZL↓→KZL 触点闭合→JC_3(JC'_3)↑→接通 V_1、V_2→曝光开始→C_3、C_{103} 开始充电→至预置曝光时间→JD_4↓→JC_3(JC'_3)↓→切断 V_1、V_2→曝光结束→C_3、C_{103} 放电,同时 JC_2↓→X 线管灯丝恢复至透视状态,JC_6↓→旋转阳极经过数秒制动;松开 AN_4→JD_8A↓、JD_8B↓→JD_8C↓。

31. 分析 XG-200 型 X 线机点片摄影工作程序。

答:手柄向左送片→WZK 闭合→WJ×3↑;$1WJ_1$ 切断小焦点灯丝电路,$1WJ_2$ 接通大焦点 100mA 灯丝加热电路,$2WJ_1$ 切换毫安表量程,$2WJ_2$ 为指示灯工作触点,$3WJ_1$ 为 WSJ 工作准备条件,$3WJ_2$ 切断 DBW 电阻通路→送片至预置终端→压合 WK→WSJ↑→JSB↑→SC↑→接通 P_1、P_2→曝光开始,→至预置摄影时间→JSB↓→SC↓→切断 P_1、P_2→曝光结束;退片到位→电路恢复透视状态。

32. 分析 XG-200 型 X 线机普通摄影工作程序。

答:选择摄影条件→如果不过载→GDJ 不工作;GSA_5↓→SQZ↑;按下 MSA 50mA~200mA 大焦点任一挡→DJB↑→大焦点灯丝燃亮,千伏表预示摄影千伏,GBJ↑→做好摄影前的准备工作;若按下 MSA 100mA 挡小焦点按钮→XJB↑→小焦点灯丝燃亮,PA↓→SFJ×2↑→$1SJ_2$ 触点断开→切断 DBW 电路通路,$2SFJ_{1,2}$ 触点闭合→旋转阳极启动→延时 0.8 秒后→XSJ↑→FZJ↑→旋转阳极启动完毕→JSB↑→SC↑→接通 P_1、P_2→曝光开始→至预置摄影时间→JSB↓→SC↓→切断 P_1、P_2→曝光结束;松开 PA,电路恢复起始状态,结束摄影过程。

33. 分析 XG-200 型 X 线机滤线器摄影工作程序。

答:选择摄影条件→如果不过载→GDJ 不工作;GSA_3↓→SQZ↑→1XG 接入电路;按下 MSA 50mA~200mA 大焦点任一挡→DJB↑→大焦点灯丝燃亮,千伏表预示摄影千伏,GBJ↑→做好摄影前的准备工作;若按下 MSA 100mA 挡小焦点→XJB↑→小焦点灯丝燃亮;PA↓→LDJ↑→滤线栅吸至一边储能,同时 SFJ×2↑→旋转阳极启动→延时 0.8 秒后→XSJ↑→FZJ↑→旋转阳极启动完毕,同时 LDJ↓→滤线栅振动→JSB↑→SC↑→接通 P_1、P_2→曝光开始→至预置摄影时间→JSB↓→SC↓→切断 P_1、P_2→曝光结束;松开 PA,结束滤线器摄影全过程,电路恢复起始状态。

34. 简述程控机能完成的功能和程控机的主要特点。

答:程控机可进行普通摄影、滤线器摄影、体层摄影、立位摄影、透视和点片摄影以及自动透视等功能。在控制器上设有调节透视千伏和毫安的电位器。摄影床摄影和胃肠摄影检查所选取的千伏、毫安、秒容量保护电路允许的情况下各自独立,互不影响;阳极启动、运转及灯丝加热电路的工作状态是否正常,均受微机系统的监测;摄影管电流选定同时焦点自动切换,便于医护人员的操作;采用千伏、毫安、秒三参量自由调节的工作方式,便于操作者进行摄影参数调整;由软件进行摄影高压补偿,保证在规定的电源条件下有较为准确的管电压输出;设计了两套透视限时电路,在透视过程中提示设备操作人员控制患者接受 X 线辐射的剂量;低压电源、控制电源、微机电源均与外电源进行了隔离,降低患者、医生和设备维修人员遭受电击的可能性;曝光方式采用两档手闸控制方式,当曝光控制出现异常时可以及时松开手闸结束曝光;诊视床和摄影床的转换由面板上的技术选择功能键确定,当某一功能选定之后,其对应的工作床、台自动完成切换;故障自检功能,当设备运行中出现某种故障时,会显示相应的故障代码。

35. 图 1-19 为 FSK302-1A 型程控机电源电路,分析电源变压器 T1 的工作过程。

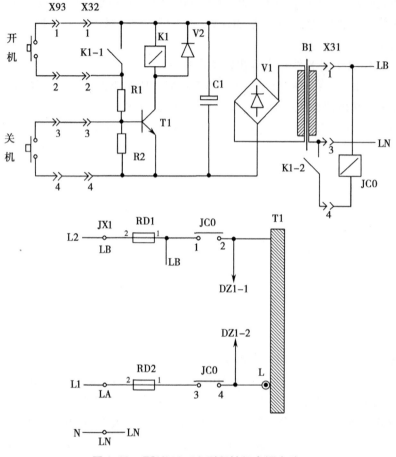

图 1-19　FSK302-1A 型程控机电源电路

答:①开机:闭合墙闸→B1 工作→按下开机按钮→T1 导通→K1 工作/自持→K1 触点闭合→JC0 绕组工作→JC0 触点闭合→T1 绕组得电;②关机:按下关机按钮→T1 截止→K1 绕组断电→K1 触点断开→JC0 绕组失电→JC0 触点断开→T1 绕组失电。

36. 图 1-20 为 FSK302-1A 型程控机高压初级及高压取样电路(KE—摄影高压预上闸,KF—透视高压闸)。请回答如下问题:①分析写出透视时高压变压器 H. T 初级电路;②高压取样电路的工作过程。

答:①透视高压闸 KF 工作,常开触点闭合,高压变压器 H. T 初级绕组得电工作,工作电路是:

T1→F→RF→DZ1 →KF1- 1/2 →JX1- V2 →H. T→JX1- V1 →KF2- 2/1 →JX3- 125V →RD125→T1- 125V。

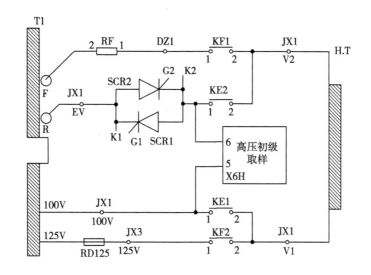

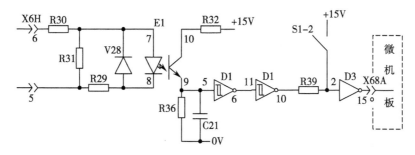

图 1-20　FSK302-1A 型程控机高压初级及其取样电路

②摄影高压预上闸 KE 触点闭合,可控硅导通,高压取样电路中的电阻 R31 流过电流,UR31 端电压使光电耦合器 E1-7/8 导通,E1-10/9 导通,R36//C21 充电,D1-5 = H→D1-6 = L→D1-10 = H→R39→D3-15 = L,高压取样电路变低电平送到微机板,说明高压已产生,即 X 线曝光。

37. 图 1-21 为 FSK302-1A 型程控机旋转阳极启动保护电路,请回答如下问题:①串联的电阻 R22 和电容 C4 支路,与继电器 KST(1/2)触点并联,有何作用? ②并联状态的电阻 R35、电容 C20 有哪些作用? ③试写出 M2 的工作电路。

答:①防止触电 KST(1/2)放电;②抗干扰和延时;③M2 的工作电路:

JX3-125V→KST(1/2)→R26→KMAIN2→X6F-2→S22/S21→JX2-S11→JX3-0V。

JX3-125V→KST(1/2)

　　→C1//C2→R28→KMAIN3→X6F-4→S23/S21→JX2-S11→JX3-0V。

38. 图 1-22 为 FSK302-1A 型程控机行程光电开关工作原理图,试分析电路工作过程（JX62-24 = +12V,JX62-25 = 0V）（V1—GK1013 槽型光耦）。

答:①发光二极管工作电路:+12V→JX62-24→X1-1/2→R1→V1（二极管）→X1-3/4→JX62-25→0V,发光二极管工作,发光。②V1 光路无遮挡,光电三极管导通,三极管 T1 导通工作。

　　+12V→R2→V1（C/E）导通→X1-3/4→JX62-25→0V。

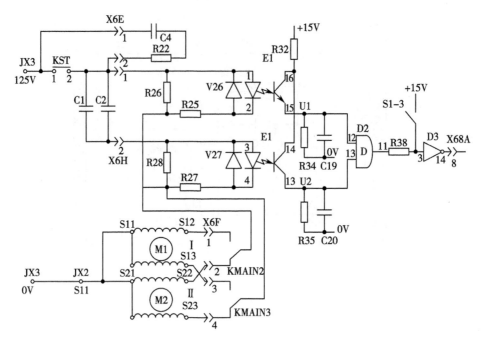

图 1-21　FSK302-1A 型程控机旋转阳极启动保护电路

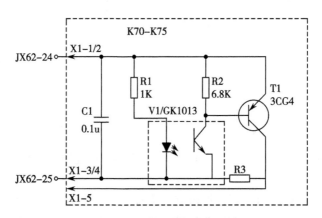

图 1-22　FSK302-1A 型程控机行程光电开关工作原理图

$+12V \rightarrow JX62-24 \rightarrow T1(E/B) \rightarrow V1(C/E) \rightarrow X1-3/4 \rightarrow JX62-25 \rightarrow 0V$。

$+12V \rightarrow JX62-24 \rightarrow T1(E/C) \rightarrow R3 \rightarrow X1-3/4 \rightarrow JX62-25 \rightarrow 0V$。

UR3 输出到 X1-5 端子，$+12V \rightarrow TI(E/C) \rightarrow X1-5 = +12V$。

39. 简述非晶硒平板探测器的结构和工作原理。

答：主要由集电矩阵、硒层、电介层、顶层电极和保护层等构成。集电矩阵由按阵元方式排列的薄膜晶体管（thin-film transistor，TFT）组成，非晶态硒层涂覆在集电矩阵上，其上是电介层、顶层电极。入射 X 线光子在硒层中产生电子-空穴对，在顶层电极和集电矩阵间外加高压电场的作用下，电子和空穴向相反方向移动，形成电流，导致 TFT 的极间电容存储电荷，电荷量与入射 X 线强度成正比，所以每个 TFT 就成为一个采集图像的最小单元，即像素。每个像素区域内还形成一个场效应管，它起开关作用。在读出控制信号的作用下，开关导通，把像素存储的电荷按顺序逐一传送到外电路,经读出放大器放大后被同步地转换成数字信号。由于放大器和 A/D 转换器都置于探测器暗盒内,从外部看,探测器暗盒是接收 X 线图像而直接输出数字化图像信息。信号读出后,扫描电路自动清除硒层中的潜影和电容存储的电荷,以保证探测器能反复使用。TFT 像素的尺寸直接决定图像的空间分辨力。

40. CR 和 DR 系统的区别有哪些?

答:①成像原理:DR 与 CR 均是将 X 线信息转换为数字信息,主要区别在于 X 线采集和图像转换方式不同。CR 利用 IP 作为 X 线介质,IP 受到 X 线照射后以潜影形式记录 X 线的强度变化,当激光束扫描 IP 时,潜影信号转化为可见光,通过光电倍增管转换为电信号,该信号经放大和采用,送往 A/D 转换器然后送到计算机成像。DR 利用平板探测器或 CCD 摄像机直接把 X 线光子转换为数字信号,减少了噪声的来源;②图像质量:DR 的空间分辨率和密度分辨率均好于 CR。DR 与 CR 均有较高的动态范围和曝光宽容度。DR 的信噪比 CR高;③曝光剂量:在获得同样质量图像情况下,DR 的曝光剂量少于 CR;④系统兼容性:CR 是在传统 X 线胶片摄影装置改进而来,利用 IP 代替了原有的胶片暗盒,与传统 X 线拍片系统没有大的改变。

41. 简述非晶硒型 FPD 和非晶硅型 FPD 的工作原理。

答:①非晶硒型 FPD:入射 X 线光子在硒层中产生电子-空穴对,在外加高压电场的作用下,电子和空穴向相反方向移动形成电流,TFT 的极间电容存储电荷,电荷量与入射 X 线强度成正比。每个像素区域内的场效应管在读出控制信号的作用下开关导通,把像素存储的电荷按顺序逐一传送到外电路,经读出放大器放大后被同步地转换成数字信号;②非晶硅型FPD:把掺铊的碘化铯闪烁发光晶体层覆盖在光电二极管矩阵上,每个光电管就是一个像素,由薄膜非晶态氢化硅制成。当 X 线入射到闪烁晶体层时被转换为可见光,再由光电二极管矩阵转换成电信号,在光电二极管自身的电容上形成存储电荷,每个像素的存储电荷量与入射 X 线强度成正比。探测器矩阵在行和列方向都与外电路相连并编址,在控制电路作用下,扫描读出各个像素的存储电荷,经 A/D 转换后输出数字信号,传送给计算机进行图像处理,建立图像。

42. 试述 DSA 的组成及对设备的特殊要求。

答:结构包括 X 线发生和显像系统、机械系统、图像数据采集和存储系统、计算机系统等四个部分。X 线发生器要求 X 线管能承受连续脉冲曝光的负荷量;影像增强器通常采用可变视野的 I. I,转换效率高;光学系统使用大孔径、光圈可自动调节的镜头;电视摄像机要求摄像管具有高灵敏度、高分辨力和低残像的特点,视频通道要有各种补偿电路,保证输出高信噪比、高保真的视频信号。导管床的纵向、横向运动范围要大,并可以左右旋转,使活动空间增大,便于患者的摆位及抢救。

43. 要实现螺旋扫描,其装置必须满足哪些要求?

答:要实现螺旋扫描,其装置必须满足下列要求:①X 线管:螺旋扫描是连续采集数据的容积式扫描,扫描速度加快。由于成像质量与 X 线剂量之间的依存关系,CT 用 X 线管必须满足大管电流、高热容量、高散热率;②探测器:CT 采用的探测器主要有气体探测器和固体探测器,气体探测器的温度稳定性好,但光电转换率低;固体探测器光电转换率高,但温度稳定性差些。MSCT 采用多排固体探测器阵列,扫描一周可以获得多层数据,对探测器的性能也提出了更多及更高的要求;③计算机:螺旋扫描采集数据快,数据量大,必须选用计算速度快、内存大、存储容量大的计算机。输出图像应符合统一标准,以与其他机器兼容;④扫描架和扫描床:扫描架的旋转架必须依靠滑环技术能单方向连续匀速旋转;扫描床能做同步匀速直线运动,且有很高稳定性和定位精度;⑤功能软件:螺旋扫描时,扫描床的连续运动导致每一周扫描的起点和终点不在同一平面上,在图像重建之前,为了消除运动伪影及防止层面的错位,需在原始数据的相邻点内用线性内插法进行校正。故必须选用螺旋插值算法的功能软件。

44. CT 在使用中应遵循哪些原则?

答:CT 在使用中应遵循下列原则:①相关操作人员必须具备一定的专业理论知识和操作技能,熟悉机器的基本结构、工作原理及不同病变的参数选择等。应按照国家的相关规定,经过专门的上岗培训并获得相应的合格证书;②根据机器的特点,严格遵守使用说明书所规定的操作规程操作,要谨慎、熟练、正确地操作机器,切不可随心所欲、草率从事;③每日开机后,应按要求进行 X 线管预热训练和空气校准,避免冷管状态下突然升温,这样会缩短X 线管使用寿命或造成 X 线管靶面损坏;④扫描过程中要注意操作台和显示器上各个参数的变化,发现异常应及时停止,检查原因所在;⑤扫描过程中应严禁改变曝光条件和成像参数,应注意每次扫描的间隔时间,禁止超热容量使用。

45. CT 用计算机应具有哪些特点?

答:CT 用计算机应具有的特点:①足够大的内存空间,可达 2GB,能够满足大量原始数据处理与操作、管理程序运行的存储空间需求;②大容量的运算能力,能够完成大数据量的卷积运算和反投影运算,以及图像的后处理运算;③运算精度要高,对采集到的投影数据的处理应由较高的精度,保证重建图像的质量;④速度快,能够快速重建图像,满足图像的实时性要求;⑤控制效率高,能够高效地完成对成像过程的各个环节的控制,控制中计算机多采用并行控制方式;⑥有一定的通用性,能够较好地与外围设备如激光相机、PACS 等进行通讯。

46. CT 用的探测器主要有哪些特性?

答:探测器最重要的特性有效率、稳定性、响应时间、准确性和一致性。探测器效率是指探测器吸收 X 线束能量的百分数。稳定性是指从某一瞬间到另一瞬间探测器的重复性和还原性。响应时间是指探测器接收 X 线照射到输出一个电信号所需的时间。准确性:由于人体软组织及病理变化所致衰减系数的变化是很小的,因此,穿过人体的 X 线强度也只引起很小的变化,要求探测器检测信号必须准确。一致性是指要求各探测器单元具有一致性,即对于相同的 X 线输入,各探测器单元的输出应相同。

47. 单层螺旋 CT 与多层螺旋 CT 的区别有哪些?

答:①探测器的排列不同:单层螺旋 CT 的 Z 轴方向上只有一排探测器,MSCT 采用多排探测器;②X 线束不同:单层螺旋通过准直器后的 X 线束为薄扇束,MSCT 采用可调节宽度的锥形线束;③数据采集通道不同:单层螺旋在 Z 轴方向上只有一组通道采集数据,MSCT 有多组输出通道;④同一扫描周期内获得的层数不同:一层与多层;⑤决定层厚的方法不同:单层螺旋的层厚仅通过改变 X 线束的宽度来完成,线束的宽度等于层厚,多层螺旋的层厚不仅取决于 X 线束的宽度,还与探测器阵列的不同组合有关;⑥图像重建的方法不同。

48. 简述 MRI 设备的优点。

答:MRI 设备的优点是:①多参数成像,可提供丰富的诊断信息,既可获得对比像、解剖像,又可取得功能活动像;②人体氢核含量高,可高对比成像;③任意方位体层、三维成像;④不用对比剂,就可进行磁共振血管造影:MRA;⑤无骨伪影干扰,后颅凹病变清晰可辨;⑥能提供组织特征和功能信息,使疾病诊断深入到分子生物学和组织学水平;⑦无电离辐射;⑧可使 MRI 设备用于介入治疗,建立智能手术室,进行手术导航。MRI 与 CT 各有优点。

49. 简述射频线圈的功能。

答:射频线圈有发射和接收两个基本功能。发射是指辐射一定频率和功率的电磁波,使被检体内的氢质子受到激励而发生共振;接收是指检测被激氢质子的进动行为,即获取 NMR 信号。射频线圈有发射线圈和接收线圈之分。但都作为换能器,在射频激励过程中,将射频功率转换为在成像空间横向旋转的射频磁场 B_1;在信号的接收阶段,射频线圈以及相关的前置放大器又将磁化矢量 M 的变化转变为电信号。实用中发射线圈和接收线圈做在一起,形成既能发射又能接收的两用线圈:射频线圈,工作时在发射和接收之间进行快速切换。

50. 简述 MRI 磁体超导环境的建立步骤。

答:环形真空绝热层是超导磁体的重要保冷屏障,其保冷性能主要决定于它的真空度。先用扩散泵或离子泵抽吸至10Pa 以下,然后改用涡轮分子泵抽至约 0.001Pa。即:真空度大约为99.99%;磁体预冷是指用制冷剂将液氮、液氦容器内的温度分别降至其工作温度的过程。磁体预冷常常需要消耗大量的液氮和液氦;所谓超导环境,简单地说就是建立 4.2K 的液氦温度。在这一温度下,超导线圈将实现从正常态至超导态的转变。通过上面的预冷过程,液氦容器内温度已初步降至4.2K,在磁体液氦容器中灌满液氦。

51. 简述磁共振二维空间编码的基本原理。

答:二维磁共振信号的空间定位包括层面和层厚的选择、频率编码、相位编码。在 Z 方向通过控制层面选择梯度场和射频脉冲来完成层面的选择。梯度场不变,射频脉冲频率增加,层面的位置向梯度场高的一侧移动。梯度场不变,射频脉冲的带宽加宽,层厚增厚。射频脉冲的带宽不变,梯度场场强增加,层厚变薄。在 X 方向上施加一梯度场,这样在此方向上氢质子所感受到的磁场强度不同,其进动频率即存在差别。采集的 MR 信号中就包含不同频率的空间信息,经 FT 后不同频率的 MR 信号就被区别出来,分配到前后方向各自的位置上。在 Y 方向上施加一梯度场,在此方向上质子的进动频率不同,经过一段时间后关闭梯度场,质子的相位差别被保留下来,由于傅里叶变换区分不同频率 MR 信号的能力很强,但区分 MR 信号相位差别的能力较差,只能区分相位相差180°的 MR 信号,所以相位编码需要多次重复进行。

52. 简述磁共振设备的组成部分及基本工作原理。

答:磁体——磁共振现象的根本;射频——磁共振信号的源泉;梯度磁场——磁共振成像的空间编码;计算机——系统控制和图像重建的必要工具。基本工作原理为:由恒温控制器将主磁体的温度准确的控制在某一温度上,使主磁体产生一个均匀的静磁场。梯度电源通过梯度线圈进行空间定位(编码)。通过 RF 单元和 RF 发射线圈,发射 RF 信号作用于患者(置于可进行三维运动的扫描床上)产生 MR 现象,发出的 MR 信号被接收线圈接收,经前置放大器放大、检波、A/D 转换后送给计算机和图像处理器,重建图像在监视器上显示或用激光照相机打印。

53. 叙述 B 超设备数字扫描作用。

答:(1)各种终端显示都采用标准的电视显示方式,尤其对于扇形扫描仪器,DSC 的采用使得极坐标扇形扫描方式和直角坐标显示方式之间进行转换,并很好的结合在 B 超设备中。(2)使得图像冻结和 A、M 型图像和多普勒超声血管信息的同时复合显示成为可能,使参数测量显示输入更方便。(3)改善了图像的质量:①可以是显示帧频高于扫描频率,消除扫描线与闪烁;②便于实施图像处理功能。

54. SPECT 与 PET 的主要区别有哪些?

答:PET 与 SPECT 都是在体外测量 γ 光子,利用计算机重建断层图像,但在很多方面不同。SPECT 的来自于 γ 衰变而 PET 的 γ 光子来自于湮灭效应。SPECT 多采用富中子的放射性核素,PET 采用人体中丰度较高的贫中子放射性核素。SPECT 为探头接收发射的 γ 射线后利用反投影进行数据重建,而 PET 为符合探测。湮灭辐射有自准直作用,无需准直器,这样 PET 的灵敏度大大提高,SPECT 中的 γ 射线就要在探测器中加装准直器。由于原理机制的不同,SPECT 有单探头或多探头,而 PET 多采用探测器环。

55. 叙述自动洗片机的机构和各组成部分的作用。

答:自动洗片机主要由以下几部分构成:①自动输送系统:该系统用以控制胶片传送速度、冲洗顺序以及各程序的运行时间;②温度控制系统:用于控制显影液、定影液、水洗、干燥各环节处于特定温度范围;③药液储存系统:用于储存显影液的定影液的容器;④药液补给系统:显影液和定影液在使用过程中会有不同程度的损耗,化学反应活性下降,需使用补给系统定时、定量补充化学药液;⑤循环系统:提供胶片冲洗药液所需的循环和搅拌动作;⑥干燥系统:将冲洗完成的胶片干燥;⑦控制系统:向洗片机提供电能,并按设计方案控制整个冲洗过程。

实 训 指 导

实训课是课程教学的延续和深化,是对学生进行技能训练的基本手段。因此,加强实训教学,提高实训水平,是全面完成教学计划,培养高素质"技能型"人才的重要环节。

通过实训,丰富学生的感性认识和扩大知识领域;加强对理论知识的理解和记忆;锻炼实际操作技能和独立工作能力;培养严谨的科学态度和工作作风。

一、实训课程的准备

(一) 教师

教师是实训课程的组织指导者,对实训的成败负有责任,因此,必须做到以下几点:

1. 认真备课,通晓实训的全过程,根据实训室的条件,适当地选择安排实训项目或合理调整实训的方法步骤,以保证在规定时间内完成实训内容,防止过紧或过松。

2. 认真准备实训器材,并对所用仪表、仪器和元件进行检查,对实训中的易损物品,除要求学生特别爱护外,应有适量的备用件,以做到及时更换,避免影响实训进度。

3. 认真做好预试,对实训中易发生的问题和测试中的误差范围等,应做到心中有数,以保证实训的准确性。

4. 对比较复杂的实训,在准备和预试时,可吸收学生实训组长参加,以保证实训顺利进行。

(二) 学生

本课程实训内容广泛,所用仪器、仪表和元件多而贵重,实训操作步骤复杂。因此要保证实训课顺利进行,达到预期效果,每个学生在上实训课之前,必须对实训内容进行认真预习并做到:

1. 明确实训目的,掌握原理简述,理解实训电路,了解实训元件在电路中的作用。

2. 熟记实训方法和步骤,了解所用仪表、仪器和设备的基本性能和使用方法。

3. 明确实训中应观察到的现象,需测量的数据,准备好记录表格。

4. 牢记实训中的注意事项,并在实训中严格执行。

二、实训课的进行

(一) 教师

1. 检查学生预习情况,有针对性地讲解实验目的、方法、步骤和注意事项。

2. 维持实训课秩序。

3. 巡回检查,及时发现实训过程中出现的问题,并给予纠正。若问题带有普遍性,应暂停实训,进行统一指导后再继续进行。

4. 检查实训结果,验收实训器材。

（二）学生

1. 按实训小组,在指定的实训台或影像设备上进行实训或操作。不得随便走动、喧哗,以保持实训室安静。

2. 检查、核对实训器材和物品,如发现缺损,应立即向教师报告,经检查后给予更换或补充。

3. 按规定的方法和步骤进行实训或操作,随时记录所观察到的现象和测得的数据。若要改变实训方法,更改实训电路,变动操作程序时,须阐明理由,得到教师同意后方可进行。

4. 正确使用实训工具和器材,如有损坏,应立即向教师报告,查明原因,填写损坏单后,方可更换新品。

5. 实训结束,经教师检验其结果后,即可拆除实训电路,并将实训器材分类整理,摆放整齐,交教师验收。

三、实训过程中的注意事项

（一）注意人身安全

在本课程的实训中,伤害人体的因素有两个方面:一是触电,二是 X 线照射。因此在实训过程中必须做到以下几点,避免意外事故发生。

1. 在无绝缘的情况下,人体的任何部位,不得触及带电体。

2. 管制好电源,实训小组应有专人负责电源的接通或切断。接通电源时应通知全组人员,在更换或拆除电路时,必须先断开电源。

3. 在高压裸线的实训场所,人员应远离 2 米以外。

4. 实训中如需发生 X 线时,X 线窗口不准对向有人群的地方,并要外加防护措施。

（二）注意设备安全

实训所用的仪器设备精密昂贵,使用时应特别爱惜,并做到:

1. 电路连接结束后,必须认真进行复查,确认无误后,方可进行通电和电参数的测量。

2. 使用仪表、仪器和影像设备之前,应了解其性能、规格和使用方法,并严格按操作规程进行操作。

3. 使用仪表、仪器(如万用表)时,应特别注意其量程和倍率的选择,避免损坏仪表或出现较大的测量误差。

（三）注意培养严谨的科学态度和不断提高实训技能

1. 正确选择和使用实训工具,养成有条不紊的工作习惯。

2. 做电路连接实训时,要做到线路布局合理,接线整齐、牢固、测量方便。

3. 学会分析所测得的数据和观察到的现象的真伪。做到边实训边分析,以便及时发现和纠正不正确的结果,保证实训的成功率。

四、实训报告的内容和要求

（一）格式

实训报告要用统一的格式,按要求记录和叙述实训中所测到的数据、观察到的现象和所要讨论的问题。

（二）语言

书写内容时要求字迹清晰，语言通顺、简明。

（三）结论

每次实训后，必须根据实训结果作出结论，并对结论进行分析讨论，以进一步加深对理论知识的理解。

项目一　X线管的检测与冷高压试验

【培养目标】

1. 学会X线管检测与冷高压试验方法。

2. 理解X线管的工作特性，熟知电流表、电压表和万用表的使用，正确连接电路图。

3. 培养学生的安全意识，养成良好的检测、试验习惯，具有严谨、踏实的工作作风。

4. 使学生具有影像技术岗位必备的知识、能力和态度，胜任影像技术岗位工作。

【实训器材】

高压试验台一台，X线管一只，大、中型X线机一台，调压器一台，降压器一台，一号1.5V干电池六节，电压表一块，电流表一块，万用表一块，乙醚，纱布，导线夹若干，常用工具等。

【方法与步骤】

1. X线管外观检查

（1）观察X线管的玻璃壁是否有裂纹、划伤、杂质、气泡和瘢痕。

（2）检查灯丝是否有断路、短路，阴极聚焦罩松动，灯丝管外引线折断等现象。阳极靶面是否光洁，要求无麻点、龟裂，而且与阳极头无明显空隙。

（3）管内应无任何异物，金属部分无氧化、锈蚀现象。

2. X线管灯丝检查

（1）用万用表直流电阻RX1Ω挡，测量X线管灯丝直流电阻，其直流电阻应小于3欧。

（2）用干电池给灯丝供电，灯丝应燃亮。

（3）灯丝加热试验。见图2-1X线管灯丝加热试验电路。

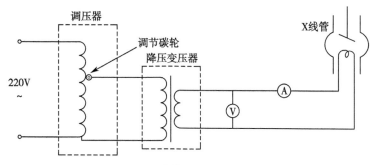

图2-1　X线管灯丝加热试验电路

3. X线管冷高压试验（也称X线管真空度试验）

X线管冷高压试验是指X线管灯丝不加热，X线管两极间加高压，检查X线管真空度。

操作方法：将X线管外壁用乙醚清洁后，放入高压试验台油箱内（油的耐压不低于

30kV/2.5mm),进行冷高压试验,以检查 X 线管真空度。在高压试验台上调整高压,从低管电压开始,逐步升高管电压(在使用全波整流高压试验台时,加给 X 线管的冷高压不应大于 X 线管额定电压的70%)。在冷高压试验时,X 线管内应无电离辉光,无极间放电、跳火等现象。毫安表无指示,稳定在零毫安。加冷高压试验时,若出现辉光,且辉光强度随管电压升高而增强,则说明该 X 线管真空度不良。

【注意事项】

1. 注意电离辉光与管壁荧光的区别。

2. 高压通电试验时应确保绝缘安全,防止高压电击。

3. 灯丝加热试验时,应注意灯丝加热电压,确保灯丝安全。

4. X 线管的冷高压试验要在允许的最高电压下进行,避免损坏 X 线管。

【思考题】

1. 什么叫冷高压试验?试验的目的是什么?

2. 当 X 线管真空度下降时,X 线管将出现什么现象?为什么?

3. 灯丝断路时 X 线管出现什么现象?

4. 试验中应注意哪些安全事项?

项目二 X 线管高压训练

【培养目标】

1. 学会 X 线管的高压训练方法。

2. 了解高压电路通电试验的意义及作用,熟悉高压电路通电试验的方法及步骤。

3. 培养学生的安全意识,细心谨慎,严格训练规程,爱护机器设备。

4. 使学生具有影像技术岗位必备的知识、能力和态度,胜任影像技术岗位工作。

【实训器材】

中、大型 X 线机一台,500V 或 1000V 兆欧表一只,10A 交流电流表一只,乙醚或酒精、纱布、凡士林适量,连接导线及万用表相关工具等。

【原理简述】

高压通电试验是对 X 线机高压电路的接地部件质量、工作程序和基本性能等各方面进行全面检查的一项不可忽视的重要工作。高压通电试验主要包括空载试验、负载试验及 X 线管的高压训练三部分。在进行高压通电试验前,为确保安全,要认真检查高压变压器次级中心点处的保护装置(如放电针,放电管等)是否安全可靠,高压发生器外壳接地是否良好,并真对高压变压器的绝缘阻抗进行测试,其方法是:使高压初级呈闭路状态,用直流 500V 或 1000V 的兆欧表(摇表)在高压初级的接线柱与接地接线柱之间进行测定,其绝缘阻抗应 >0.5MΩ。次级对地应 >200MΩ。经上述检查和测定合格后,方可进行高压通电试验。

1. 空载试验 是指接上高压发生器,而不接 X 线管时所进行的高压通电试验,试验对象是高压发生器,试验目的是检验高压发生器内部各高压部件承受高压的能力和有无短路故障。

2. 负载试验 是指将高压发生器、X 线管都接上时所进行的高压通电试验。其试验目的是对高压电缆的耐压和 X 线管的质量作初步检验。如果高压电缆的绝缘强度不够,则当千伏升高至一定数值时,高压电缆就会被击穿;X线管质量差,如真空度不良,就会发生一系列现象。

3. X线管高压训练　当启用新X线管或闲置三个月以上不用的X线管时,应首先进行X线管高压训练。其训练的目的是:①检查X线管的真空度是否良好。②提高X线管性能的稳定性,并使真空度轻微不良的X线管恢复正常。

【方法与步骤】

1. 空载试验　空载试验的步骤是:①拆下高压初级上的短路线。②将高压初级连接线接上,并将一只0~10A的交流电流表串联接到高压初级电路中。③接高压发生器端的高压电缆暂不接上,为防止高压插座对地(油箱外壳)沿面放电,可在高压发生器插座内注入适量变压器油。④合上墙闸,开机,调节电源电压,使电源电压表指示标准位,技术选择置透视位,透视kV调至最高值的一半。⑤踩下透视脚闸,观察高压初级串联的电流表,指针应有指数(即空载电流),且平稳,控制台上的毫安表应无指数。仔细倾听高压发生器内,应有轻微的"嗡嗡"声,持续5分钟无异常,可松开脚闸,第一次试验结束。⑥每次升高5kV,每次持续3~5分钟,重复步骤。⑦注意间歇,一直试验至说明书中规定的数值,一般为90~100kV。

在整个试验过程中,环境要肃静,试验人员注意力要高度集中,以便及时发现问题。若高压发生器内有"嘶嘶"声或"噼啪"声、电流表指针有"跳动"、毫安表有读数等现象皆属异常,应立即切断电源,停止试验,查找原因,排除故障后,方可继续进行。若无上述现象,则说明空载试验正常。

注意:查找故障原因时,在接触高压发生器内部器件之前,必须将高压初级接线取下,并将高压变压器初级两接线柱短路,且将高压部件对地放电,以防高压电击事故的发生。

2. 负载试验　负载试验的步骤是:①拆下高压初级串联的电流表。②将注入高压插座内的变压器油抽出。③用洁净的纱布和乙醚或无水酒精将高压插座和高压电缆插头表面擦洗干净,不许留有水分、杂质和纤维物。④在高压电缆插头表面均匀地涂上一层脱水凡士林或硅脂,以便插头插入插座时,将插座内的空气排出,防止高压放电。⑤依次将阳极高压电缆的2个插头分别插入高压发生器的"+"插座内和X线管管套上的"+"插座内,反复检查极性无误后,再将高压电缆的固定环旋紧。⑥合上墙闸,开机,将技术选择开关置透视位,调准电源电压,将透视千伏、透视毫安都置最低位。⑦踩下透视脚闸,此时毫安表应有微小读数,慢慢调节毫安调节旋钮,使毫安值升至1mA,持续2分钟。松开透视脚闸,将千伏值升至65kV,断续曝光5分钟,观察X-TV亮度是否正常。若无异常,负载试验即可结束。

这项试验更应特别细心谨慎,严格按说明书上规定的操作规程进行,并密切注意毫安表、千伏表及电源电压表指针的变化。

3. X线管的高压训练　高压训练的步骤是:①合上墙闸,开机,将电源电压调至标准位,技术选择开关置透视位,透视毫安、透视千伏都置最低位。②用脚闸或透视手开关透视,缓调透视毫安旋钮,使透视毫安表指示1mA,观察毫安表是否稳定,若无异常,松开脚闸。③保持毫安值不变,逐渐升高千伏值,每次增加5kV,断续曝光1~2分钟,间歇3分钟,直至最高标定千伏值。

在整个高压训练过程中,若毫安表指数始终保持稳定,则说明X线管真空度良好、性能稳定。若毫安表出现指针不稳、颤动、跳动等现象时,说明X线管有轻微真空不良或性能不稳。此时应立即切断高压,然后将千伏值退回最低位,适当间歇后重新开始训练,方法同上所述,待毫安表稳定后,再逐步升高千伏值继续训练,直至最高千伏值。若通过多次训练,毫安表指数越来越不正常,出现毫安表指针冲满刻度,千伏表指针大幅度下跌等现象,则说明X线管严重真空不良,已不能使用,应予更换。

注意:查找故障原因时,在接触高压电缆芯线之前,必须将高压初级接线取下,并将高压变压器初级两接线柱短路,且将高压电缆芯线对地放电,以防高压电击事故的发生。

【注意事项】
注意射线的防护,安全用电。

【思考题】
1. 简述高压通电试验的程序、注意事项和通电过程的步骤。
2. X线管高压训练的目的是什么? 简述高压训练步骤。
3. X线管的检验包括哪些方面?

项目三 X线管负荷试验

【培养目标】
1. 学会X线管负荷试验方法。
2. 学会判断X线管能否正常使用,了解提高X线管真空度的方法,熟悉常用工具和仪表的正确使用。
3. 培养学生的安全意识,细心谨慎,严格训练规程,爱护机器设备。
4. 使学生具有影像技士岗位必备的知识、能力和态度,胜任影像技士岗位工作。

【实训器材】
大、中型X线机一台,防护用品(铅屏风,铅眼镜等),常用工具和仪表一套等。

【方法与步骤】
1. X线机控制台置于透视工作状态,透视千伏调节钮置于40kV,透视毫安调节钮旋至最低位置,技术选择钮置于"点片/台控"位。点片架在准备位。
2. 闸合总电源开关。
3. 开机调节电源电压调节钮,使电源电压表指针指示在表盘标记处。预热时间5分钟以上。
4. 透视千伏置于40kV,按下"透视"按钮/或踏下脚闸,观察毫安表指示值,缓慢调节透视毫安调节钮,使毫安表指针指示在1mA处。且指针稳定,无抖动。透视时间1分钟,休息5分钟。
5. 每次透视千伏值升高5kV(大型X线机每次可升高为10kV),毫安表指示值调节在1mA处。

注意:随着透视管电压的升高,在透视高压接触器工作瞬间,毫安表指针向高毫安值方向摆动,迅速回落到1mA附近,受透视毫安调节钮的控制。

当透视管电压升高到一定值时,若毫安表指针有上冲现象,说明X线管内有微量气体,或者高压部件存在有接触不良表现。处理方法:①检查高压电缆插头并锁紧,使之接触良好。②管电压返回到最低值,重复前述实训,直至最高透视管电压。当透视管电压升高至较大值时,透视按钮或脚闸在闭合时应迅速。

6. 完成上述实训,做如下记录,填入表2-1X线管负荷试验中的现象栏中。

表2-1 X线管负荷试验

管电压/kV$_P$	透视毫安值/mA	时间/分	X线管负荷试验中的现象
40	1	1	
50	1	1	
60	1	1	
70	1	1	
80	1	1	
90	1	1	
100	1	1	

7. 本实训在某一管电压值若始终不能通过,说明X线管的真空度中度或高度不良。建议更换新X线管。

8. 如果透视时间过长,应该启动旋转阳极使之转动,防止靶面过热融化。

【注意事项】

1. 注意射线的防护。

2. 旋转阳极X线管的训练必须要在启动装置下使旋转阳极转起来后进行,绝不允许在阳极静止状态下进行训练,否则会损坏阳极靶面。

【思考题】

1. 试验中若管电压升高管电流也增大,为什么?

2. 试验中毫安表指针颤动,说明可能有何故障?

项目四　X线管管套的故障检修

【培养目标】

1. 学会X线管管套的故障检修技术。

2. 熟知X线管管套及内部元器件的结构、作用、原理。

3. 培养学生的安全意识,细心谨慎,严格训练规程,爱护机器设备。

4. 使学生具有影像技术岗位必备的知识、能力和态度,胜任影像技术岗位工作,能独立完成X线管管套的故障检修工作。

【实训器材】

大、中型X线管管套一套,封口胶,乙醚或酒精,纱布,常用工具和仪表一套等。

【方法与步骤】

X线管管套也叫"管室",其常见的故障有以下几种:

（一）X线管管套漏油修理

1. 管套有砂眼或微小裂隙,可用锡焊处理,用小刀将欲焊之处刮干净,以松香为焊剂,用热量较大的烙铁迅速点焊。烙铁温度低或动作慢会使套内油因膨胀而外渗,影响锡焊的效果。

2. 管套窗口变形破裂需重新更换,如当时难以弄到原样窗口时,可自制一个,其方法是先将原窗口卸下,用它作模型,做出石膏模子,再用牙科造牙粉（树胶粉）,按做假牙工序倒入

77

模子内,经热处理,磨光即可使用。

3. 将各部固定螺丝重新拧紧,但注意不要拧断。

4. 如高压插座渗油或管套内小的裂隙渗油时,可用封口胶从内层涂抹,待封口胶自然干固后即可将渗油处封闭。封口胶的配制方法如下:

(1)封口胶的配方(重量比):#1301 漆 40%,酒精 25%,蓖麻油 15%,氧化铬 20%。

(2)配制方法:将漆片(#1301)溶于酒精(可在 40℃以下加热,以加速溶解),待完全溶解后,用纱布滤去杂质,将蓖麻油倒入,并逐渐加入氧化铬,充分搅拌后即成,然后装于密封的瓶内待用。

涂封口胶时应注意被涂的表面不得有油垢,锈迹和杂质,每次涂层不可过厚,第一次涂的胶等干固后再涂第二次,一般涂三次即可牢固的封闭砂眼和裂隙。

(二)管套内高压放电修理

1. 管套内所有的金属部件都应接地或接高压,消除"悬空金属"。可免去静电性放电。

2. 要作绝缘油的耐压试验,要求 X 线管管套内油的绝缘强度,应不低于 30kV/2.5mm。但在取油样时,要注意容器的干燥,清洁。

3. 打开管套,将灯丝接线置于管套中心或距外壳最远的地方,并用绝缘丝加以固定。

4. 将高压插座、插头的填充物清除干净,重新更换。如怀疑接触不良,可将高压发生器端的电缆拔出,用万用表 R×1Ω 挡的欧姆挡测量电缆与 X 线管灯丝端的导通情况;如有接触电阻,可用小刀轻轻的剥开其弹性接头,或将接头用锡焊略为加长,加粗,使其接触良好。

5. 如发现管套内的绝缘部件有放电击穿痕迹而不太严重时,可将击穿处的炭化物刮掉,用乙醚或四氯化碳清除干净后继续使用。如击穿处过多过深,应将击穿部件更换。

(三)X 线管位置不正修理

打开管套,重新将 X 线管固定,有的 X 线管在 X 线射出口处,涂有色点标志,在装管时,应将此标志对准窗口中心后加以固定即可。

【思考题】

1. 叙述 X 线管管套内各部件的结构、作用、原理。

2. 怎样确定 X 线管管套是否漏油?

3. 如何确定为 X 线管管套内高压放电?

项目五 组合式机头 X 线管的更换方法

【培养目标】

1. 学会组合式机头 X 线管的更换方法。

2. 熟悉组合式机头内部元器件的结构、作用、原理简述。

3. 培养学生的安全意识,细心谨慎,严格训练规程,爱护机器设备。

4. 使学生具有影像技术岗位必备的知识、能力和态度,胜任影像技术岗位工作。

【实训器材】

组合式机头一个,常用工具和仪表一套等。

【方法与步骤】

通过一系列的性能试验,确实证明其功能丧失或破裂损坏时,必须重新更换,更换的方法如下：

（一）拆除旧管

见图 2-2，为组合式机头内部结构（中、小型 X 线机大同小异），拆除旧管的顺序是：

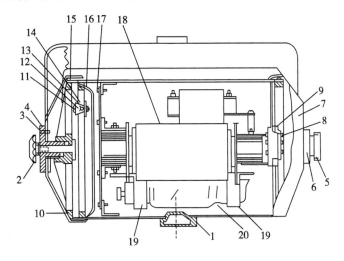

图 2-2　组合式机头内部结构

1. 将机头下端的定位旋钮 2 取下，把螺钉 3 松开，法兰盘 4 即可取出。

2. 把机头上端的螺钉 5 松开，即可取出其中的转盘刻度盘，其上端的法兰盘 7、叉子和机头的两端罩子 7 就可松动，使叉子和机头分离。

3. 标记好端盖引线，把机头联线插座从接线柱 8 上取下。注意一定把线号的原来位子记好，不得弄错，否则将会带来很多麻烦。

4. 将铝盖 10 取下，将螺栓 11 放松，楔形块 12 和拉板 13 就可取下，这时，涨圈 14 和弹簧 15 以及膨胀器就可取掉。

5. 倒出变压器油，空干。油倒入干净无水分的器皿内。

6. 松开接线柱 8 的紧母螺丝圈。

7. 松开螺钉 17 此时机头内部的机件 18 便可整个提出。

8. 焊开 X 线管的阴极和阳极引线。

9. 取下 X 线管，X 线管 20 一般是用绝缘的酚醛板或塑料制成的半形卡环 19 固定与管壁的两端，旋拧时要小心，防止损坏。

（二）更换新管

将 X 线管用乙醚或四氯化碳擦拭干净，由于两者皆有毒，也可用无水酒精擦拭晾干。将管子安装在原管位置上。安装后可用一调压器单独给灯丝变压器通以可调电压，从 0V 开始，直至灯丝发红即可，安装时注意靶面位置。

在有条件的情况下可将整个机头全部侵入一个装满变压器油的箱体内（玻璃器皿或塑料桶均可以，注意油一定要超过变压器的引线，防止对空气放电而烧毁高压包），连接好控制台引线，进行曝光试验，当无异常时再装入机头内。按拆卸的顺序：后拆的先装。

（三）注油排气

1. 真空注油法　是将尚未封闭的管套置于一个密封的容器内，用真空泵以大约一个气压的压力抽空,使容器的空气逐渐抽出。然后打开油阀,使油进入容器。在注油的同时,容器内有加热装置,使流经容器的油温保持在 40~60℃ 之间,由此可保持油的绝缘性能。

2. 手工注油排气法　如果无上述真空注油设备,可采用手工注油排气法,方法虽然烦琐费时,但只要耐心细致,照样可以注油排气,不影响使用。但需 2~3 天时间,气体方可排净。

手工注油排气是在变压器油初步注满后,利用管套的膨胀器挤压或摇动的方法,使气体慢慢移出,排气时将 X 线管窗口卸下,加油至超过窗口以上,不断地使阴极或阳极端抬高。由于管套内各机件的位置与体积不同,变压器匝、层间隐浮的气泡,只能在一定的压力下才能排出,故需要不断的用手轻轻摇动机头。在手摇排气过程中,还可给 X 线管施加较低的管电压,使油产生一定速度的对流,气泡便易于从各角落排出。

用手摇法排气不易将机头内的气泡全部排出。往往看到气泡很小或无气泡,但放置数小时后气泡又逐渐增大,故需反复摇动排气,直至最后全部排除干净。无论采用何种排气方式,机头内不应有直径大于 3mm 的气泡存在,但实际上有花生米大小的气泡照样不放电。若太大则容易引起高压放电导致高压机件击穿。

注意排气时必须保证机头两端在不漏油的情况下再排气。另外,使用 2~3 天后再观察有无气泡、或管内有无叭叭放电声,否则可再行排气。

【思考题】

1. 叙述组合式机头 X 线管管套内各部件的结构、作用、原理。

2. 怎样确定组合式机头 X 线管的损坏?

3. 更换组合式机头 X 线管时应注意的事项有哪些?

项目六　固定阳极 X 线管的更换方法

【培养目标】

1. 学会固定阳极 X 线管管套的更换方法。

2. 熟悉固定阳极 X 线管管套内部元器件的结构、作用、原理简述,学会验证固定阳极 X 线管管套更换后能否正常使用。

3. 培养学生的安全意识,细心谨慎,严格训练规程,爱护机器设备。

4. 使学生具有影像技术岗位必备的知识、能力和态度,胜任影像技术岗位工作。

【实训器材】

固定阳极 X 线管管套一套,常用工具和仪表一套等。

【方法与步骤】

(一) 取出旧管

固定阳极 X 线管管套比较简单,因此拆卸安装、排气也比较简单。见图 2-3 固定阳极 X 线管管套拆卸示意图。

1. 拆下阴极端盖和膨胀皮圈,将变压器油倒入干净器皿内,以备再用。

2. 从阴极插座 2 上拆下灯丝引线 5,并记住原大小焦点的位置。免得以后搞错。

3. 拆下阳极端盖。

4. 拆下阳极固定在阳极插座上的连接部件 7,拆时用一只手从阴极端托住 X 线管。

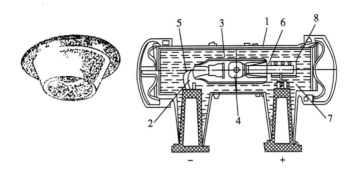

图 2-3 固定阳极 X 线管管套拆卸示意图

5. 一手托住 X 线管 3,一手抓住靶体 6,把 X 线管从阳极端取出。

6. 将阳极靶体 6 上的固定螺环 8 取下,并记住位置,以同样距离安装在新管靶体上。

（二）安装新管

1. 将新 X 线管用乙醚或四氯化碳檫洗干净,一手抓住阳极靶体(管套水平放置),从阳极端小心地往管内放入,同时另一只手从阴极端接住。

2. 左手托住 X 线管,右手将连接部位 7 固定在阳极插座上。

3. 观察靶面正否,不正时应重新卸下,调整靶体 6 在固定螺环 8 的前后、左右位置。即靶面的垂直中心对准窗口平面中心。

4. 将灯丝大小焦点引线 5 固定在阴极插座 2 上,一定弄清大小焦点的位置,可参考高压电缆插头的大小焦点位置来识别。

5. 用调压器(或本机高压电缆供电,高压初级拆下)输入 2V~5V 电压,分别检验大小焦点是否安装正确。小焦点灯丝短,大焦点灯丝长,观察时以灯丝微红即可。太亮时灯丝的长短不易观察。

（三）注油排气

其注油方法参见上述一组合式机头的注油排气方法,但静止管的注油排气很简单,根本不需要真空抽气注油。其方法为:

1. 将阳极或阴极端盖固定一端,把 X 线管垂直放好(最好阳极朝下),即可把变压器油从另一端注入。

2. 将橡皮圈或膨胀圈上好后,擦洗干净,确定不漏油后,即可采取手工摇动法排气,当有气体时,将窗口朝上,卸下窗口旁排气螺丝,用 50ml 针管抽取变压器油(针头和针管都要用乙醚或四氯化碳清理干净),从螺丝口注入,直至把气体排出,但决不是一次成功,一般为1~2 天。

另外,有的 X 线管窗口无排气孔螺丝,例如 F30-Ⅱ 型 X 线机,而是在两端装有橡皮排气孔,其排气方法为:

1. X 线管垂直放置,在底部的橡皮碗下垫一软毛巾等物,以使橡皮碗不能全部注满油,可起到油温升降后的涨缩作用。

2. 将上端橡皮开口处松开螺丝,用针管注满变压器油后,即可将气泡排出,此时可将橡皮口固定螺丝固定好,但有时仍有气体,经过几次排气即可完成。

3. 也可以从窗口处排气,将窗口卸下(X 线管水平放好),将油注满至窗口以上,一会儿抬高左端,一会儿抬高右端,使气泡从窗口溢出。当发现无气泡后,可将窗口固定好,将管壳不断更换位置,采取摇动,轻拍等动作,使小气泡汇聚成大气泡,再从窗口处排出。

【思考题】

1. 叙述固定阳极 X 线管管套内各部件的结构、作用、原理。

2. 怎样确定固定阳极 X 线管的损坏?

3. 更换固定阳极 X 线管时应注意的事项有哪些?

项目七 旋转阳极 X 线管的更换方法

【培养目标】

1. 学会旋转阳极 X 线管管套的更换方法。

2. 熟悉旋转阳极 X 线管管套内部元器件的结构、作用、原理简述,学会验证固定阳极 X 线管管套更换后能否正常使用。

3. 培养学生的安全意识,细心谨慎,严格训练规程,爱护机器设备。

4. 使学生具有影像技术岗位必备的知识、能力和态度,胜任影像技术岗位工作。

【实训器材】

旋转阳极 X 线管管套两套,常用工具和仪表一套等。

【方法与步骤】

(一) XG-200mA 旋转阳极 X 线管的更换方法

1. 拆除旧管 见图 2-4,旋转阳极 X 线管管套拆卸示意图。

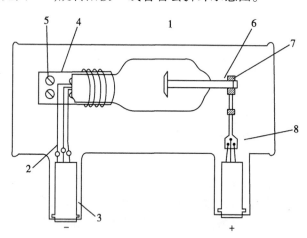

图 2-4 旋转阳极 X 线管管套拆卸示意图

(1)拆下阴极端盖,将变压器油倒入一个干净的器皿内。

(2)拆下阴极端灯丝与阴极插座之间的螺丝 2,并记住大小焦点位置,可参考电缆插头的大小焦点标记。

(3)拆下阴极端高压插座 3。

(4)将 X 线管管套垂直放好。

(5)卸下阴极端固定在管壁上的两个螺丝 5。

（6）抓住阳极端4以垂直方向将X线管提出,因为阳极端是插销式的。注意取旋转阳极启动线圈时阳极高压插座必须取下。

2. 安装新管

（1）经查新管确为良好时,用乙醚或四氯化碳擦拭干净。

（2）如果新管不带绝缘固定圈可用旧管上绝缘固定圈将其绕紧扎好在阴极端管壁上。绕时的固定方向一定记住与原管的方向一致。如果不一致其缺点有:

①管子靶面不能对准窗口,大部分旋转阳极的靶面中心处标有色点或十字,表示安装时此处一定对准窗口中心。如果不正,不仅无法观察大小焦点的长短,而且X线射向管壁。正常情况下窗口朝上,点燃灯丝大小焦点清晰可见。它与静止阳极不同,静止式阳极管只要靶面中心对准窗口即可,因为它是和灯丝相对应的,而旋转阳极靶面的四周仅有一点是和灯丝相对应的,所以安装时不仅要看靶面,而且要看灯丝,初次安装者往往不注意色点,或色点消失,仅注意靶面,当安装好后结果看不到大小焦点,则造成返工。

②安装时,由于绝缘固定圈距离不恰当,使两个螺丝5不能正好卡在管壁的固定板上,这样螺丝无法固定,或由于两者接触有悬空,虽然能拧螺丝,但易把管子卡碎。千万注意此点。

③将管套阳极朝下垂直放好,手提X线管的绝缘垫圈4的尾部轻轻下放,使阳极靶体上的插销6慢慢进入阳极固定处7。此时阴极处的绝缘垫圈4正好落在管壁的螺丝板上,将两个固定螺丝5拧紧即可,拧螺丝时注意:螺刀千万不能掉下砸碎管子。

④将大小焦点的灯丝引线焊上焊片（引线不得太长）,固定在阴极插座3上。

⑤用调压器通以2～5V电压,观察大小焦点的位置是否正常。

3. 注油排气 其注油排气方法参见静止阳极X线管,但较其排气难度大些。因为管壳内还有旋转阳极启动线圈,容易积存气体,但仍能通过手工注油排气保证正常使用。

（二）KB-400mA 旋转阳极X线管更换

1. 拆除旧管 管型号 PH"O"NTXPO20/40"O"德国货,见图2-5,KB-400mA旋转阳极X线管管套拆卸示意图。

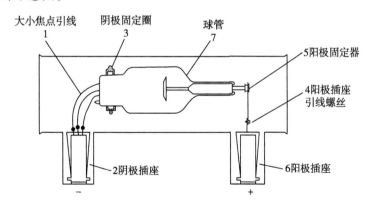

图2-5 KB-400mA 旋转阳极X线管管套拆卸示意图

（1）将阴极端或阳极端盖打开,把油倒入一个干净器皿内,然后再将另一端盖打开。

（2）将阴极灯丝引线1从阴极插座上拆下,注意大小焦点位置。

（3）将阴极插座2取下。

（4）拆下阳极端固定在阳极插座上的三个螺丝4。

（5）下数片弹簧片和铜螺帽5。

（6）松开阴极的三个有机玻璃螺丝钉3，三个螺丝钉用以支撑阴极端在管壁上的间隙，往外旋（逆时针）可顶住管壁，正常情况三端距离应相等。

（7）一手抓住阴极，一手用螺杆放入阳极体螺孔内慢慢往里顶阳极靶体。将球管慢慢从阴极端取出。

（8）取下阳极体上铜螺帽以备新品安装之用。利用它把阳极固定在阳极插座上，阴极端的固定圈仅是用以支撑X线管的。

2. 安装新管

（1）将旧球管上铜螺丝连接器取下拧入新管，注意拧入长度与原管相同，否则X线管的纵向靶面不在中心。

（2）将阴极端固定绝缘环3取下，固定在新球管相同的位置上。

（3）用无水酒精或乙醚将X线管擦拭干净，从阴极端推入（如果拆阳极插座时可从阳极端推入），并用铜螺帽5固定好。

（4）观察X线管中心色点标记是否处于有机玻璃窗口中心，否则可调整X线管的纵向距离或旋转一个角度。无色点可观察大小焦点灯丝的位置。

（5）将数片弹簧片压入阳极插座。

（6）将阳极端的三个有机玻璃螺丝3往外旋，使管壁与球管周围间距离相等。但不能一味硬拧，要顺其阳极的自然位置，不能使X线管扭劲。

（7）将阴极插座固定好，接上大小焦点的灯丝引线。

（8）用调压器（也可用机器上大小焦点灯丝电压，此时高压初级线一定拆下）给X线管通电，观察大小焦点位置正常否。正常时从窗口处能观察到大小焦点的长度，否则，可松开阳极和阴极之间的固定螺丝，转动一下X线管再固定。

注油排气参见XG-200mA旋转阳极管的安装。

【思考题】

1. 叙述旋转阳极X线管管套内各部件的结构、作用、原理。

2. 怎样确定旋转阳极X线管的损坏？

3. 更换旋转阳极X线管时应注意的事项有哪些？

项目八　高压发生器结构与测试

【培养目标】

1. 掌握高压发生器内部结构，学会高压发生器测试技术。

2. 熟悉各高压部件在高压发生器内部的位置，熟悉实训图各符号标记，学会对照实训图正确分析工作电路，测试灯丝变压器初级、次级电压等。

3. 使学生具有一丝不苟的工作作风，养成良好的测试习惯，发扬团队协作精神。

4. 使学生具有影像技术岗位必备的知识、能力和态度，胜任影像技术岗位工作。

【实训器材】

中型X线机一台或两台，纱布，万用表及常用工具等。

【方法与步骤】

1. 将高压初级(V_1、V_2 或 P_1、P_2)连接线拆下。

2. 对照图 2-6(1)、(2),识别接线盒内的各符号标记。

3. 松开高压发生器四周的固定螺丝,将高压部件垂直抬出箱体,转动一角度,将固定架固定在箱体上。

4. 识别各高压部件所处的位置及其之间的电路连接。

5. 根据实训图分析如下工作回路(将高压发生装置的元器件联系一起)。

(1)透视或摄影时,高压次级及管电流测量工作回路。

(2)X 线管灯丝变压器初级、次级工作回路。

6. 对照图 2-6(1)、(2)在高压发生器内分析步骤 5(1)、(2)的工作回路。

7. 开机测量有关数据,并记录进行比较。

(1)高压变压器初级端电压。

(2)X 线管灯丝变压器初级、次级端电压。

8. 将电路或元件恢复原状,封闭高压发生器。

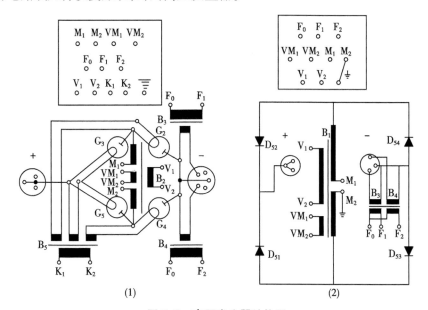

图 2-6　高压发生器结构图

【注意事项】

1. 断开高压初级 V_1、V_2 或 P_1、P_2。

2. 特别注意不要将杂物和水分带入油箱内。

3. 测试电压或分析工作电路时,不要用手触摸元部件。

4. 阴雨天气不宜进行此项试验。

【思考题】

1. 叙述高压部件各符号标记的意义。

2. X 线管灯丝变压器初级、次级端的电压可以变化吗? 在透视或摄影中有何意义?

3. 在全波整流电路中,X 线管灯丝变压器次级端的电压是交流还是直流? 可用直流电压挡测量吗？为什么？在故障检修测量中,正确应用万用表的各挡位有何意义？

4. 在图 2-6(2)中,若高压硅整流器插脚断一只,摄影时会产生什么故障现象？

项目九　高压部件的测量与判断

【培养目标】

1. 学会高压部件的好坏测量与判断。
2. 正确使用万用表与兆欧表,掌握高压硅整流器与高压电缆的好坏判断方法。
3. 能以严谨的逻辑思维能力和细致的工作作风测量与判断器件。
4. 使学生具有影像技术岗位必备的知识、能力和态度,胜任影像技术岗位工作。

【实训器材】

高压硅整流器(高压硅堆)好坏各一支,高压电缆好坏各一根,兆欧表一块,导线(或鳄鱼夹线)若干,万用表及常用工具等。

【方法与步骤】

1. 高压硅堆的好坏测量与判断

(1)将兆欧表两表笔分别夹在高压硅堆两端线柱上(注意十、一极性)。

(2)在测量时,先依顺时针方向转动摇柄,使速度逐渐增至 150r/min 左右,按表 2-2 所列项目测量有关数据,并记录于表内。

表 2-2　高压硅堆好坏判断

高压硅堆	正向阻值/MΩ	反向阻值/MΩ
正常		
击穿		
断路		

注意:摇动兆欧表手柄时,不要用手触摸高压硅堆的金属线柱端。

2. 高压电缆的测量与判断　按表 2-3 所列项目测量有关数据,并记录于表内。

(1)正常高压电缆:用兆欧表,分别测量电缆插脚间的电阻值,或插脚与喇叭口之间的电阻值。

表 2-3　高压电缆好坏判断

高压电缆	电阻值/MΩ	兆欧表测试的位置
正常		芯线与心线之间
		芯线与喇叭口之间
断路		一根芯线之间
短路		芯线与芯线之间
击穿		芯线与喇叭口之间
		芯线与芯线之间

(2)电缆芯线断路:用万用表电阻挡,两表笔分别放在高压插头两端,测量公~公、大~

大、小～小之间的电阻值。

（3）电缆芯线短路：将万用表一只表笔固定在电缆插头的任何一个插脚上，另一只表笔测量另一端电缆插头插脚的电阻值。

（4）高压电缆击穿：用兆欧表测量高压插头的插脚与金属喇叭之间的电阻值，或插脚间的电阻值。

高压电缆芯线断路、短路、击穿，需重新对高压电缆进行修理，经检测试验正常，方可使用。

【思考题】

1. 叙述高压硅堆好坏的判断方法。

2. 一般情况下万用表不能单独判断出高压硅堆的好坏，为什么？

3. 试举一例，没有兆欧表判断高压硅堆好坏的方法。

4. 叙述高压电缆击穿的判断方法。

项目十　高压变压器的试验与检查

【培养目标】

1. 学会高压变压器的试验与检查的方法。

2. 掌握高压变压器的结构、作用与原理，正确使用万用表与兆欧表。

3. 使学生能以严谨的逻辑思维能力和细致的工作作风进行试验与检查器件。

4. 使学生具有影像技术岗位必备的知识、能力和态度，胜任影像技术岗位工作。

【实训器材】

高压发生器一台，兆欧表一块，导线（或鳄鱼夹线）若干，万用表及常用工具等。

【方法与步骤】

检验高压变压器的目的，在于确定其高压次级是否有漏电、击穿、断路现象，以保证在其初级输入额定电压时，次级电压稳定不变；同时，检查高压电路内各机件是否正常的工作。其检验的方法步骤如下：

（一）外观检查

外观检查是判断明显的故障的性质与部位的重要方法。检查时，应将高压发生器接线板上的接线全部拆掉，松开四周固定螺丝，在清洁、干燥的室中，将高压变压器自油箱内抬出，用洁净干燥的方木杠，将变压器支撑在油箱上面，使变压器内部的油滴流在油箱内。

1. 检查高压次级线圈是否有引线断开、线圈脱出或表面击穿、烧焦痕迹。

2. 检查高压电路的各部分引线、接线是否有断开、松脱或位移现象；是否有与地较近的地方。

3. 检查高压近处有无突出尖端。

4. 检查和嗅辨固体绝缘物质是否有击穿炭渣沉积或焦臭气味。同时，还应察看高压次级线圈层间绝缘纸的颜色和老化程度。

（二）试验检查

高压变压器的许多故障，不能全赖外部的直观检查，就能正确地判断其故障的性质与部位，例如：层、匝间短路；次级线圈内部的放电击穿等，其外面故障征象均不显著，故必须采用必要的试验与测量。

1. 电流电阻的测量　对两组高压次级线圈进行直流电阻的测量,是为检查线圈内部的完整性和接头的情况,以及有无短路和断路故障。在测量时,先用万用表 R×1k 挡或 R×10k 挡,对两组线圈分别测出其线圈导线的直流电阻。因 X 线机高压变压器,多采用中心点接地,故两个线圈导线的电阻值应相同或接近。若阻值相差很大时,则可怀疑其中必有一个线圈有短路现象。如测量时,有一组线圈阻值无限大,应考虑线圈有断路性质故障。在测量时应注意两个线圈之中心有一个与地相通。另外在此种测量中,必须将测试点表面的油擦干净或用砂纸擦光,手不可直接触摸表的试笔,以免引起测量误差,而使故障性质与部位无法确定。

精确测量线圈的直流电阻,应用惠斯顿电桥或汤姆生电桥。并应记录油温和线圈的温度。

2. 绝缘电阻的试验　绝缘电阻试验的目的是检查高压次级线圈及电路与地(外壳),低压线圈与地以及初级与次级两绕组之间的绝缘情况,测量时的接线方法见图2-7。

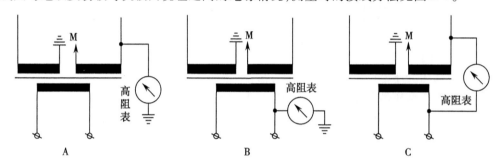

图2-7　高压变压器测量绝缘电阻的接线方法

测量时,使用 1000～2500V 的兆欧表,按图 2-7 进行测量,并以高阻表手柄转动于 1 分钟后读得的数值为准。当测量接地的高压线圈与地外壳之间的绝缘电阻时,必须将地线自接线板上摘脱。

高压次级线圈与地之间,低压线圈与地之间,及高压初、次级之间的绝缘电阻数值应当很大,测量结果都应在表度盘的"∞"处或在 500MΩ 以上。如发现测量中的任何一项的绝缘电阻在 200MΩ 以下时,应将线圈与电路的接线摘掉,以确定故障的部位。

在此项测量试验中,绝对禁止用兆欧表直接测试高压初级两线端,以防发生高压,而在空气中发生危险。

3. 变压比的测定　变压比的测定,一般采用反输法,即将两个高压次级线圈,分别接在一个低压电源上,测量初级电压,以比较两个线圈的完整性与对称性。在此项测定中,应注意以下几点事项:①测定前需将高压线圈与电路的连接线摘掉。②高压线圈输入的电压应在 500V 以下取整数,并保持电压的稳定。③测定中,高压初级所接电压表的精度不应低于 0.5 级,并使仪表的指示大于刻度的三分之二。④在相同的输入电压测定串联起来的两个高压次级线圈时,其初级电压应为一个线圈测定值的二分之一。如测量的结果在初级电压为零时,应考虑两个线圈的方向或极性是否接反。

4. 空载试验　高压变压器空载试验的目的,是检查空载(即高压输出部分不接 X 线管)时的电流和损耗是否加大,以帮助分析高压次级线圈的故障及其原因。此项试验必须在油中进行,将高压电缆自高压发生器端取掉,在高压插座内注入绝缘油,防止插座内对空气放电。在高压初级电路内串联一只交流电流表,用透视的最低千伏挡,踩下脚闸,观看电流表的指示数值。其测得的初级电流数值,应与生产厂试验的测定值比较,若测量的数值比生产厂试验的数值高出很多时,应考虑有以下几个原因:①硅钢片之间绝缘不良,或铁心中某一部分的硅钢片之间短路。②穿心螺杆或压板的绝缘破坏或铁心固定松动,使接缝变大。③线圈层、匝间或其电路内有短路现象。④硅钢片的片数减少,使整个铁心面积减小。⑤如自行设计绕制高压变压器时,也需注意铁心磁通密度的正确运用。国产 0.35mm 及 0.5mm 厚的 D41、D42 热扎硅钢片,最高磁通密度为 1.45T;而 0.35mm 厚的 D310 或 D330 冷轧硅钢片,其最高磁通密度为 1.7T。设计运用时,不应高于上述数值,否则会使变压器的空载电流与损耗过大。

空载试验电流很大时,不应再继续长时间的试验,以防止高压次级线圈短路时,造成更大损失,同时应抬出变压器进行上述 1、2、3 项试验和测量,确定空载电流大的原因。

5. 短路试验　短路试验是将其次级接成短路,在初级线圈上施加电压,使通过初次级线圈的电流等于其额定值,该电压即为阻抗电压,所吸取的功率即为短路损耗,一般变压器的阻抗电压都以额定值的百分数表示。作此试验时,因负载时的有用功率为零,故用功率计所测得的功率,基本上等于变压器本身的损耗功率。如在测验时发现阻抗电压过低时,则表示除变压器本身损耗外,可能因线圈有短路现象,而引起阻抗减低。

6. 高压发生试验　如在其他电路工作正常而无 X 线发生,单纯确定是否有高压发生时,可作此项试验。试验时,将高压电缆取下,踩下透视脚闸,应听到高压插座内有吱吱声的静电放电声。或将高压电缆自 X 线管插座端拔出,其头端放上一缕纱线,在接通高压时,应看到纱线被高压静电吸动的现象。如无上述现象时,则证明高压插座或电缆输出端无高压,应着重检查以下各点:①高压次级线圈输出引线是否断开。②高压整流管是否正常工作,整流管输出接线是否接触良好。③当高压初级控制继电器正常工作时,测量高压初级接线端是否有电压或电压过低。

【思考题】

1. 叙述高压变压器的结构、作用、原理与特点。
2. 如何判断高压变压器绕组断路、击穿、短路?
3. 高压变压器试验与检查时应注意的事项有哪些?

项目十一　高压变压器线圈极性的判断方法

【培养目标】

1. 学会高压变压器次级线圈(也称高压变压器绕组)判断极性的方法。
2. 正确使用实训仪表及常用工具,掌握高压变压器的结构、作用与原理。
3. 使学生能以严谨的逻辑思维能力和细致的工作作风测量与判断器件。
4. 使学生具有影像技术岗位必备的知识、能力和态度,胜任影像技术岗位工作。

【实训器材】

大号电池两节,互感降压变压器一台,升压变压器一台,指南针一只,微安表一个,永久磁铁、导线(或鳄鱼夹线)若干,万用表及常用工具等。

【原理简述】

在检修 X 线机高压发生器时,常因高压次级线圈短路、击穿或烧毁,需更换次级线圈,一般是在原厂购买同型号的两个次级线圈,其极性不易了解,所以在更换前必须要判断其极性。理论和实际证明:如果两个互感线圈顺接,即线圈异名端相连,则顺接的两个线圈的总电感 $L_顺$ 要比 L_1 与 L_2 的和大,$L_顺 = L_1 + L_2 + 2M$;如果两个线圈反接,即线圈同名端相连,则反接的两个线圈的总电感 $L_反$ 要比 L_1 和 L_2 的和小,$L_反 = L_1 + L_2 - 2M$。由此可见,高压变压器线圈的顺接与反接,它们的总电感是不同的,毫无疑问,对于同频率的交流电,顺接感抗要大,反接感抗要小。所谓变压器理想正是应用上述原理观察绕组顺接与反接时的感抗变化,判断变压器初、次级绕组的同名端及其绕法。

【方法与步骤】

1. 火花测定法 将两个次级线圈底部引线(即线圈始端连接引线)接变压器铁芯,两个线圈表面引线(新线圈无引线可先焊一引线)使其相距 10～15mm,待插入部分铁芯后,用一节大号电池在变压器初级作连续通、断试验,则次级线圈的引出线间会有明显火花产生。接法正确火花大,接法错误(相反)火花很小甚至没有。

2. 正输法 将高压变压器初级线圈通 1～2V 低电压,根据变压器的变压比($k = 1/n = U_1/U_2$),测量次级电压。连接极性正确,电压相加;连接极性相反,则电压相减。在进行此项试验时,禁止使用自耦变压器或调压器作为初级供电电源,因稍不注意或因外部电源电压升高,次级电压就会大大增加,可能造成人身电击事故。使用互感降压变压器(如 X 线管灯丝变压器通过降压电阻)使初级电压为 1～2V,用适当量程的电压表测量次级电压。在试验中须谨慎小心。

3. 反输法 用一升压变压器,输出电压不低于 1kV,接到高压变压器两次级线圈末端(即高压输出端),其始端相连。如果极性正确初级有电压;如果极性相反初级无电压或很小。可选择几组电压数据,多测量几次进行比较,即可判断极性。这种方法如果外加电压太低,则初级不易测量到电压。

4. 直接判别法 有的高压次级线圈采用透明或半透明绝缘材料,可透过它同时观看到两个线圈的绕向,再正向连接即可。有的两个线圈绕制时其线圈的始端与末端(指末端开口焊线处)的位置均有一定规律性,通过这个规律,仔细观察也可帮助判断极性。

5. 指南针法 将一个高压次级线圈套入铁芯,在铁芯末端放一指南针,指南针方向与铁芯垂直,用一节电池正极接线圈底部引线,负极接表面引线,作通、断试验,记住通电时指南针摆动的方向。然后接另一个次级线圈作同样试验,如果指南针摆动的方向与第一次相同,则线圈绕向相同,反之则极性相反。

6. 微安表法(也称磁铁法) 将一个高压次级线圈套入铁芯,底部引线接、负端,表面引线接微安表正端,用一永久磁铁(磁性较强),将一极对准铁芯,急速靠近,微安表指针就会发生偏转,记住指针偏转方向,再换一个线圈用同样方法连接试验,若微安表的指针偏转方向与第一个相同,则两线圈绕向相同,反之则极性相反。

【思考题】

1. 何为线圈异名端及线圈同名端?

2. 高压变压器线圈极性的判断有哪几种方法?

3. 在实际判断线圈极性时应注意的事项有哪些?

项目十二 高压绕组损坏鉴别与更换方法

【培养目标】

1. 学会高压绕组(也称高压变压器线圈或高压包)损坏鉴别与更换方法。
2. 掌握高压变压器的结构、作用原理,正确使用数字表万用表与钳形电流表。
3. 使学生能以严谨的逻辑思维能力和细致的工作作风进行元器件损坏鉴别与更换器件。
4. 使学生具有影像技士岗位必备的知识、能力和态度,胜任影像技士岗位工作。

【实训器材】

数字表万用表一块,0～50A 交流电流表一块,0～250V 交流电压表一块,钳形电流表,导线(或鳄鱼夹线)若干及常用工具等。

【方法与步骤】

高压包的损坏多为匝间或层间击穿短路,少数为开路,开路后常因电压过高而产生跳火,在其曝光瞬间使高压接通,但不会造成初级电流过大。而匝间或层间击穿短路后,常表现为:轻者,毫安表指示稍低或高,千伏和电源压降大,测得初级电流增大 10A 以上;重者,毫安、千伏、电源指示均下降很大,出现一曝光即全机断电,透视时较正常;严重者,一曝光或一踏脚踏开关电源保险丝即可烧断。高压线圈的损坏鉴别与更换方法包括:

(一)直接测量电压法

不用将高压变压器抬出,可将毫安表接线拆下,在 P_1、P_2 两端加上 2V 交流电压,用万用表交流挡测高压发生器端 M 点与阳极插座,或阴极插座端的电压,记下数据。然后将万用表的一端移至地端,再测量地与阳极插座或阴极插座端的电压,记下数据。两组测量的结果应相同,说明高压线包无问题。如果差异明显,说明高压线圈有短路或断路。

(二)电流测量法

1. 将高压电缆从高压发生器端取掉,取出四只桥式整流二极管(或硅堆),如果仍烧断保险丝或测初级电流大于正常者,则为高压变压器有故障。表 2-4 为各机器在检修工作时测得空载的情况比较表,对于大功率机器空载电流一般为负载电流的 10% 左右。正常情况下高压初级的励磁电流一般在 1A～5A 左右,(一般测试报告标注 90kV 以下≤1A),当大于 10A 以上,防突波电阻易烧坏。

表 2-4 几种 X 线机空载、负载实测电流参考表

型号	空载电流/A	负载电流/A (100mA、85kV)	供电电压/V
KF-200	3.4	34	220
KE-200	4.0	40	220
F_{30}-Ⅱ	3.8	41	220
KC-400	3.0	20	380
XG-500	1.2	12	380
KB-500	1.8	18	380
EDR-750B	2.5	12	380
F_{78}-Ⅲ	1.0	12	380
F-$_{30}$30mA	50kV14A	50kV10A	220

2. 用1kW以上调压器给高压初级输入电压,串入一个 0～50A 交流电流表(也可用钳形电流表),现以 F_{30}-Ⅱ型 X 线机为例将检查情况列于表 2-5(A、B),高压绕组短路检查方法见图 2-8, F_{30}-Ⅱ型 X 线机高压包的电流与电压比较值。

表 2-5(A)　F_{30}-Ⅱ型 X 线机高压包有关测试数据

高压次级	阻值/kΩ		初级(低压)输入电压/V	
	正常/kΩ	异常/kΩ	2.2	4.4
V_1	6.5	6.5	290	580
V_2	6.5	29	250	500

表 2-5(B)　F_{30}-Ⅱ型 X 线机高压包的电流与电压比较

正常		异常	
输入电压/V	输入电流/A	输入电压/V	输入电流/A
25	0	16	8
150	5		

由表 2-5(B)可看出若高压包存在问题,空载电流太大(换上新高压包后如表 2-5(B)所示正常)。表 2-5(A)是将高压变压器抬出用数字表测得高压包的阻值,两个高压包电阻悬殊太大,从理论上讲两个高压包电阻应相等,但实际上不一定,其原因:①由于高压包的结构是宝塔式,尽管两个匝数要求相同,但绕者可能使总匝数不变,但层间匝数有变化,例如最低一层和最高一层同样一匝,但阻值相差很大。②有时两个高压包所用的线号仅差一点,但绕制数万匝后的两个高压包阻值则相差就大了。所以,要鉴别哪

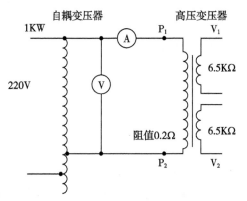

图 2-8　大型 X 线机高压绕组短路检查方法

一个高压包是匝间或层间短路,除了用电阻法之外,还要用低压法或反输法来区别。表 2-5(B)为初级输入电压(由于要测试次级电压,不能输入太高)。V_1、V_2 为两个高压包的比较值,说明有区别,当不知道哪个高压包阻值为正常时,可参考电压值进行比较,由表 2-5(A)中可以看出,V_1 阻值小于 V_2,而 V_1 的电压却高于 V_2,经分析为 V_2 短路后烧断漆包线,但由于短路碳化造成阻值增大,所以又使电压下降,决定更换 V_2 高压包,经更换后证实分析正确。表 2-5(B)为更换高压包后测试的正常与异常的电流电压比较值。

(三)更换方法

1. 把高压包在 80℃ 下烘烤 8 个小时。

2. 把高压变压器抬出空干油后,置于一个干净台面上。

3. 将欲更换的高压包朝上,不用将全部矽钢片拆下,仅拆下靠近欲更换的高压包一侧。

4. 将铁芯固定螺丝拆下,将矽钢片一片一片取下,放于干净台面上。

5. 将高压包的引线焊下,注意焊锡不要落入其他部件上。

6. 注意原高压包位置,将高压包从铁芯上拔出。

7. 把新高压包放入,注意极性。

8. 插入矽钢片,固定好螺丝,一定拧紧,否则产生嗡嗡声。

9. 焊好高压包引线。

10. 先以调压器输入 2V 左右电压,测两个高压包的电压值是否接近,同时将 M 点和地短接,再测两个高压包有无叠加电压,否则极性反了,应重新安装。

11. 将高压包放入高压发生器油箱内,数小时后大部分气泡可逸出,可用调压器从0V 开始逐渐升至 150V,初级电流不应大于 10A 为正常。通电时不能一下子升至 150V,以防电压突然升高,使油内气泡造成放电而损坏高压包。

若高压变压器拆开后超过 8 小时,最好整个烘烤,如果时间不长可不必烘烤,同时注意检查后随时放入油箱内,不要暴露在空气中,免得受潮。另外,对于无烘烤条件者可用乙醚对整个变压器表面冲洗一遍也可使用。

【思考题】

1. 叙述高压绕组损坏鉴别的方法。

2. 叙述高压绕组短路的检查方法。

3. 高压绕组试验与检查时应注意的事项有哪些?

项目十三　高压整流元件故障的检查方法

【培养目标】

1. 学会高压整流元件故障的检查方法。

2. 掌握高压整流元件故障的检查方法,正确使用万用表与兆欧表。

3. 使学生能以严谨的逻辑思维能力和细致的工作作风测量与判断器件。

4. 使学生具有影像技士岗位必备的知识、能力和态度,胜任影像技士岗位工作。

【实训器材】

中型 X 线机两台,兆欧表一块,导线(或鳄鱼夹线)若干,万用表及常用工具等。

【方法与步骤】

(一)高压整流管故障检查方法

高压整流管真空度降低时,有时可从高压发生器的观察窗,直接发现故障所在;若观察不到则可将高压电缆从高压发生器端拔出,高压插座内注入变压器油,然后按以下所述进行检查,见图 2-9。在拆下整流管灯丝接线时,必须断开机器电源。

1. 断开整流管 K_1、K_3 的双管灯丝变压器初级电路,K_1、K_3 灯丝不亮,以最低千伏加高压,若故障现象消失则 K_1、K_3 中有一只管损坏。

2. 断开电源,接通双管的灯丝变压器初级电路,将 K_1(或 K_3)灯丝接线从管脚上拆

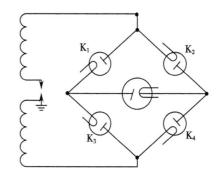

图 2-9　高压整流管电路简图

开一根。通电后只有 K_1 不亮。以最低千伏加高压,若故障现象消失,则为 K_3 管损坏;若故障仍然存在,则是 K_1 管损坏。

3. 若 K_1、K_3 管灯丝不亮,加高压时仍有故障现象,则说明 K_2、K_4 中有一只管损坏,参照上述方法,即可找出 K_2、K_4 中哪一只管损坏。

为了减少加高压的次数也可以用以下方法:

1. 断开电源后,将 K_1、K_4 灯丝接线从管脚各拆下一根。使 K_1、K_4 灯丝不亮。通电后以最低千伏加上高压,同时观察 K_1、K_4 有无辉光,如无辉光可将千伏上升至 $50kV \sim 60kV$,仍无辉光则 K_1、K_4 真空度良好,故障在 K_2、K_3 整流管。

2. 断开电源后,将 K_1、K_4 灯丝复原,将 K_2、K_3 的灯丝接线从管脚各拆下一根,按上述操作,同时观察 K_2、K_3 整流管,如发现某一只整流管有辉光,则表示此管真空度已经降低了。

另外,也可采用拆下整流管的方法进行检查,其方法是:

拆下 K_1 管,以最低千伏接通高压,故障现象仍存在,则说明 K_2、K_4 中有一管损坏;故障现象消失,则 K_1、K_3 中有一管损坏。

若 K_2、K_4 中有一管损坏,可拆下 K_2 管,将 K_1 管置于 K_2 管位置,接通高压,故障现象消失,则 K_2 管损坏,反之则 K_4 管损坏。

若 K_1、K_3 中有一管损坏,可拆下 K_2 管置于 K_1 管位置,接通高压,故障现象消失,K_1 管损坏,反之 K_3 管损坏。

(二)高压硅整流管断路或击穿的故障检查方法

高压硅整流管断路时其现象与高压真空整流管灯丝断路故障现象相同;击穿时其现象与高压真空整流管真空度降低的故障现象相同。

高压硅整流管(简称硅管)损坏时,可用 2500V 摇表(MΩ表)进行检查,也可用拆下硅管互相替换的方法确定已损坏的硅管。如硅管击穿时,其替换方法如下,见图 2-10。

1. 断开电源,将 K_2 接线拆下后,以最低千伏通高压,如故障现象消失,则 K_2、K_4 有一只是损坏的。如故障仍存在,则 K_1、K_3 有一只损坏。

2. 要判断 K_2、K_4 哪一只损坏,可将 K_2、K_4 分别拆下来,逐只代替 K_1,如以 K_2 代替 K_1 后,通高压时故障现象出现,则 K_2 损坏,同理,可以 K_1、K_3 代替 K_2,检查 K_1、K_3 哪一只损坏。

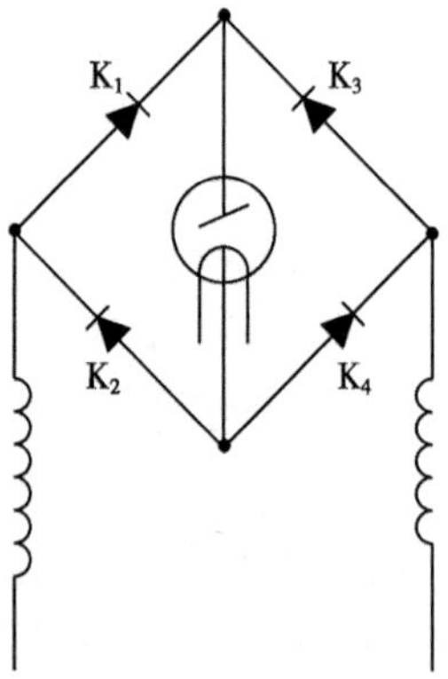

(三)高压整流管的更换 $E_1 - 0.025/140$ $E_2 - 0.05/125$

高压整流管损坏后,应以型号规格相同的产品更换,表 2-6 和表 2-7 为国产部分高压整流管的型号及规格。

图 2-10 高压硅整流管
整流电路简图

若用高压硅管代替高压真空整流管时,应按下述步骤进行。

1. 从高压发生器油箱内取出四个高压真空整流管,根据原管阳极插脚的形式,配置高压硅管的阳极插脚装在硅管阳极上,然后按照装整流管的要求,将四个硅管装在原来整流管的位置上,再把原整流管两根灯丝接线一起接到硅整流管的阴极插脚上(负极),注意极性不能接错。

表 2-6 高压真空整流管主要性能参数

型号	灯丝		最大反向电压		最大负载电流	
	电流/A	电压/V	连续/kV	间歇/kV	连续/mA	间歇/mA
E_1-0.025/140	11.5±0.9	10	140	125	50	500
E_2-0.05/125	6.5±0.5	6.5±0.5	125	125	100	700

表 2-7 高压硅整流管主要性能参数

型号	工作电压/kV	最高测试电压/kV	正向压降/V	X 线机毫安数/mA	油温/℃
2DL100X2	100	150	≤120	50	≤70
2DL130X1	130	195	≤150	200	≤70
2DL130X3	130	195	≤150	500	≤70

2. 将整流管初级连接线 K_0、K_1、K_2、K_3 分别从控制台的接线板上和高压发生器的接线盒上拆下包好,固定在适当位置。

3. 改装后应进行高压试验,毫安表指数,荧光屏亮度均应正常。

【思考题】

1. 叙述高压整流元件的作用与特性。

2. 叙述高压整流元件断路、短路、击穿的判断方法。

3. 在图 2-10 中若高压硅整流管有一只断路,摄影时会产生何故障现象?其他电路的二极管有一只断路,会产生相同的故障现象吗?为什么?

4. 高压整流元件试验与检查时应注意的事项有哪些?

项目十四　灯丝变压器的常见故障及检修方法

【培养目标】

1. 学会灯丝变压器常见故障的检修方法。

2. 掌握灯丝变压器的常见故障及检修方法,正确使用万用表与兆欧表。

3. 使学生能以严谨的逻辑思维能力和细致的工作作风测量与判断器件。

4. 使学生具有影像技士岗位必备的知识、能力和态度,胜任影像技士岗位工作。

【实训器材】

中型 X 线机或大型 X 线机一台,兆欧表一块,乙醚或四氯化碳,电工刀,电烙铁,松香,焊锡,纱布,细漆包铜线,导线若干,万用表及常用工具等。

【方法与步骤】

灯丝加热变压器系指供给 X 线管、高压整流管灯丝加热的变压器,这种变压器初、次级线圈间的电压虽然都属于低压,但其次级线圈却与高压电路连接,担负全部或一半的高压,故也常出现在高压工作状态下的某些故障。

（一）次级线圈漏电或击穿

1. 现象

(1)灯丝加热变压器次级漏电或击穿,均可引起高压变压器的次级电流加大,工作时交流声加重,同时引起电源电压的降落,电源电压表、千伏表的指针在高压负载时都有较大的下降趋势;高压变压器初级电路中的保护装置工作,与高压电缆击穿时的现象极为相似。

(2)从整流管观察窗口中,可看到击穿处油的对流速度增快,出现油泡向上漂溢现象,由此现象也可大体确定击穿部位。

(3)毫安表的指示情况,按变压器在高压电路中相处的位置而有所不同;如 X 线管灯丝加热变压器,或接 X 线管阳极端,及接在高压不通地的次级端的整流管灯丝加热变压器的漏电或击穿,都可引起毫安表指针猛升,甚至撞至顶点;如接在高压变压器通地端的整流管灯丝变压器的漏电击穿,则因电流漏电通地,并不通过毫安表,故毫安表指针发生抖动或倒退现象。

(4)透视荧光暗淡、摄影效果降低,或无 X 线发生。

(5)在用高阻表测量被击穿变压器的绝缘电阻时,将两接线柱连接变压器的次级→地或次级→初级,可见电阻甚小或无电阻;但轻微漏电,则较难测出。

2. 原因

(1)原设计时次级与初级之间绝缘材料的绝缘强度不足,或质量低劣。

(2)绝缘油耐压不足,或含有大量水分、杂质等。

(3)变压器自油箱抬出后,在空气中暴露时间过长,而放入油箱前又未经干燥处理,或放于油箱后时间很短,未经充分油浸,油内存有大量气泡时,均可引起变压器的漏电击穿。

(4)有些变压器次级线圈用胶木筒或酚醛筒套住,如其表面存有杂质、水分或油渍时,也容易引起沿面放电。

3. 修理

(1)灯丝加热变压器的高压漏电不会持续很久,即会形成高压击穿,被高压击穿的绝缘材料必须重新更换,如系胶木、酚醛套筒被击穿时,必须更换新品。轻微的沿面放电可用小刀将放电碳痕刮去再用。

(2)变压器次级的内层击穿时,需将次级线圈重新绕制。如线圈导线之外皮没有破坏烧黑现象,仍可继续使用。线圈导线漆皮破坏严重时,需按原导线直径,重新换线。

(3)重新绕制的变压器,其极间、层间、匝间绝缘材料,应不低于原来的绝缘强度。

(4)重新绕制的变压器,需经过烘烤、清洁,放入油箱需待 5 小时后,再通高压。

(二)初级线圈断路、短路

此种故障在中型以上的 X 线机中,因用线较粗,不易发生,只是引线端常有脱焊、搭碰的现象。但小型 X 线机有此故障发生。

1. 现象

(1)初级线圈断路后,灯丝不能加热点亮,电路内电流甚小,控制电阻表面无温热现象。

(2)初级线圈局部短路后,即等于线圈的匝数减少,电路内电流加大,控制电阻表面温度升高。同时,其次级电压也随之升高,有烧毁灯丝的危险。

(3)初级线圈局部短路后,如系 X 线管灯丝变压器,则灯丝加热温度升高,亮度增加,毫安表指数较往常高。

(4)初级线圈全部短路后,电路电流剧增,电路保险丝立即熔断。

2. 原因

(1)初级线圈断路多发生在变压器的引出线端,大多属于焊接脱开或引线拆断。

（2）初级线圈局部短路,多发生在高压部分与初级线圈击穿后,将其匝间、层间的导线外皮绝缘破坏而引起。

（3）初级线圈的全部短路很少发生。

3. 修理

（1）初级线圈的外部断路,找见断路处,重新焊接牢固即可。

（2）因高压击穿而引起的局部短路,必须按原要求重新绕制初级线圈。

（三）次级线圈短路

1. 现象

（1）灯丝加热变压器次级线圈局部发生短路后,输出电压降低,灯丝加热温度不足。

（2）X 线管的加热变压器次级线圈局部发生短路后,由于灯丝加热温度不足,使毫安表的指数较往常减低。

（3）高压整流管的加热变压器次级线圈发生局部短路后,也使灯丝加热电压降低,而出现高压整流电路的不平衡现象,严重时可使某交流半周不能通过电流,而呈现半波整流状态。

（4）灯丝加热变压器次级短路严重时,变压器线圈温度升高,初级电流也增大,控制电阻的表面温度也随之增高。

2. 原因

（1）灯丝加热变压器次级发生短路时,大多是次级匝间被高压击穿而使绝缘物质受到破坏所引起。

（2）也有的是在次级绕制中,由于次级导线较粗,将层、匝间绝缘纸挤碎而引起的局部短路。

3. 修理

灯丝加热变压器次级发生短路后,须将原线圈重新绕制,绝缘物质重新更换,因次级线圈匝数少,而导线粗,故可不用绕线机即可绕制。

【思考题】

1. 叙述灯丝变压器的作用与特点。

2. 灯丝变压器断路、短路、击穿的判断方法。

3. 若灯丝变压器次级线圈断路,摄影时会产生何故障现象?

4. 在灯丝变压器故障检修中,应注意事项有哪些?

项目十五 高压电缆常见故障及修复

【培养目标】

1. 学会准确判断高压电缆常见故障及修复技术。

2. 了解高压电缆和高压插头的结构,掌握高压电缆常见故障的种类、原因、灌注步骤。

3. 增强学生责任心,使学生具有强烈的求知欲望,有一定的自学能力。

4. 使学生具有影像技士岗位必备的知识、能力和态度,胜任影像技士岗位工作。

【实训器材】

1000V 交流摇表一个,交流微安表一块,万用表一个,高压电缆,高压电缆插头,3 个电炉,搪瓷缸,电工刀,锉,电烙铁(150W、25W各一把),钢锯,松香,变压器油,乙醚或四氯化碳,焊锡,纱布,细漆包铜线等工具。

【原理简述】

在大、中型X线机中,高压发生器和X线管头是分开组装的,两者之间通过两条特制的多芯耐高压导线连接在一起,这种输送高压的多芯导线称高压电缆。它的作用是将高压发生器输出的高压送到X线管的两极,把灯丝加热电压送到X线管的灯丝。

1. 高压电缆的结构 按芯线分布位置的不同分为同轴和非同轴高压电缆两种形式,目前多用非同轴高压电缆。其结构由导电芯线、高压绝缘层、半导体层、金属屏蔽层和保护层的功能部分构成。

2. 高压电缆常见故障

(1)电缆击穿:所谓电缆击穿,实际上是电缆的绝缘层被击穿后,在高压电场下,使内侧的导体层芯线与接地的金属网发生短路;在电路上则形成高压次级线圈的短路,使次级电流增大。①高压电缆的绝缘层被彻底击穿后,使高压次级电路的电流增大,接在高压次级中心端的毫安表,根据不同的接线情况和不同形式的整流电路,出现指针急冲、过高、撞至顶点或不稳,倒退下甩现象。②由于高压变压器初级电流也相应增大,使电源在负载时的压降增大,串联在高压初级电路的保护电阻过热或熔断,与此同时,电路中的保险丝也可能熔断,过载装置发生保护作用。③透视时荧光亮度显著暗淡,摄影时影像清晰度与对比度显著降低,甚至无X线发生。④如击穿不久,可在电缆近处嗅到浓厚的臭氧或橡胶烧焦的气味,随着气味追查,可见电缆击穿处有放电烧黑的空洞。⑤电缆绝缘层被击穿严重时,如用1000V以上的高阻表测量导体芯线与接地的金属网的绝缘性能时,其阻值甚小。

(2)芯线短路:高压电缆导体层三根芯线中,若两根发生短路时,如在阳极端,则无异常现象;如在阴极端,则可引起一系列不正常的现象发生。①X线管灯丝加热变压器被短路,轻者可使X线管灯丝加热电压过低,因而管电流显著下降;重者可使X线管灯丝不能加热,无X线发生,并使灯丝变压器次级因短路而电流加大,发热或烧毁。②轻微的短路,可使X线闪动,毫安指示不稳;当摇动高压电缆时,其短路电阻可能改变,X线发生更为不稳定。

(3)芯线断路:高压电缆内三根芯线同时断路的故障极为少见,当一根心线断路发生在阳极端的电缆时,因在阳极端的高压插座已将三根线短接,故无甚影响;如发生在阴极端电缆时,则可引起如下现象。①轻微断路,可视为电路内接触电阻的增大,因而灯丝加热电压降低,管电流下降,毫安表指示数值不足。当摇动电缆至某一位置时,可能又接好,因而X线闪动、不稳、灯丝忽亮忽暗或忽亮忽灭。②完全断路则灯丝不点亮。如电缆芯线中的公用线断路时,X线管大、小焦点灯丝同时燃亮,但亮度很很暗,无X线产生。

【方法与步骤】

1. 根据电缆击穿的故障现象对故障原因进行分析。

2. 高压电缆芯线短路故障原因分析。

3. 高压电缆芯线断路故障部位的判断。

4. 高压电缆插头的灌注

(1)先量出大小焦点、共用线在电缆两头的接线位置,并记录。

(2)焊开插脚引线和金属屏蔽层,将插头侵入加热的变压器油中,使填充剂溶化,用力取下插头。高压电缆头部灌注前的剥制尺寸,见图2-11。

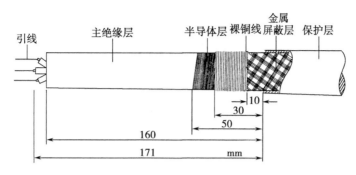

图 2-11　高压电缆头部灌注前的剥制尺寸

（3）将故障部位锯掉，将绝缘层切去 1cm，露出芯线。

（4）根据电缆插头的长度，剥去保护层和金属屏蔽层，锉去半导体层（注意使半导体层恰好能伸到插头的喇叭口内），锉削修整绝缘层表面（粗细以能顺利插入高压插头内孔为准）。

（5）用三根较长铜线焊接到芯线上，引线与芯线的焊接处应套上绝缘套管。

（6）将焊接好的三根引线穿过高压插头插脚处的小孔（注意大小焦点和共用线位置的正确及顺畅）。高压电缆与插头的连接示意图，见图 2-12。

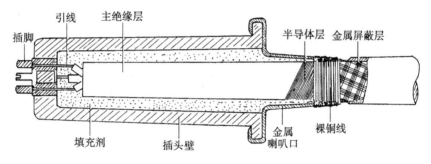

图 2-12　高压电缆与插头的连接示意图

（7）用乙醚或四氯化碳清洁电缆和插头，并用热风加热。

（8）将电缆固定在适当位置上，使电缆头与地成 60°～70°角。

（9）将在电炉子上加热熔化填充剂（松香 85%～90%、变压器油 15%～10%），注入插头内，拉直三根引线，将高压电缆插头推入电缆头。

（10）检查三根引线是否有短路、断路，待填充剂凝固后，焊插脚引线和屏蔽层，对修好的电缆做耐压试验。

【注意事项】

1. 在剥去保护层和金属屏蔽层时，注意避免割伤绝缘层。

2. 灌注松香时，动作要轻、慢，以免高温填充剂溅在手上造成烫伤。

3. 焊接时电烙铁应有足够的温度，避免虚焊。

【思考题】

1. 叙述高压电缆的结构及各层的作用。

2. 叙述高压电缆常见故障的种类。

3. 叙述高压电缆修复的步骤。

项目十六 高压发生器与机头静电放电的修理

【培养目标】

1. 学会高压发生器与机头静电放电的修理。

2. 掌握高压发生器与机头的静电放电的修理方法。

3. 使学生能以严谨的逻辑思维能力和细致的工作作风判断与修理器件。

4. 使学生具有影像技士岗位必备的知识、能力和态度,胜任影像技士岗位工作。

【实训器材】

锯弓,锯条,绝缘油,万用表及常用工具等。

【方法与步骤】

高压发生器与组合机头常常发生各种静电放电现象,当高压发生时,可到处听到放电的嘶嘶声,且与管电压增减无关。有时难以找到放电部位。根据维修实践,这种静电放电的原因及易发生的部位,可以概括以下几个方面:

(一)原因

1. 高压发生器或机头铁壳外皮的固定螺丝,或低压接线板、接线柱的螺丝过于尖长时,易造成高压电场对螺丝末梢的静电放电。

2. 油箱盖四周的螺丝固定不紧时,高压电路应接地的元件都不能很好地接地,当高压发生时,使高压机件因感应而带电,待电荷累积至一定程度后,即可发生静电放电。

3. 高压发生器或机头内有"悬空金属",使距高压较近的金属机件,如螺丝、螺母、销钉,产生静电放电现象;或在修理时,为了某些机件固定牢固,将原胶木螺丝改为金属螺丝,既没有接地,又没有接高压而形成的"悬空金属";或原固定螺丝松动,使部分机件与地或与高压接触不良。而形成的放电现象。

4. 高压发生器或机头内绝缘油的油量不足,使部分机件、接线柱螺丝、固定螺丝等露在油面以上,高压静电场便容易对这些机件发生感应而带电、出现放电现象。

5. 高压沿绝缘油的浮尘物质放电。

(二)修理

1. 可将发生器或机头的固定螺丝紧牢,如发现过于尖长的螺丝,应将长出的部分锯掉后再固定。

2. 应将高压发生器或机头内所有距离高压较近的金属螺丝机件都接高压;而将距地较近的螺丝机件都接地,消除"悬空金属"。

3. 要将绝缘油的油量加足,使应侵入油中的机件或螺丝,全部浸入油中。

【思考题】

1. 如何确定高压发生器或机头内的静电放电?

2. 高压发生器或机头内的静电,曝光时毫安表会产生何故障现象? 其他部件有何现象?

3. 在此故障检修中,应注意事项有哪些?

项目十七 高压交换闸的常见故障及检修

【培养目标】

1. 学会高压交换闸的常见故障及检修技术。
2. 掌握高压交换闸的常见故障及好坏判断方法。
3. 使学生能以严谨的逻辑思维能力和细致的工作作风测量与判断器件。
4. 使学生具有影像技士岗位必备的知识、能力和态度,胜任影像技士岗位工作。

【实训器材】

双床双管 X 线机一台,细砂纸,导线(或鳄鱼夹线)若干,万用表及常用工具等。

【方法与步骤】

在大、中型 X 线机中,多备有两个或两个以上的 X 线管,以适应不同诊断工作的需要。如一个装在诊视床下,称床下管(下球管),透视和胃肠摄影用;另一个则装在立柱或吊架上,称床上管(上球管),摄影或特殊检查用。但几个 X 线管共用一个高压发生器,这样就必须有一个能够交换使用 X 线管的装置,该装置称为高压交换闸。

高压交换闸的作用就是把高压发生器内产生的 X 线管灯丝加热电压和管电压输送到需要工作的 X 线管上,达到随意选用 X 线管的目的。

高压交换闸不仅要接通高压和灯丝加热电压,而且动作频繁。因此,在结构上要求有很高的绝缘强度和机械强度,能承受所连接电路的最高电压值,以防高压击穿。为保证触点接触良好,减小接触电阻,其触点接触面要大,有一定接触压力,并富有弹性。高压交换闸常见的故障有:

(一)绝缘支架漏电、击穿

高压交换闸的接点,在阳极端只交换两只 X 线管的阳极电压;在阴极端除交换高压外还交换灯丝电压。连于接点上的绝缘支架,须有较高的绝缘性能,以便使接点与操纵接点的低压机构分开,因此交换闸上的高压接点支架多采用胶木,塑料或酚醛材料制成。这些绝缘材料在一定的物理条件也会发生沿面放电,造成漏电或击穿故障。

1. 现象

(1)轻微的漏电,放电可在高压发生时,能听到轻微嘶嘶或啪啪的放电声。随之毫安表也发生不稳颤抖或上甩现象。

(2)严重的漏电和击穿,可能发生与高压电缆击穿时相同的现象。

(3)如为继电器式高压交换闸,当高压接点与线圈之间发生漏电或击穿时,亦导致整个低压电路工作失常,甚至控制台带有高压。但此故障不易发生。

2. 原因

(1)高压接点的绝缘支架因表面不洁或积聚杂质、水分而使局部绝缘性能降低,或因绝缘油的老化而引起漏电或击穿。

(2)支架松动,脱落或变形,使接点改变了在高压电路中的相对位置,致使高压极间或高压对地间放电时,使绝缘支架表面生热,引起局部导电性能增大而漏电或击穿。

3. 修理

对于轻微漏电或击穿的绝缘支架,可将表面放电痕迹用刀刮掉,清洁干燥后继续再用。

但如击穿面积很大,则必须按原要求更换新品。

(二)接触不良

1. 现象

(1)如阳极端高压接点接触不良,可听到接点四周有吱吱的放电声,透视荧光闪烁,毫安表指针有不稳的现象。

(2)如阴极端高压接点接触不良,可使灯丝加热电压不稳,毫安表指示忽高忽低,当拨动一下台交换闸后,可能又恢复正常,这种故障为高压交换闸常见的故障。

(3)阴极端高压接点接触不良时,也会有轻微的放电声音,并且在高压整流管点亮时,可看到接触不良的接点附近,油的对流加快或有气泡溢出。

2. 原因

(1)接点长时期动作后,接点弹性减低或变形、位移,容易引起接触不良。

(2)接点之间积有油渍、杂质时,增大了接触电阻。

3. 修理

(1)检查高压交换闸时,必须先将高压初级接线摘掉,在机器断电的情况下,用欧姆表(R×1Ω 挡)直接测量接点间的接触电阻。

(2)对于弹性减低变形、位移的接点,经过整修后可继续使用。

(3)用细砂纸(布)轻轻擦摩接点表面,使其接触电阻减至最小。

【思考题】

1. 叙述高压交换闸的结构、作用及常见故障。

2. 如何确定是高压交换闸的故障?

3. 若高压交换闸的接触点始终为断路,会产生何故障现象?

4. 在高压交换闸故障检修中,应注意事项有哪些?

项目十八 高压漏电击穿故障部位的鉴别

【培养目标】

1. 学会高压漏电击穿故障部位的鉴别方法。

2. 掌握高压漏电击穿故障部位的鉴别与好坏的判断方法。

3. 使学生能以严谨的逻辑思维能力和细致的工作作风测量与判断器件。

4. 使学生具有影像技士岗位必备的知识、能力和态度,胜任影像技士岗位工作。

【实训器材】

中、大型 X 线机一台,兆欧表一块,乙醚或四氯化碳,电工刀,电烙铁,纱布,细漆包铜线,导线若干,万用表及常用工具等。

【方法与步骤】

在高压电路中,如 X 线管、高压整流管漏气,高压电缆、灯丝加热变压器、高压变压器次级线圈或高压交换闸等机件被漏电、击穿时,均可引起高压电路电流增大,初级电路电流也随之增加,毫安表指针不稳、急冲、颤抖或下甩,电源电压降加大等相同或相似的现象。有时难以区别故障性质及所发生的部位,容易引起错误的结论,使检修工作不能顺利进行,这是维修工作常遇到的问题之一。兹将高压机件发生漏电、击穿时鉴别的方法,简述如下:

1. X线管漏气的鉴别 遇有上述的种种现象时,首先检查X线管是否有漏气现象。检查时可将两高压电缆从X线管端拔出,分别架于木凳上,注意离地、离墙要远;用透视脚闸,以最低的管电压,瞬间接通高压,如上述各种现象消失,可证明故障原因是由X线管漏气所引起的;再进一步单独检查X线管的质量。如上述现象仍然存在,可继续进行下面的试验。

2. 高压电缆击穿的鉴别 将两根高压电缆先后分别的自高压发生器端拔出,仍用透视脚闸、接通高压,如拔至那根高压电缆而故障现象消失时,证明该根电缆可能被击穿,再进一步检查、确定高压电缆被击穿的部位。如两根高压电缆都拔出后经试验,仍有上述故障现象,应再继续进行下面的试验。

3. 高压整流管漏气的鉴别 将两根高压电缆摘掉后,应在高压插座内倒入少量的绝缘油,以免引起插座内高压放电。然后将整流管初级公用线摘掉,使四只整流管熄灭,一面用透视脚闸接通高压;一面从观察口观看高压整流管工作情况,如某一只整流管严重漏气,可看到管内有电离辉光。当整流管轻微漏气不易看到电离现象时,可将四只整流管一只一只的先后摘除。当摘至某一只整流管后,如故障现象消失,可能系串联的这组整流管中的某一只漏气。然后,可用一只新管安至空位上,如故障现象消失,可证明被摘除者为坏管;如故障依然存在,则应将串联的另一管摘掉,换到单独整流管的位置上试验,最后四只整流管都已摘除并经倒换位置后,仍有上述现象,可继续进行下面试验。

4. 高压变压器次级绕组故障的鉴别 从油箱中抬出高压发生器,首先进行外观检查或仪表测量,如不能发现故障,可将高压变压器次级线圈输出端自X线管,高压整流管灯丝加热变压器的接线焊开,并置于合理的位置,单独对高压变压器进行高压空载试验。在试验前,先将高压变压器初级电路串联一只0~20A之交流电表,然后,以最低管电压,仍用透视脚闸接通高压,如初级电流指数较规定高出很多,可证明高压次级线圈有漏电击穿或短路的故障;如初级电流表指数正常,也可证明故障部位不在高压次级线圈内,需要再进行下面的试验。

5. 灯丝加热变压器次级击穿的鉴别 将X线管、高压整流管灯丝加热变压器,一个一个地分别接至原来的高压电路内,接一个试验一次,当接入到哪个加热变压器故障又重新出现时,则证明是哪个加热变压器发生了次级漏电、击穿故障。

根据上述采用分段逐级检查试验方法,最后总会发现和确定故障的部位,然后再根据情况进行修理。其检查试验程序见图2-13。

进行高压漏电、击穿故障部位的鉴别检查试验时,需注意下列事项:

(1)试验时,所给予的初级电压,应是机器所允许的最低数值,而且接通高压的时间尽量短,次数尽量少。

(2)用手伸入到油箱内,摘掉高压整流管或进行其他测量时,必须用乙醚或四氯化碳擦揩手、臂,保持手、臂的清洁、干燥,不得将螺丝或其他物体掉入油箱内。

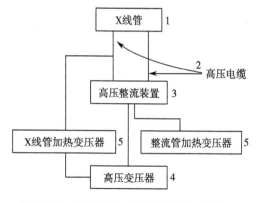

图2-13 高压漏电、击穿故障的鉴别程序图

(3)进行第4、第5项试验时,需从油箱抬出高压发生器,抬出后应先按项目十,高压

变压器的试验与检查进行外观检查和仪表测量,如能发现故障所在,可简化第 4、5 项的试验。

(4)抬出高压发生器后,不允许进行任何的高压试验;将高压变压器放于油箱后,需等气泡溢出,高压机件充分浸油后,才能继续高压试验。

(5)第 4、5 项试验应在干燥的空气中进行,而且应尽量缩短高压发生器与绝缘油在空气中暴露的时间;试验完毕后,应对绝缘油进行耐压试验;试验不合格时,应换新油或过滤。

【思考题】

1. 高压部件击穿有何共同现象?

2. 打开抬出高压发生器的前提是什么?

3. 如何准确判断某高压部件的漏电或击穿故障的部位?

4. 在判断某高压部件的漏电或击穿故障的部位时,应注意事项有哪些?

项目十九　变压器油的耐压试验与过滤处理

【培养目标】

1. 学会绝缘油(又称变压器油)的耐压试验与过滤处理。

2. 掌握绝缘油的耐压试验与过滤处理的方法。

3. 使学生能以严谨的逻辑思维能力和细致的工作作风进行试验与处理。

4. 使学生具有影像技士岗位必备的知识、能力和态度,胜任影像技士岗位工作。

【实训器材】

0kV ~ 50kV 的高压变压器(或高压试验器),有调压、测量机构的控制台,高压油杯(约 500cm^2)和黄铜板制电极(直径 25mm,表面光洁度为 ▽▽▽ 9),温度计(0 ~ 100℃),滤油设备(压滤机、油管、储油桶等),乙醚或四氯化碳,纱布等常用工具。

【方法与步骤】

绝缘油在 X 线机的高压发生器,组合机头或 X 线管管套中运用的目的是:一方面利用油因热而对流的性质进行散热;另一方面保证高压电路的极间绝缘和对地的绝缘,后者比前者更为重要。绝缘油在运用中,发生下述现象之一者,应进行耐压试验和过滤处理:①高压发生器、组合机头或 X 线管管套内,在高压加上后有击穿放电声音。②虽无明显的击穿放电声,但毫安指示不稳,高压次级电流加大或初级电压降增高,而检查高低压电路与机件均属正常、对油的绝缘性能发生怀疑时。③发现油中漂浮大量杂质、油色变重或浑浊严重时。④高压发生器、组合机头或 X 线管管套内进水、受潮或油在空气中长时间暴露时。

(一)绝缘油的耐压试验

1. 试验前的准备工作

(1)试验前,应先用乙醚或苯将油杯和电极清洗干净。并调整电极距离,用量规测量,使其精确地平行相距 2.5mm。电极与油杯壁和油面的距离,应不小于 15mm。

(2)准备好试样瓶两个,试样瓶应为毛玻璃塞的玻璃瓶,做耐压试验所需的油试样应不少于 0.5kg;做简化试验或全分析所需的油试样应不少于 1kg。取油样时,应在空气干燥的情况下进行,同时务必使取样工具和试样瓶保持内外洁净和干燥。

（3）如自行试验油的耐压,可用取样工具直接从高压发生器(或机头套管)内将油样取出,倒入油杯内;但试样的温度接近于室温。

（4）用被试油冲洗油杯和电极 2～3 次,然后将被试油样沿杯壁注入油杯中,并静置 10～15 分钟,使油中气泡逸出。

2. 试验方法

（1）检查高压电路的接线,电压调节器应置于零位,保护性机件应保证灵敏有效。然后将油杯接入高压电路;同时,高压变压器与油杯之间应串入 5～10MΩ 的保护电阻。

（2）闭合电源开关,徐徐调动电压,升压速度 3KV/min,直至油中发生十分明显的火花放电为止。发生穿击前的瞬间,电压表指示的最大电压值称为击穿电压;如发生不十分显著的破裂声或电压表指针发生抖动,都不能称击穿电压。

（3）油样被击穿后,可用玻璃棒在电极中轻轻拨动数次(但不可触动电极之间的距离),以除掉滞留在电极间的游离碳。静置 5 分钟后,再进行下一次试验,如此进行 5 次。

试验结果,应取 5 次测值的平均值,但如 5 次测值中,任一数值与平均值的偏差超过 ±25% 时,则应继续进行试验,直至获得 5 个与平均值相差不超过 25% 的数值为止。

（4）每次击穿后,都应在试验记录中记下击穿电压值,并在最后记录中,记载击穿电压的平均值、油的颜色、有无机械混合物和炭粉、油温、试验日期和试验结论等。

（5）试验前在室温不低于 20℃ 和相对湿度不大的晴天进行。

另外,如若对绝缘油的性能进行全面检查,可取油样 2kg 装入试样瓶中,送有关部门进行分析试验或简化试验。

（二）绝缘油的过滤处理

当发现绝缘油的绝缘性能下降,或油中有机械混合物和水分时,需要进行油的过滤处理。滤油的工艺要求是:

1. 滤油前,应将全部滤油设备(压滤机、油管、储油桶等)用油冲洗干净。

2. 滤油纸应为中性,在使用前应放在 80℃ 的烘箱内干燥 24 小时。

3. 滤油前应按油中杂质的性质,确定过滤时的加热温度,见表 2-8。

表 2-8　绝缘油过滤时的加热温度

油中杂质成分	净化处理的设备	净化处理设备入口的油温(℃)
碳粒	压滤机	50～60
水分	压滤机	20～35
碳粒＋水分	压滤机	20～35
水分＋不容性油泥	连续过滤或用离心机	20～35
碳粒＋不容性油泥	连续用离心机＋压滤机	50～60
碳粒＋水分＋油泥	离心机＋压滤机	20～35
可容性油泥(低温时可沉淀)	离心机	20～35

4. 在压滤机的铸铁滤框间,一般放置 2～3 张滤油纸,但其中应有一张是松软的,以吸收油中的潮气;其余为密制的,用以过滤碳粒和油杂质。

5. 平均每小时应更换滤纸一次,但每次仅换去湿油入口侧的一张,而将新张置于出油侧。滤纸的消耗定额,一般为一吨油需用一公斤滤纸。

6. 压滤机工作压力为 4~5 个大气压;滤纸良好时,油即能连续流出。当压力过大时,应检查滤油装置是否堵塞,滤纸是否已经饱和。

7. 滤油工作必须在晴天或相对湿度不大的室内进行。

8. 滤油过程中,应每小时取油样进行耐压试验一次,直至油的绝缘性能合格为止。

【思考题】

1. 绝缘油的绝缘性能不同程度的降低,在 X 线机曝光时有何现象反应?

2. 在绝缘油的耐压试验中,应注意哪些事项?

3. 实训室若没有绝缘油的过滤处理装置,如何简易的进行绝缘油的过滤处理?

项目二十　接触器与继电器的电路连接

【培养目标】

1. 学会接触器、继电器的动作试验与电路连接技术。

2. 掌握接触器与继电器的组成结构、原理简述、作用与用途。

3. 能按照安全试验规程和细致的工作作风进行连接电路。

4. 使学生具有影像技士岗位必备的知识、能力和态度,胜任影像技士岗位工作。

【实训器材】

交流接触器,交流继电器,不同类型的继电器和接触器,交流电源,60W 灯泡灯座数只,导线夹及电线若干,开关若干,万用表,常用工具等。

【原理简述】

闭合开关 K_1,指示灯 D_2 亮,指示灯 D_1 灭;闭合开关 K_2,接触器 JC_0 线圈得电,其触点进行切换,指示灯 D_2 灭,指示灯 D_1 亮;松开开关 K_2,接触器 JC_0 线圈失电,指示灯 D_2 亮,指示灯 D_1 灭;断开开关 K_1,指示灯 D_2 灭。

【方法与步骤】

1. 观察不同类型继电器结构,尤其交流接触器,掌握结构组成及名称。

2. 按照图 2-14 连接电路。

3. 教师检查完毕后,进行通电试验。

4. 把不同的接触器、继电器分别接入有开关控制的相应的电源。

5. 观察继电器或接触器的工作情况以及接点通断状况。

6. 了解继电器的原理简述及交流接触器分磁环的作用。

7. 对接点的通断状况,断开电源用万用表电阻挡进行测量。

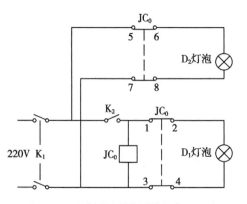

图 2-14　接触器与继电器的动作试验

【注意事项】

防止电击,各接触器、继电器对电源的要求。

【思考题】

1. 不同型号的接触器、继电器连接电路时应注意的事项有哪些？

2. 测量不同型号的接触器、继电器的直流电阻值，并记录数据。

3. 怎样判断不同类型的接触器、继电器的好坏？

4. 见图 2-14。将接触器 JC_0 的常开触点用连接线并联在开关 K_2 的两端，K_2 闭合断开后，接触器 JC_0 有何现象产生？

项目二十一　接触器、继电器的使用与参数测量

【培养目标】

1. 学会正确使用接触器、继电器。

2. 掌握接触器、继电器的结构及原理简述。

3. 熟悉 X 线机常用接触器与继电器，并了解其特点与用途。

4. 培养学生严谨科学的工作作风，认真严谨地进行试验，注重安全意识。

5. 使学生具有影像技士岗位必备的知识、能力和态度，胜任影像技士岗位工作。

【实训器材】

交流接触器（CJO-10）1 个，JTX 直流继电器（12V）1 个，调压器一台，万用表 2 块，直流电源 1 台，电位器 1 个，普通灯泡 2 个，导线若干及常用工具等。

【方法与步骤】

1. 接触器吸合电压的测定

（1）按图 2-15 中的 a 图连接电路。

（2）把调压器从零开始逐渐升高电压，直到灯泡 L_1 刚好亮（即接触器 CJO 吸合）时停止，此时接触器两端的电压即为吸合电压，记录此值。

（3）重复以上步骤操作五次，记录下电压值，求其平均值即为吸合电压值。

2. 继电器吸合电流的测定

（1）按图 2-15 中的 b 图连接电路。

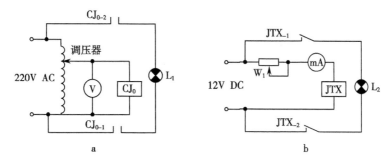

图 2-15　接触器、继电器实验电路

（2）调节电位器 W_1，使流过线圈中的直流电流逐渐增加，直到灯泡 L_2 刚好亮为止，记录此时电流值。

（3）重复以上步骤，操作五次并记录电流值，求其平均值即为维持工作的最小电流值。

（4）调节电位器 W_1，使其短路，此时的电流为工作电流，记录此值。

【思考题】

1. 比较接触器、继电器的结构以及用途的主要区别有哪些?

2. 简述接触器、继电器的结构、原理与特点。

3. 交流接触器里的短路环有什么作用?

项目二十二　X线电视系统结构与测量

【培养目标】

1. 学会对 X 线电视信号的测量与分析。

2. 掌握 X 线电视系统的组成及信号流程。

3. 熟悉 X 线影像增强器、摄像机与显像器件的结构。

4. 培养学生严谨、踏实的工作作风,养成良好的测量与分析习惯,发扬团结互助精神,具有安全、环保、创新意识。

5. 使学生具有影像技士岗位必备的知识、能力和态度,胜任影像技士岗位工作。

【实训器材】

X 线电视系统一套,数字万用表一块,100MHz 数字储存示波器一台,电工工具等。

【方法与步骤】

特别注意:为了保证人员和设备的安全,严格在实训教师的指导下完成。

1. 参观 X 线电视系统的实际现场,记录技术参数(千伏、毫安、亮度、对比度等)改变对图像质量的影响结果。

2. 演示增强器聚焦电压和显像管聚焦电压对图像质量的影响。

3. 演示电视显示时水平一条线、垂直一条线、行不同步、场不同步的现象。

4. 用储存示波器测量全电视信号、行场同步信号并分析参数。

【思考题】

1. 电视系统测量要注意什么事项?

2. 千伏、毫安、亮度、对比度改变对图像质量有何影响?

3. 水平一条线、垂直一条线、行不同步、场不同步现象的本质是什么?

4. 画出测量到的全电视信号、行扫描线圈和场扫描线圈激励电压的波形。

5. 当电视监视器无图像显示时,你将怎么办?

项目二十三　X线机谐振式磁饱和稳压器的特性

【培养目标】

1. 学会正确使用调压器和谐振式磁饱和稳压器。

2. 掌握谐振式磁饱和稳压器的原理简述、铁芯和绕组的特点。

3. 培养学生严谨科学的工作作风,认真细致地进行连接和测量,注重安全意识。

4. 使学生具有影像技士岗位必备的知识、能力和态度,胜任影像技士岗位工作。

【实训器材】

闸刀开关 1 只,谐振式磁饱和稳压器 1 台,自耦调压器 1 台,220V、60W 灯泡 1 只,电压

表2块,导线若干,万用表及常用工具等。

【方法与步骤】

根据图2-16连接电路,检查无误后通电。

1. 在谐振式磁饱和稳压器的输入端和输出端上分别并联电压表 V_1、V_2。

2. 调节自耦调压器WY,改变其输出电压,使其分别为 100V、120V、140V、160V、180V、200V、220V、240V,读取并记录下稳压器输入端的电压值 V_1。

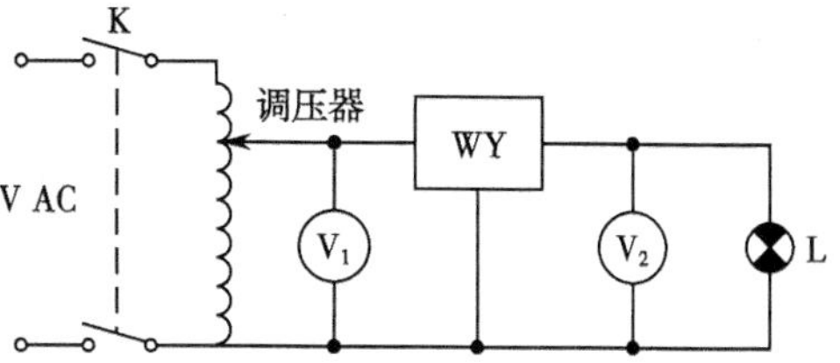

图2-16　谐振式磁饱和稳压器的特性

3. 观察灯泡的亮度变化,读取并记录稳压器输出端对应的负载电压值 V_2,观察稳压输出电压怎样变化。

4. 调换一台谐振式磁饱和稳压器(其电容值改变),重复以上述2、3步骤,观察稳压器输出电压变化情况。

【思考题】

1. 谐振式磁饱和稳压器的作用是什么?

2. 谐振式磁饱和稳压器的铁芯和绕组与普通变压器铁芯和绕组有何不同?

3. 简述谐振式磁饱和稳压器的原理。

4. 谐振式磁饱和稳压器的工作频率和供电电源频率有何关系?

项目二十四　X线机磁饱和稳压电路测试

【培养目标】

1. 学会X线机磁饱和稳压电路的调节与测量方法、故障排除方法。

2. 理解和掌握交流谐振式磁饱和稳压器原理简述和基本电路,熟悉稳压器的输出特性。

3. 使学生能按专业标准认真细致进行检测,注重安全意识,发扬团队合作精神。

4. 使学生具有影像技士岗位必备的知识、能力和态度,胜任影像技士岗位工作。

【实训器材】

X线机磁饱和稳压电路实验箱,数字万用表一块及常用工具等。

【原理简述】

磁饱和稳压电路见图2-17。主要部分为一个饱和变压器,初级线圈 L_1 铁芯截面积大,为非饱和线圈,次级线圈 L_2 铁芯截面积小,为饱和线圈,当次级线圈内的铁芯达到磁饱和时,电源电压再增加,铁芯的磁通基本不变,于是次级线圈所产生的输出电压基本不变,从而达到稳压的目的。要使线圈达到磁饱和,需要很大的磁化电流,为此,与在 L_2 并联电容C,组成LC并联谐振电路,利用谐振电路震荡时产生的巨大电流,使线圈达到饱和。

【方法与步骤】

1. 单相调压器的输入端连接220V电源,输出端连接实验箱。

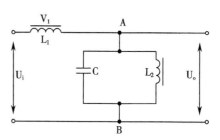

图2-17　磁饱和稳压电路

2. 把单相调压器调到零电压处。

3. 打开实验箱的电源开关。

4. 空载输出特性 不加负载,即把负载转换开关打到 off,调整单相调压器使实验箱的输入电压 U_i 为 10V、20V、30V、40V、50V、60V、70V、80V、100V、120V、140V、160V、180V 时,测量与其相对应的实验箱空载输出电压 U_o 值,填入表2-9,画出空载时 U_i 与 U_o 的关系曲线,并找出稳压范围。

表2-9 空载输出特性

输入电压 U_i/V	10	20	30	40	50	60	80	100	120	140	160	180
输出电压 U_o/V												

5. 有载输出特性

(1)加上负载,即把负载转换开关打到 ON,将 220V/60W 的白炽灯作为负载接到谐振式磁饱和稳压器的输出端上。通电,调节单相调压器,使输入电压由低到高变化,观察灯泡钨丝的发亮变化,观察稳压器的稳压效果。

(2)调整单相调压器使实验箱输入电压 U_i 为 10V、20V、30V、40V、50V、60V、70V、80V、100V、120V、140V、160V、180V 时,测量与其相对应的有载输出电压 U_o 和输出电流 I_o 值,填入表2-10,画出有载时 U_i 与 U_o 的关系曲线,并找出稳压范围。

表2-10 有载输出特性

输入电压 U_i/V	10	20	30	40	50	60	80	100	120	140	160	180
输出电压 U_o/V												
输出电流 I_o/A												

【注意事项】

1. 通电前,要把单相调压器调到零位。

2. 把单相调压器接线端子外露,不要手触。

3. 输出电流值较小,要仔细分辨表盘刻度。

【思考题】

1. 当输入电压急剧变化时,用万用表测量输出电压的稳定性是怎样变化的?

2. 谐振式磁饱和稳压器虽能使电压稳定,但输出电压的波形却有些失真,解释产生的原因。

3. 如何判断谐振式磁饱和稳压器的好坏?

项目二十五 谐振式磁饱和稳压器稳压测试

【培养目标】

1. 学会谐振式磁饱和稳压器稳压测试技术。

2. 掌握谐振式磁饱和稳压器的稳压原理、结构、特点、作用。

3. 培养学生安全意识,养成良好的测试习惯,发扬团结互助的精神,爱护机器设备。

4. 使学生具有影像技士岗位必备的知识、能力和态度,胜任影像技士岗位工作。

【实训器材】

谐振式磁饱和稳压器一台,自耦调压器一台,示波器一台,万用表一块,交流电流表(1A)一块,连接导线及相关工具等。

【原理简述】

X 线的量与管电流有关,而管电流又受 X 线管灯丝加热电压所控制。为保证 X 线量不受电源电压波动的影响,X 线机中均装有稳压器,以确保灯丝加热电压的稳定。

磁饱和稳压器是利用铁芯的磁化曲线的非线性特性制成的。它的主要部分是一个饱和变压器,其铁芯截面积与一般变压器不同,初级线圈的截面积大,为非饱和线圈;次级线圈的铁芯截面积小,为饱和线圈。当稳压器工作时,随着电源电压的增加,铁芯内磁通也随之增加。当次级铁芯内磁通达到饱和点时,电源电压再增加,增加的磁通只能漏到空气中,而次级铁芯内磁通基本上不再增加,所以次级线圈所产生的输出电压也就基本不变了,起到了稳压作用。

上述稳压器为使线圈达到饱和需要很大的磁化电流,而且电感线圈在交流电路中进行磁电转换的过程中,在电路中形成无效电流,由于电路中有电阻存在,势必增加电源的无功损耗,使稳压器工作效率不高。为解决这一问题,在磁饱和稳压器次级线圈两端并联一个电容器,组成并联谐振回路,构成谐振式磁饱和稳压器。当电源频率与谐振回路的固有频率相等时,即可产生振荡,从理论上讲,谐振回路内电流无限大,因此使饱和铁芯很快饱和。当谐振回路产生振荡时,其阻抗视为无限大,因而谐振电路两端电流很小,减少了电源的供电功率,提高了稳压器的效率。

【方法与步骤】

1. 根据图 2-18 接线,检查无误后通电。

2. 动特性空载调试 调节调压器的输出电压,以改变谐振式磁饱和稳压器的输入电压,分别测量输入电压为 0V、20V、40V、60V、80V、100V、120V、140V、160V、180V、200V、220V、240V 时,所对应的输出电压及电流,并填入表 2-11,求证稳压器空载时的稳压范围。

3. 动特性负载调试 将一只 220V/60W 的白炽灯作为负载接到谐振式磁饱和稳压器的输出端上,调节调压器的输出电压,分别测量稳压器输入电压

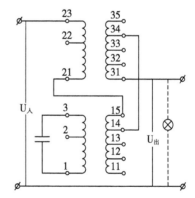

图 2-18 谐振式磁饱和稳压器连接图

为 0V、20V、40V、60V、80V、100V、120V、140V、160V、180V、200V、220V、240V 时,所对应的输出电压及电流,并填入表 2-12,求证稳压器负载时的稳压范围。

表 2-11 动特性空载测试结果

输入电压(V)	输出电压(V)	空载电流(A)	负载电流(A)	负载电阻(XL)
0				
20				
40				

续表

输入电压(V)	输出电压(V)	空载电流(A)	负载电流(A)	负载电阻(XL)
60				
80				
100				
120				
140				
160				
180				
200				
220				
240				

表 2-12 动特性负载测试结果

输入电压(V)	输出电压(V)	空载电流(A)	负载电流(A)	负载电阻(XL)
0				
20				
40				
60				
80				
100				
120				
140				
160				
180				
200				
220				
240				

4. 根据实训表的测试数据,绘出输出-输入电压的动特性曲线。

【注意事项】

安全用电,防止电击。

【思考题】

1. 当负载电阻急剧变化时,用示波器观察谐振式磁饱和稳压器的输出电压是如何变化的?

2. 谐振式磁饱和稳压器输出电压过高,是何原因?

3. 怎样判断谐振式电容器的好坏?

项目二十六　谐振式磁饱和稳压器故障检修

【培养目标】

1. 学会谐振式磁饱和稳压器故障的修理技术。
2. 掌握谐振式磁饱和稳压器的组成结构、原理简述、作用与用途。
3. 培养学生能按照安全试验规程和细致的工作作风进行连接电路。
4. 使学生具有影像技士岗位必备的知识、能力和态度,胜任影像技士岗位工作。

【实训器材】

大、中型 X 线机一台,电工刀,电烙铁,焊锡,纱布,万用表及常用工具等。

【方法与步骤】

中型以上的 X 线机电路中,供 X 线管灯丝变压器电源的稳压器,多采用谐振式磁饱和,其功率多在 300W 以下。稳压器工作的稳定性,直接影响到 X 线管的管电流,因此,在电路中是要求稳定性很高的元件之一。常见的修理方法有:

1. 稳压效率降低的修理

(1)首先用频率计测量输入电源频率是否合乎要求。

(2)在检查稳压器性能时,可在稳压器的输出端,并联一只 0～300V 的电压表,当稳压器输入额定输入电压变化 ±10%～15% 时,观察输出电压是否有变化,性能良好的稳压器、输入电压在上述范围内变化时,其输出电压应保持不变。

(3)将稳压器铁芯固定螺丝旋紧。

(4)测量谐振电容器的容量,或用完好同容量的电容器,代替原电容器进行试验。

(5)调整补偿绕组之抽头或倒换其分接头。

2. 无输出电压的修理　输出端无电压的故障较易确定,找出故障部位,采取相应的修理方法。

3. 震动声或噪音过大的修理　此种故障也较为常见,当稳压器工作时的震动声和噪音突然增大时,除影响工作环境的安静外,还可能引起电路工作的不稳。其故障原因可能是:

(1)铁芯的夹持螺丝松脱,或用木板固定铁芯时,木板因受潮、变形、破裂,而使铁芯间相斥力增大,引起叠片过大的震动。

(2)铁芯接缝处,存有一种使接缝处的空隙尽量缩小的,与磁通密度成平方并随频率周期而瞬变的吸合力,当电源频率或稳压器的谐振频率发生变化时,使上述吸合力变化而产生过大的振动。

(3)在装配时铁芯叠片有错误,硅钢片厚度不一致,铁芯中存有没有固定好的叠片,或存有扭曲弯边的叠片等,都可能使稳压器的震动声过大。

(4)稳压器与附近的各种机件、铁板,特别是没有固定好的机件,铁板等所产生的共振也可产生不正常的噪音。

(5)各线圈导体间的斥力和吸力,此种相互作用力,在线圈通过电流时产生,并与安匝的平方成正比,但在正常负载电流下所发出的噪音并不大,可忽略不计。

消除上述故障时,应先紧固稳压器铁芯四周压板的固定螺丝,紧固稳压器附近固定松脱了的其他机件,铁板或控制台挡板。如震动声或噪音仍然过大时,应检查铁芯中的叠片是否有不正常的现象。如出现上述第 3 项所述各种现象时,应设法消除。

【思考题】

1. 故障现象,谐振式磁饱和稳压器震动声或噪音过大,其主要原因是什么?

2. 在修理谐振式磁饱和稳压器的过程中,应注意的事项是什么?

项目二十七　空间电荷补偿器测试

【培养目标】

1. 学会空间电荷补偿测试技术。

2. 掌握空间电荷补偿装置的结构与原理简述。

3. 培养学生认真细致的工作作风,良好的测试习惯,提高职业素质。

4. 使学生具有影像技士岗位必备的知识、能力和态度,胜任影像技士岗位工作。

【实训器材】

交流调压器两台,稳压器一台,空间电荷补偿变压器一台,X 线管灯丝加热变压器一台,毫安选择器,限流电阻,万用表,连接导线及相关工具等。

【原理简述】

当 X 线管灯丝加热时,灯丝后方发射的电子形成空间电荷,由于空间电荷的作用,在灯丝加热电压不变的情况下,管电流则随管电压的改变而改变。例如:当灯丝加热电流为 5A,在管电压为 50kV 时,管电流为 400mA;当将管电压升高至 80kV 时,此时的管电流则高达 600mA,这种现象将严重影响 X 线照片的影像质量。为了消除由于管电压的增高对管电流的稳定造成的影响,则必须在增加管电压的同时,相应地减小 X 线管的灯丝加热电压,使管电流保持不变,其补偿过程是:

管电压↑→补偿变压器初级电压↑→补偿变压器次级电压↑→灯丝变压器初级电压↓→灯丝加热电压↓→保持管电流不变。

管电压↓→补偿变压器初级电压↓→补偿变压器次级电压↓→灯丝变压器初级电压↑→灯丝加热电压↑→保持管电流不变。

以上流程就是空间电荷补偿的基本原理。在实际电路中均采用空间电荷补偿装置来完成对空间电荷的有效抑制。

空间电荷补偿有线性补偿和非线性补偿两种形式。通常 X 线机均采用线性补偿形式,而大型 X 线机由于考虑到线性补偿形式补偿范围比较宽的缺点,故采用非线性电路进行补偿。

【方法与步骤】

根据图 2-19 连接电路,检查无误后通电。

1. 电路连接

(1)稳压器输出端与灯丝变压器初级连接。

(2)毫安选择器与空间电荷补偿变压器次级连接。

(3)毫安选择器与管电流调整电阻连接。

(4)管电流调整电阻与灯丝变压器初级连接。

(5)空间电荷补偿变压器初级与高压初级并联。

（6）外电源与稳压器连接。

2. 对图 2-19 的连接进行复检

3. 通电调节与测量

（1）调节毫安选择器,测量并记录各毫安挡灯丝变压器初级电压。

（2）加入空间电荷补偿变压器初级电压。

（3）调节毫安选择器,测量并记录各毫安挡灯丝变压器初级电压。

（4）提高空间电荷补偿变压器初级电压。

（5）调节毫安选择器,测量并记录各毫安挡灯丝变压器初级电压。

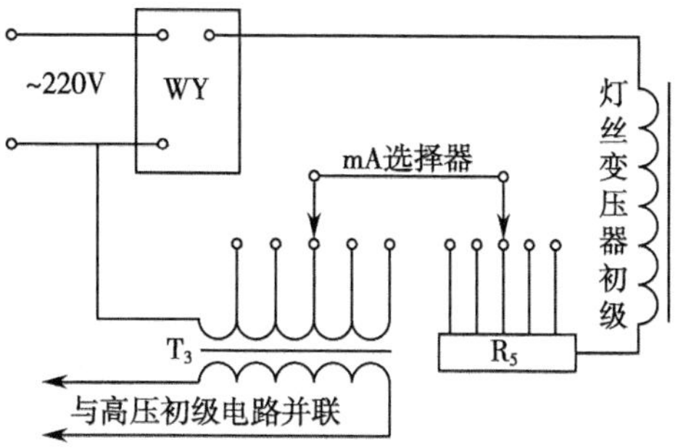

图 2-19 变压器式空间电荷补偿电路

（6）对三组数据进行比较,分析空间电荷补偿装置的补偿原理。

【思考题】

1. 试述空间电荷补偿实训装置的结构与原理。

2. 调节毫安选择器,测量并记录各毫安挡灯丝变压器初级电压,分析空间电荷补偿装置的补偿原理。

项目二十八　大、中型 X 线机操作练习

【培养目标】

1. 能安全独立地熟练操作大、中型 X 线机。

2. 熟悉 F_{78}-ⅢA 型或 KB-500 型 X 线机控制台面结构,掌握其操作程序。

3. 使学生养成良好的操作习惯,具有一丝不苟的工作态度,提高职业素质。

4. 使学生具有影像技士岗位必备的知识、能力和态度,胜任影像技士岗位工作。

【实训器材】

F_{78}-ⅢA 型或 KB-500 型 X 线机一台,白炽灯泡 220V、100W、2 只,灯座 2 个,工具一套等。

【方法与步骤】

1. 将控制台面各开关、仪表、技术选择按键、毫安选择器、摄影时间选择器、过载显示器等与整机电路图上的元器件相对应,并掌握各自的功能。

2. 断开电源闸刀,卸去控制台四周的护板。将电源电压调节碳轮和千伏调节碳轮调到最低位。

3. 将高压初级连接线拆下(F_{78}-ⅢA 型 X 线机线号 JX_{2-7}、JX_{2-8},KB-500 型 X 线机线号 115、118),接上两只串联的 220V、100W 灯泡,以代替负载。

4. 教师进行示范操作演示。学生轮流进行如下操作练习

（1）开机操作程序练习。

（2）透视操作程序练习。

（3）点片摄影操作程序练习。

（4）普通摄影操作程序练习。

（5）滤线器摄影操作程序练习等。

在操作程序练习中,适当调节千伏使灯泡的亮暗发生变化。

5. 将灯泡连接线拆下,接上高压初级连接线,在负载下进行透视和普通摄影的操作练习,同时注意观察控制台面板上各仪表的指示状况。

6. 切断电源,将控制台四周护板上好。

【注意事项】

1. 接上 V_1、V_2 或 P_1、P_2 后的曝光操作,要求准确敏捷,并注意 X 线的防护。

2. 当一个同学操作练习时,其他同学可注意观察各仪表及灯泡亮度状况,切忌几个人同时动手。

3. 控制台操作练习中,应爱护影像设备,注意用电安全。

【思考题】

1. KB-500 型 X 线机,以普通摄影为例叙述操作程序。操作中应注意什么问题?

2. 曝光时,灯泡的亮暗说明什么问题?

3. 操作完毕后,为什么将电源电压调节旋钮和千伏调节旋钮调到最低位?

项目二十九　大、中型 X 线机控制台结构识别

【培养目标】

1. 学会识别大、中型 X 线机控制台结构。

2. 了解控制台内部元器件的主要连接线号,并与整机电路图元器件相对应。

3. 使学生能执行安全技术操作规程、整理基本技术文件资料。

4. 使学生具有影像技士岗位必备的知识、能力和态度,胜任影像技士岗位工作。

【实训器材】

F_{78}-ⅢA 型或 KB-500 型 X 线机一台,万用表,220V、100W 白炽灯泡 2 个,灯座 2 个,实训工具一套。

【方法与步骤】

1. 断开电源闸刀,卸去控制台四周的护板,在控制台内找出电源接触器、透视高压接触器、点片高压接触器、高压预上闸或摄影高压预备接触器、点片预备继电器、摄影预备继电器、旋转阳极启动继电器、司令继电器、Ⅰ台接触器、Ⅱ台接触器、时间继电器、过载保护继电器、千伏补偿调节电阻、摄影管电流调节电阻、透视管电流调节电阻、电容电流抵偿电阻、磁饱和谐振式稳压器、空间电荷抵偿变压器、启动保护继电器、可控硅保护继电器及印刷板电路元器件等。

2. 在识别控制台内部元器件的同时,联系对照整机电路图分别作一介绍说明。并将接线排上的线号作一介绍说明,如高压初级电路的输出端（JX_{2-7}、JX_{2-8} 或 115、118 线号）; X 线管灯丝加热初级电路的输出端（F_{78}-ⅢA 型: JX_{3-1}、JX_{3-2}、JX_{3-3},KB-500 型:303、310、386 线号）。

3. 用万用表电阻挡分别测量如下电路

（1）电源接触器线圈得电工作回路。

（2）自耦变压器线圈得电工作回路。

（3）千伏表预示工作回路。

（4）透视、点片摄影高压变压器初级工作回路。

（5）摄影高压变压器初级工作回路等。

遇到常开触点时，可用起子将接触器压合。

4. 查看控制台内部元器件，在电路无问题的前提下，将高压初级连接线拆下，接上两只串联的 220V、60W 灯泡，进行通电试验，观察控制台内各继电器、接触器在摄影状态下的动作状况。

5. 切断电源，线号恢复原状，将控制台四周的护板上好。

【注意事项】

1. 注意用电安全。识别元器件时，应爱护影像设备，特别应注意元器件上的导线、套管线号不要拆断、掉下或丢失，以防电路短路或不能正常工作。

2. 测量某元器件的电路时，两人一组进行，其他同学可注意观察，切忌几个人同时动手。

【思考题】

1. 如何识别控制台内各元器件的名称？

2. 测量某元器件的工作回路有什么意义？怎样单独判断继电器、接触器、电容器等元器件的好坏？

3. 通过操作，观察控制台内各继电器、接触器的动作状态，你能识别各继电器、接触器先后工作的顺序吗？怎样识别各继电器、接触器先后工作的顺序？对影像设备的故障检修有何意义？

项目三十　X 线机辅助装置结构识别

【培养目标】

1. 学会 X 线机辅助装置的结构识别及操作技术。

2. 了解和掌握 X 线机辅助装置的类型、结构、作用、原理简述、使用方法。

3. 培养学生养成良好的操作习惯、一丝不苟的工作态度，提高职业素质。

4. 使学生具有影像技士岗位必备的知识、能力和态度，胜任影像技士岗位工作。

【实训器材】

实训室大、中型 X 线机，减幅振动式电动滤线器一台，手动或电动式束光器一个。

【原理简述】

X 线机辅助装置，是为 X 线机完成各种 X 线检查而设计的各种不同装置。主要包括 X 线管支持装置，各类检查床，滤线器装置，胃肠摄影装置，体层摄影装置等。

1. X 线管支持装置，是保持 X 线管头根据诊断需要在一定高度范围内做各方向多角度照射的机械装置。其结构主要包括以下几种形式：①立柱式支持装置；②悬吊式支持装置；③C 形臂支持装置。

2. 检查床，是安置患者进行 X 线检查和 X 线摄影的必备装置，各类检查床的结构差别很大，功能不尽相同，但其主要作用都是为了保证诊断的需要而设计的。其类型根据在 X 线检查中的用途分为：①通用床；②遥控床；③摄影床；④手动检查床。

3. 滤线器装置，是为减少 X 线照射过程中所产生的散射线对摄影清晰度的影响而设计的一种 X 线摄影辅助装置。其主要组件是滤线栅,目前所采用的多为聚焦栅,其应用的种类主要分为固定滤线器和活动滤线器两大类。

4. 胃肠摄影装置,是在胃肠检查过程中为适时记录有诊断价值的病变影像而设计的一种特殊的摄影装置。故也称为适时摄影或点片摄影装置。此装置主要由送片夹、送片夹驱动装置、点片分格选择器、辅助机件(缩光器、滤线器、压迫器、控制按钮)等构成,主要类型分为有暗盒式胃肠摄影装置和无暗盒式胃肠摄影装置。

【方法与步骤】

1. X 线管支持装置实训 根据实训室不同类型的 X 线机进行如下结构识别:天地轨立柱式 X 线管支持装置,双地轨立柱式 X 线管支持装置,床上、床下 X 线管支持装置。

2. 诊断床结构实训 根据实训室不同类型的 X 线机进行如下结构识别:大、中型 X 线机诊视床结构识别及操作。

3. 滤线器装置结构实训 弹簧减幅式滤线器作用、结构与原理;打开床面板观察滤线器结构及动作原理。

4. 胃肠摄影装置结构实训 根据实训室不同类型的 X 线,进行胃肠摄影装置的操作实训。

5. 体层摄影装置结构实训。

【思考题】

1. 常用 X 线管支持装置种类有哪些? 操作时有哪些注意事项?

2. 试述一般胃肠摄影装置结构及操作注意事项。

3. 简述滤线栅的主要参数及作用。

项目三十一 电源电路的连接与测试

【培养目标】

1. 学会自锁电路以及双按钮电源电路的连接,并对电源电路简单的故障能够排除。

2. 掌握电源电路的结构及原理简述。

3. 培养学生的安全意识,养成良好的检测、试验习惯,具有严谨、踏实的工作作风。

4. 使学生具有影像技术岗位必备的知识、能力和态度,胜任影像技术岗位工作。

【实训器材】

电流动作断路器一个,自耦变压器 1 台,CJO-10 交流接触器(220V)1 个,"通"、"断"按钮开关各 1 个,普通灯泡一个,导线若干、常用工具。

【方法与步骤】

1. 按图 2-20 连接电路。

2. 经教师检查无误后,进行电源电路通电试验。

(1)断开自锁电路:即将自锁电路得电电路断路时(断开 CJ_{0-2}),按下"通"按钮,接触器 CJ_0 得电,灯泡 L 燃亮;松开"通"按钮,接触器断电,灯泡 L 熄灭。

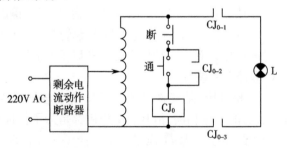

图 2-20 电源电路的连接与测试

（2）接通自锁电路：即接通自锁触点（接上 CJ_{0-2}），按下"通"按钮时，接触器 CJ_0 得电，灯泡 L 燃亮；松开"通"按钮，灯泡 L 仍燃亮。

（3）关机的工作过程：按下"断"按钮时，接触器 CJ_0 失电，灯泡 L 熄灭。

【思考题】

1. 叙述电源电路的作用。

2. 为什么接通自锁电路后，松开"通"按钮，灯泡 L 仍燃亮？

3. 接触器线圈得电工作后，若灯泡不亮是什么原因？怎样检查故障？

项目三十二　F_{30}-ⅡF 型 X 线机电源电路的连接与测试

【培养目标】

1. 学会 X 线机电源电路的连接与测试技术。

2. 掌握电源电路的结构与原理简述、自锁支路连接关系。

3. 培养学生的安全意识，养成良好的检测、试验习惯，具有严谨、踏实的工作作风。

4. 使学生具有影像技术岗位必备的知识、能力和态度，胜任影像技术岗位工作。

【实训器材】

F_{30}-ⅡF 型 X 线机控制台 1 台，导线及鳄鱼夹若干，万用表及常用工具等。

【方法与步骤】

1. 拆开控制台四周护板，对照图 2-21，逐一认识各元器件与电路的连接关系。

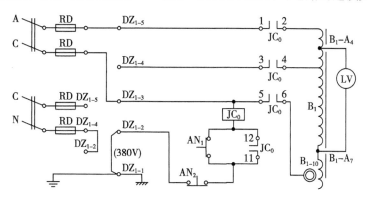

图 2-21　F_{30}-ⅡF 型 X 线机电源电路

2. 对照图 2-21，进行 220V、380V 两种电源电压的连接。

3. 两种电源电压连接经教师检查无误后，分别进行通电试验。

4. 闭合电源闸刀，当按下控制台上的"通"按钮 AN_1 时，电源接触器 JC_0 得电工作并自锁，其常开触点闭合，自耦变压器 B_1 得电工作，LV 表上升，同时电源指示灯 XD_1 燃亮，此时应调节电源电压调节碳轮 B_{1-10}，使 LV 表指示到标准电压"▼"位。按下控制台上"断"按钮 AN_2，电源接触器 JC_0 失电，自耦变压器 B_1 因电路切断而停止工作。

5. 断电用万用表电阻挡，分别测量电源接触器 JC_0 工作电路、自耦变压器 B_1 工作电路的导通情况。

6. 通电用万用表交流电压 500V 挡，分别测量电源接触器 JC_0 工作电路、自耦变压器 B_1

工作电路的电压值。

7. 实训完毕,复原,回位。

【思考题】

1. 220V、380V 两种电源电压的连接方法。

2. 当按下电源"通"按钮 AN_1 时,电源接触器 JC_0 不工作。分析其原因,该怎样检查?

3. 当按下电源"通"按钮 AN_1 时,整机工作,但一松手整机失电。说明其故障原因?

4. 为什么每次开机操作前都要调准电源电压标准位?

项目三十三 电源电路的故障分析与检查

【培养目标】

1. 学会 X 线机电源电路的故障分析与检查方法。

2. 掌握电源电路的结构、工作程序分析、电源电压的调节原理。

3. 培养学生的安全意识,养成良好的检测、试验习惯,具有严谨、踏实的工作作风。

4. 使学生具有影像技术岗位必备的知识、能力和态度,胜任影像技术岗位工作。

【实训器材】

F_{30}-ⅡF 型 X 线机控制台 1 台,导线及鳄鱼夹若干,万用表及常用工具等。

【方法与步骤】

以 F_{30}-ⅡF 型 X 线机为例(见图 2-21 F_{30}-ⅡF 型 X 线机电源电路),进行故障分析检查方法的介绍,以达到举一反三之目的。说明:电路中的具体线号,均以 F_{30}-ⅡF 型 X 线机说明书中的整机电路图为准。

电源电路故障分析与检查

[例 1] 故障现象:闭合电源闸刀后,按下电源"通"按钮 AN_1,电源接触器 JC_0 不工作,听不到接触器吸合声。

故障分析与检查:对于上述故障现象,首先应考虑电源电路是断路状态。在电源接触器 JC_0 的电路中,不管电源是 220V 连接还是 380V 连接,电源接触器 JC_0 两端始终加入 220V 的电压。在检查中,始终记住:某个元件工作,必须形成一条回路。例如电源电压为 380V 连接时:$DZ_{1-1} \rightarrow DZ_{1-2} \rightarrow AN_2 \rightarrow AN_1 \rightarrow JC_0$(线圈)$\rightarrow DZ_{1-5} \rightarrow RD \rightarrow$ 相 C。检查时,打开控制台,闭合电源闸刀,用万用表交流电压 500V 挡,测量接线排电源线号 DZ_{1-1}、DZ_{1-5} 两端电压应为 220V,如果测量电压数正常,则闸刀至控制台间电源进线为正常状态,若测量时万用表无电压指示,应检查电源闸刀熔断丝 RD 或电源进线是否断路。DZ_{1-5}、DZ_{1-4}、DZ_{1-1} 间电源若正常,此时,可按下"通"按钮 AN_1,测量电源接触器 JC_0 线圈(JC_{0-01}、JC_{0-02})两端的交流电压,若测量线圈两端电压为 220V,则可判断为电源接触器 JC_0 线圈断路或线柱脱开。若线圈两端无电压,断电用万用表 $R \times 1\Omega$ 挡检测"断"按钮 AN_2(线号 AN_{2-2}、AN_{2-3})线柱两端,万用表指针应指示无穷大,按下"断"按钮 AN_2 万用表指针指示为零则为正常,若测量中指针不发生偏转,则为"断"按钮 AN_2 损坏。检测"通"按钮 AN_1,也可采用检查"断"按钮 AN_2 的方法进行,从而判断"通"按钮 AN_1 的好坏。检查时,可用短路法,将"通"按钮 AN_1 两端线柱和"断"按钮 AN_2 两对触点分别短路,即可判断原因的所在。开机,用电压表测量电压,很快判断故障原因,例如:测量"通"按钮 AN_1 两端的电压,若有 220V 左右的电压,则按钮 AN_1 损坏,短路 AN_1 按钮,电源接触器 JC_0 即可恢复工作。

[例2] 故障现象:闭合电源闸刀,按下电源通按钮 AN_1,电源接触器 JC_0 工作,整机得电,但松开通按钮 AN_1,电源接触器 JC_0 断电,整机断电。

故障分析与检查:根据电路原理分析,电源接触器 JC_0 工作后,其线圈得电电路通过 JC_0(11/12)触点自锁,AN_1 松开后 JC_0 线圈仍然维持工作。JC_0 自锁电路如下:$DZ_{1-1} \rightarrow DZ_{1-2} \rightarrow AN_2 \rightarrow JC_0(11/12) \rightarrow JC_0(线圈) \rightarrow DZ_{1-5}$。此故障发生在电源接触器 JC_0 的自锁电路中,即电源接触器 JC_{0-11}、JC_{0-12} 常开触点损坏或自锁电路处于断路状态。断电,用万用表 $R \times 1\Omega$ 挡,单独测量电源接触器 JC_{0-11}、JC_{0-12} 一对常开触点。正常时按下电源接触器(即人为将铁心吸合),此时万用表指针指示为零;松开三对大触点(原状为常开状态),万用表指针指示为无穷大,则为正常状态。常见故障则 JC_{0-11}、JC_{0-12} 这一对触点损坏。

[例3] 故障现象:按下"通"按钮 AN_1,电源接触器 JC_0 工作,但自耦变压器 B_1 不得电。

故障分析与检查:根据电路工作程序可知,电源接触器 JC_0 工作后,其触点闭合自耦变压器 B_1 得电,B_1 得电电路是:

相 $A \rightarrow RD \rightarrow DZ_{1-3} \rightarrow JC_0(1/2) \rightarrow B_1 \rightarrow B_{1-10} \rightarrow JC_0(6/5) \rightarrow DZ_{1-5} \rightarrow RD \rightarrow$ 相 C。检查时,应重点考虑三个方面的问题:①电源闸刀熔断丝(即连接 DZ_{1-3} 电路)是否断路,可查看电源闸刀熔断丝或用万用表交流电压 500V 挡测量判断,或打开控制台,在 DZ_{1-3}、DZ_{1-5} 线号间测量电压应为 380V 则为正常状态,反之则为异常状态;②电源接触器 JC_0 两对常开触点(线号 JC_{0-1}、JC_{0-2} 或 JC_{0-5}、JC_{0-6})是否处于断开状态,通电测量 JC_0 两对常开触点的电压(应为 380V),即可判断其好坏;③电源调节碳轮 B_{1-10} 与自耦变压器 B_1 间处于断路,常见故障是电源调节碳轮压力不够,导致与自耦变压器 B_1 接触不良所致。可以通过改变电源调节碳轮位置和增加电源调节碳轮压力,从而恢复正常状态。

【思考题】

1. 电源电路工作程序分析。

2. 闭合电源闸刀,按下电源"通"按钮 AN_1,电源接触器 JC_0 工作,但自耦变压器 B_1 不得电。故障原因,检查程序?

3. 开机后电源接触器 JC_0 工作,自耦变压器 B_1 得电,但电源电压表 LV 无指示。故障原因,检查程序?

项目三十四　F_{78}-ⅢA 型 X 线机电源电路的连接与检测

【培养目标】

1. 学会大型 X 线机电源电路的连接检测与故障检修技术。

2. 掌握电源电路的结构、工作程序和工作回路、电源电路的故障检修方法。

3. 培养学生的安全意识,养成良好的检测、试验习惯,具有严谨、踏实的工作作风。

4. 使学生具有影像技术岗位必备的知识、能力和态度,胜任影像技术岗位工作。

【实训器材】

F_{78}-ⅢA 型 X 线机 1 台,导线或鳄鱼夹线若干,万用表及常用工具等。

【方法与步骤】

1. 断开电源闸刀,卸去控制台四周的护板,在接线排上找出所需连接的线号。

2. 对照图 2-22 进行 380V 电源电压的连接。220V 电源电压的连接参考整机电路图。

3. 两种电源电压连接经检查无误后,分别进行通电试验。

4. 检查连接线正确无误后,将闸刀闭合,用万用表测量(380V 或 220V)连接线号间的电压,测量正确后,开机对两种电源电路的连接进行实训。

5. 测量如下电压并记录数据。

(1)测量 I 台继电器或 II 台继电器线圈两端及各点的电压。

(2)测量电源接触器线圈两端各点的电压。

(3)测量 JX_{1-5} 与 JX_{1-2} 之间的电压;测量 JX_{1-3} 与 JX_{1-2} 之间的电压;测量 JX_{1-6} 与 JX_{1-8} 之间的电压。

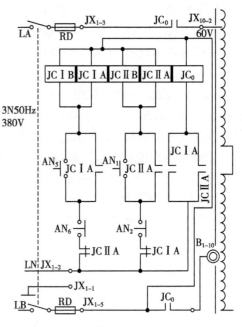

图 2-22　F_{78}-ⅢA 型 X 线机电源电路

【注意事项】

1. 注意检查接线是否正确。

2. 连接检测过程中,注意安全,防止触电。

【思考题】

1. F_{78}-ⅢA 型 X 线机电源电路的连接方法。

2. 当按下 I 台"通"按钮 AN_5 时, I 台继电器 JC I A、JC I B 不工作是何原因? 怎样检查? 怎样快速检查?

3. 当按下 II 台"通"按钮 AN_1 时, II 台继电器 JC II A、JC II B 工作,自耦变压器得电工作,电源电压表(LV)上升,松手后,机器全部断电是何原因? 怎样快速判断故障原因?

4. 使用 I 台时,电源接触器 JC_0 工作,使用 II 台时电源接触器 JC_0 不工作,怎样快速判断故障原因?

5. 380V 连接,若电源电压表 LA(JX_{1-3})保险丝 RD 断路,开机后有何故障现象?

项目三十五　X 线管灯丝电路的连接与测试

【培养目标】

1. 学会 X 线管灯丝初、次级电路的连接与测试技术。

2. 掌握 X 线管灯丝变压器初、次级电路的原理简述及调节方法,熟悉 X 线管大、小焦点的切换及测试。

3. 培养学生的安全意识,养成良好的检测、试验习惯,具有严谨、踏实的工作作风。

4. 使学生具有影像技术岗位必备的知识、能力和态度,胜任影像技术岗位工作。

【实训器材】

谐振式磁饱和稳压器一个,空间电荷抵偿器一个,200mA X 线管大、小焦点灯丝加热变压器一个,XD4-2·9/100 型 X 线管一只,CJ0-10 交流接触器(220V)一个,电阻:C-150 型 300Ω 一个(R_1)、RXQ-100T-300Ω 一个(R_2)、RXQ-100T-510Ω 两个(R_3、R_4),手开关一个,

12V 汽车灯泡数只,毫安选择器(KHS-5W 4D)或分线器一个,5A 熔断丝管及管座各两套,导线(或鳄鱼夹线)若干,万用表及常用工具等。

【原理简述】

灯丝加热电路是为 X 线管灯丝提供加热电源的电路,可实现管电流的调节,因此又称为毫安调节电路。当曝光时间一定时,X 线的量由管电流的大小来决定,其关系流程如下所示:灯丝加热电压 U_f ↑→灯丝温度↑→发射的电子数量↑→管电流 I_a↑→X 线量↑。

由以上流程可知,管电流的调节可通过改变灯丝变压器初级电压来实现。实际电路中,多采用在初级电路中串联电位器的方法来改变灯丝加热温度,达到控制管电流大小的目的。

X 线机在使用大毫安时,X 线管灯丝加热电压接近极限值,灯丝电子的发射处在特性曲线近于垂直部分,很小的电压变化就会引起很大的发射率变化。因此在灯丝加热电路中都设有谐振式磁饱和稳压器,以保证 X 线管灯丝加热电源的严格要求。

X 线管灯丝加热电路在实际工作中,由于空间电荷的影响,在一定范围内会导致管电流随管电压的上升而增大,致使 X 线的质和量不能严格分开调节,为解决这一问题,在灯丝初级电路中须设置空间电荷补偿装置。

【方法与步骤】

1. 熟悉 X 线管灯丝变压器初、次级电路图及原理简述。

2. 按图 2-23 连接电路

(1)X 线管小焦点灯丝初级电路。

(2)X 线管大焦点灯丝初级电路。

(3)空间电荷补偿器及毫安调节器。

(4)接触器线圈电路及开关。

(5)X 线管灯丝次级电路。

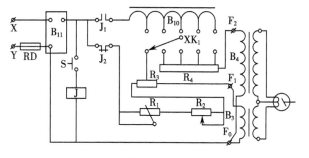

图 2-23　X 线管灯丝电路的连接与测试

3. 验证实训效果

(1)接通电源,X 线管小焦点应加热,调节 R,灯丝亮度应有改变。

(2)按下开关 S,接触器 J 线圈工作时,小焦点熄灭,大焦点加热,改变毫安调节器 XK_1,大焦点灯丝亮度改变。

(3)松开开关 S,接触器 J 线圈断电,大焦点灯丝熄灭,小焦点灯丝重新燃亮。

4. 按表 2-13 所列项目,测量相关数据,并记录于表 2-13 内。

表 2-13　X 线管灯丝电压测试表

电压 \ 焦点		小焦点(V)	大焦点预热(V)	大焦点(V)
空载	初级			
	次级			
负载	初级			
	次级			

【注意事项】

1. 电路连接经教师检查无误后,方可通电测试。实训中注意用电安全。

2. 此实训如用 X 线管(也可用 12V 汽车灯泡代替),其电路元件必须严格按照电路设计的要求匹配,否则将烧坏 X 线管灯丝。

3. X 线管灯丝加热前,必须准确判定大小焦点,测量其空载电压时,要求准确可靠,且不可超过额定电压数值。然后可连接 X 线管灯丝,切不可贸然从事。

4. XD_4-2·9/100 型 X 线管小焦点灯丝加热电压最大约为 5.5V,大焦点灯丝加热电压最大约为 9.5V。

【思考题】

1. 安装和调试 X 线机时,测量 X 线管灯丝变压器初级电压有何意义?

2. 具备哪些条件再给予 X 线管灯丝加热?应注意什么?否则会产生什么后果?

3. 若 X 线机中不设空间电荷补偿器,将会对影像质量造成哪些影响?

4. 机器摄影时若无 X 线发生,经检查测知 F_0 与 F_2 间无输出电压,该怎样进一步检查?

项目三十六　X 线机灯丝电路的试验与测试

【培养目标】

1. 学会 F_{78}-ⅢA 型 X 线机灯丝加热电路的试验与测试。

2. 掌握 X 线管灯丝加热电路的结构、工作程序、工作回路及调节方法,熟悉 X 线管灯丝加热电路的测试点及故障检修。

3. 培养学生的安全意识,养成良好的检测、试验习惯,具有严谨、踏实的工作作风。

4. 使学生具有影像技术岗位必备的知识、能力和态度,胜任影像技术岗位工作。

【实训器材】

F_{78}-ⅢA 型 X 线机 1 台,白炽灯泡 220V100W 2 只,灯座 2 个,12V 汽车灯泡、灯座两套,导线(或鳄鱼夹线)若干,脱脂纱布,凡士林,无水酒精,电热炉,万用表及常用工具等。

【方法与步骤】

1. 断开电源闸刀,卸去控制台四周的护板。

2. 断开高压变压器初级连接线 JX_{2-7}、JX_{2-8}(或 V_1、V_2)。

3. X 线管灯丝加热初级电路实训　将控制台内接线排上的 X 线管灯丝加热初级电路线号 JX_{3-1}、JX_{3-2}、JX_{3-3} 断开(用绝缘胶布将线头包好),分别将两只白炽灯泡(灯座)的鳄鱼夹线连接在接线排上的公用线、小焦点、大焦点线号上,以代替灯丝加热变压器负载。

(1)连接无误后开机,小焦点灯泡应亮,大焦点灯泡应灭。调节透视电流调节电位器 R_4,小焦点(白炽灯)亮暗应发生变化,则为正常。

(2)点片摄影:抬手柄时可听到Ⅰ台(诊视床)旋转阳极 X 线管的转动声,同时可见到大焦点(白炽灯)、小焦点(白炽灯)发生变化,即小焦点(白炽灯)灭,大焦点固定 200mA 挡(白炽灯)亮。说明灯丝加热初级电路进行切换,则为正常。

(3)小焦点普通摄影:摄影毫安选择开关分别置小焦点 25mA 挡、50mA 挡、100mA 挡,在不同的毫安挡按下手闸 AN_{10} 时,大焦点(白炽灯)灭,小焦点(白炽灯)的亮度应逐渐变亮,即小焦点 100mA 挡(白炽灯)最亮,则为正常。松开手闸曝光结束后,大焦点(白炽灯)、小焦点

（白炽灯）的亮度恢复到开机状态。

（4）大焦点普通摄影：摄影毫安选择开关分别置大焦点 100mA 挡、200mA 挡、300mA 挡，在不同的毫安挡按下手闸 AN_{10} 时，小焦点（白炽灯）灭，大焦点（白炽灯）的亮度应逐挡增亮，即大焦点 300mA 挡（白炽灯）最亮，则为正常。松开手闸曝光结束后，小焦点（白炽灯）的亮度恢复到开机状态。

（5）关机后，取下大焦点（白炽灯）和小焦点（白炽灯），将接线排上的 JX_{3-1}、JX_{3-2}、JX_{3-3} 线号恢复到原线号位。

4. X 线管灯丝加热次级电路的试验　将 I 台诊视床管的阴极电缆从管套内拔出，用纱布擦净绝缘物，将 12V 汽车灯泡（灯座）的鳄鱼夹线，分别连接到阴极电缆插头上的大焦点（大方块）、小焦点（小方块）和公用端，以代替 X 线管的大焦点（灯丝）和小焦点（灯丝）。试验方法及步骤重复上述 3.（1）~（4）步骤。

5. 用万用电表，分别测量上述试验中大焦点、小焦点空载时的灯丝加热电压与增温电压的数据。

6. 关机，将元器件等按要求恢复到原位。

【注意事项】

1. 注意检查接线是否正确。

2. 连接检测过程中，注意安全，防止触电。

【思考题】

1. 试画出 X 线管灯丝加热变压器初、次级电路中的七个测试点的方框图。并具体标明：①电路的元器件、符号线号或位置标记；②交流电压数值。

2. 当安装和调试 X 线机时，测量 X 线管灯丝变压器初级电压有何意义？

3. 在试验中，为何不能随便调节灯丝降压电阻 R_6 上的电阻卡子？调节它的条件是什么么？要注意什么？否则会产生什么后果？

4. 通过上述试验，简述对灯丝加热电路故障检修的意义？

项目三十七　高压初级电路的连接与千伏补偿

【培养目标】

1. 学会高压初级电路连接与千伏补偿技术。

2. 掌握高压变压器初级电路原理简述及电路结构、千伏预示及千伏补偿方法、晶闸管在高压初级电路中的连接方法，熟悉防突波电阻连接方法。

3. 培养学生的安全意识，养成良好的检测、试验习惯，具有严谨、踏实的工作作风。

4. 使学生具有影像技术岗位必备的知识、能力和态度，胜任影像技术岗位工作。

【实训器材】

自耦变压器（抽头与滑动相结合的调压变压器）一个，CJ10-10 交流接触器（220V）一个，电阻 RXYC-25T3Ω（R_1）一个，电阻 RXYC-10T 1kΩ（R_2、R_3、R_4）三个，1.2kΩ（R_5）一个；按钮（常开、常闭各一对接点）一个，毫安调节器式分挡开关一个，电压表（V/kV）一个，220V灯泡、灯口及熔断器各一个，导线（或鳄鱼夹线）若干，万用表及常用工具等。

【原理简述】

1. 加于 X 线管两端的高压是由高压变压器初级供给的,因此高压变压器初级电路的接通与断开,即能控制 X 线的产生与停止。

2. X 线的质(硬度)是由管电压的大小决定的。为了满足人体各部位对 X 线穿透能力的要求,所以 X 线机的高压初级电路中必须要有一个调节范围很宽的管电压调节系统。在实际电路中通常是通过逐级调节自耦变压器的输出电压来完成的。

3. 高压变压器初级电路电流较大,接触器的触点在断开与闭合的瞬间会产生电弧,导致触点损坏,并使高压变压器次级绕组的感应电压突然升高,使高压部件瞬间受到过电压的影响。为消除此影响,须在高压初级电路中加防突波电阻 R_1。

4. 在 X 线机电路结构中,毫安表和毫安秒表都可直接测量和精确指示管电流和电量,而由于管电压很高(30kV 以上)且随毫安的变化而变化,直接测量和精确指示是非常困难的,所以均采用间接测量的方法。即先测量高压初级电压,在根据高压变压器的变压比,计算出高压次级电压,从而间接得到千伏值。

5. 上述预示的千伏值,是高压变压器空载时初、次级电压的换算值。当高压变压器负载时,由于各类阻抗的存在,电路中将产生电压降,导致 X 线管两端的实际千伏小于预示千伏值,且随毫安变化而变化,严重影响 X 线摄影效果。所以在 X 线机中都设有各种形式的千伏补偿电路,使在不同的毫安时,千伏表上预示的千伏值与在曝光时实际加到 X 线管两端的千伏值相同或相近。

【方法与步骤】

1. 按图 2-24 连接下列电路

(1)高压变压器初级电路(注意主、副触点先后接触)。

(2)电源电压表和千伏表指示电路。

(3)千伏补偿电路。

2. 验证实验效果

(1)验证高压变压器初级电路,用绝缘棒压迫接触器,使其接点接通,可见灯泡先暗后增亮,即主副触点工作正常。

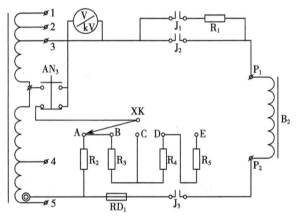

图 2-24 高压初级电路的连接与测试

(2)按下按钮 AN_3,接通电源后,电压表(V/kV)指示电源电压,松开按钮 AN_3 后则预示千伏值。

(3)当调节开关 XK 时,以 A、B、C、D、E 顺序调节,千伏表指示应逐挡降低。

3. 测量下列数据

(1)分别测量主副触点接触时灯泡(高压初级)电压。

(2)当选择开关 XK 分别与 A、B、C、D、E 点接触时,测量其电压表两端电压并记录。同时测量与 A、B、C、D、E 点相对应的 P_1、P_2 两端电压并记录。分别对两组数据进行对照,得出在不同毫安条件下电路中电压降数值记录。将测量的数据记录表 2-14 内。

(3)将自耦变压器碳轮在不同毫安挡条件下不断调整,使其稳定在 60kV,按上述方法再测量一次,得出各毫安条件下千伏补偿数值。

表2-14 高压初级千伏补偿测试表

测试点 \ 毫安	A 30mA 小	B 50mA 大	C 100mA 大	D 150mA 大	E 200mA 大
千伏表(V)					
P_1、P_2(V)					
电压降(V)					

【思考题】

1. 若一台单相全波整流的 X 线机高压变压器初、次级之比为 300V∶100kV,试作以下计算:

(1)当高压变压器初级电压为 165V 时,其次级电压为多少千伏?

(2)当高压变压器次级为 70kV 时,其初级电压为多少伏?

2. 千伏补偿电路对摄影工作的意义?

3. 在高压初级电路中,为什么要设置防突波电阻?

4. 在图 2-24 中,开机后若千伏表无指示,怎样检修?

5. 若接触器 J 工作,经测试 P_1、P_2 两端无电压,怎样检修?

项目三十八 高压初级电路故障分析与检修

【培养目标】

1. 学会高压初级电路的故障分析与检修技术,达到举一反三之目的。

2. 掌握高压初级电路的结构、原理简述,了解不同类型的高压初级电路。

3. 使学生能按照安全试验规程进行高压初级电路的故障分析与检修。

4. 使学生具有影像技士岗位必备的知识、能力和态度,胜任影像技士岗位工作。

【实训器材】

F_{30}-ⅡB 型或其他型号的 X 线机一台,60W 灯泡灯座数只,导线夹若干,开关若干,万用表,常用工具等。

【方法与步骤】

见图 2-25。

[例1] 按下电源"通"按钮 AN_1,电源接触器 JC_0 工作,自耦变压器 B_1 得电,电源指示灯亮但千伏表无指示。

故障分析与检查:检查时,按下电源检测按钮 AN_3,千伏表是否有指示? 若有指示,说明电源电压表指示电路正常,问题就在于电源检测按钮常闭触点(AN_{3-2}、AN_{3-3})、毫安选择器 XK_1、R_{17}~R_{20} 和摄影千伏调节碳轮 B_{1-12} 线路之中。调节毫安选择器置其他毫安挡,看千伏表是否有指示。若 50~200mA 挡千伏表有指示,即毫安挡在原(30mA)挡位接触不良;若无指示,就不必考虑毫安选择器 XK_1 接触点的问题。调节摄影千伏调节碳轮 B_{1-12},看千伏表是否有指示,若调节到其他位置千伏表有指示,故障就出现在自耦变压器与摄影千伏调节碳轮

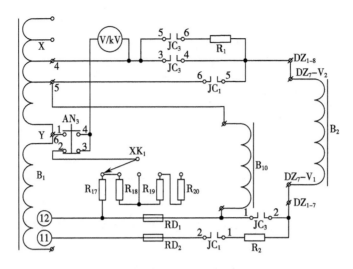

图 2-25 高压初级与管电压预示电路

在原位间接触不良或断路。在上述选择调节中,若千伏表仍无指示,应重点检查电阻 R_{17} 和 AN_3 的常闭触点是否断路,可用短路法试验。千伏表得电电路是:$B_{1-12} \rightarrow R_{17}$(或相应 R_{18}、R_{19}、R_{20})$\rightarrow XK_1 \rightarrow AN_3$(常闭)$\rightarrow$千伏表$\rightarrow B_{1-4}$。在上述回路中,若电阻 R_{18} 断路(设其他元件均为正常),故障现象是 100～200mA 挡千伏表均无指示;若电阻 R_{19} 短路,故障现象是 150mA 挡、200mA 挡千伏表无指示,其他毫安挡千伏表均有指示。所以说,遇到故障时,一定要认真分析电路,通过分析即可较快的找出故障的原因所在。

〔**例 2**〕透视时,踩下脚开关 K_6,透视高压接触器 JC_1 工作,但高压变压器初级端 V_1、V_2 无电压。即无射线产生,毫安表无指示。

故障分析:透视高压初级得电的电路是:$B_{1-11} \rightarrow RD_2 \rightarrow JC_1$(常开)$\rightarrow R_2 \rightarrow B_2 \rightarrow$(即 V_1、V_2)$\rightarrow JC_1$(常开)$\rightarrow B_{1-5}$。根据故障现象和原理分析,故障发生在上述回路之中,即某个触点、元件或导线断路。

故障检查:将透视千伏调节碳轮 B_{1-11} 调整在其他位置是否正常工作,若正常,则为 B_{1-11} 碳轮与自耦变压器间在原来位置处于断开状态。若故障仍现,将 RD_2 透视熔断丝拆下,用万用表 $R \times 1\Omega$ 挡测量是否导通,若为正常,此时可检查 R_2 透视保护电阻是否断路,用万用表 $R \times 1\Omega$ 挡测量即可判断其正常或异常。若上述两个元件均为正常,则应检查透视高压接触器 JC_{1-1}、JC_{1-2} 和 JC_{1-5}、JC_{1-6} 两对常开触点,是否正常。检查其两对常开触点时,用万用表 $R \times 1\Omega$ 挡测量线号 JC_{1-1}、JC_{1-2} 或 JC_{1-5}、Jc_{1-6} 两对常开触点,万用表应无指示。当用手人为将衔铁压合时,透视高压接触器的几对常开触点应闭合,万用表指针应发生偏转,指示无穷小,说明导通正常,反之则为异常。

〔**例 3**〕摄影时按手闸 AN_4,松开手闸后摄影接触器 JC_3 工作,但高压变压器 B_2 初级 V_1、V_2 两端无电压。即无射线产生,毫安表无指示,胶片不感光。

故障分析:根据故障和电路分析,摄影时,高压变压器初级得电回路是:$B_{1-12} \rightarrow RD_1 \rightarrow JC_3$ 常开触点(1/2)$\rightarrow B_2$ 初级(V_1、V_2)$\rightarrow JC_3$ 常开触点(瞬间经 $R_1 \rightarrow JC_3$)$\rightarrow B_{1-4}$。故障就在此回路之中。

检查方法:调节摄影千伏调节碳轮 B_{1-12} 至其他位置,按下摄影手闸 AN_4,松开手闸 AN_4

后,看毫安表是否有指示。若有指示,则为摄影千伏调节碳轮与自耦变压器间在原来位置处于有断路;若无指示,将 RD_1 熔断丝拆下,用万用表 $R \times 1\Omega$ 挡测量是否导通,若不导通,需更换同规格型号熔断丝,恢复原状后,曝光看毫安表是否有指示,若有指示,则为 RD_1 断路。将 RD_1 恢复正常,毫安表仍无指示,则按下列程序检查。断电打开控制台,将 DZ_{1-8}、DZ_{1-7} 线号断开,用万用表 $R \times 10\Omega$(或 $R \times 1\Omega$)挡,测量上述整个回路的通断情况。测量摄影高压接触器 JC_3 常开触点时,将其防护罩拆下,用力压合 JC_3 的三对大触点,测量 JC_{3-1}、JC_{3-2}(或 JC_{3-5}、JC_{3-6};JC_{3-3}、JC_{3-4})触点。正常状态,用力压其触点,万用表指针应指示无穷小处,异常则指针指示无穷大处,即为断开状态。检查时重点检查触点接触问题,也可顺着线号进行查线。

上述一条完整的回路,在检查该电路时,可分为两个支路进行检查。一条支路为 $B_{1-12} \rightarrow RD_1 \rightarrow JC_{3-1}$、$JC_{3-2}$(常开)$\rightarrow DZ_{1-7}$;另一支路为 $B_{1-4} \rightarrow JC_{3-3}$、$JC_{3-2}$(瞬间先经 JC_{3-5}、JC_{3-6} 和 R_1)$\rightarrow DZ_{1-8}$。若上述两条支路均为正常,则高压初级接线柱上 DZ_{1-7}、DZ_{1-8} 两端电压应正常。若上述故障仍出现,又如何解决呢? 问题就在控制台上 DZ_{1-7}、DZ_{1-8} 与高压发生器上 V_1、V_2 间导线断路,但可能性很小。

【思考题】

1. 假若千伏补偿电阻 R_{18} 断路,开机后调节毫安选择器 XK_1 不同毫安挡,千伏表有何反应?

2. 开机后,正常情况下 JC_{1-2}、JC_{1-6} 两端有电压吗? 电压随何而变?

3. 分析透视高压初级工作电路。

项目三十九 单相全波整流电路的工作特性

【培养目标】

1. 掌握单相全波整流电路的工作特性和常见故障分析与检查方法。

2. 通过观察单相全波整流电路中各整流管的工作情况和波形,掌握 X 线管的工作特性,加深对该电路原理简述的理解。

3. 培养学生的安全意识,养成良好的检测、试验习惯,发扬团队合作精神。

4. 使学生具有影像技士岗位必备的知识、能力和态度,胜任影像技士岗位工作。

【实训器材】

X 线机整流电路实验箱一台,示波器一台,万用表及常用工具等。

【原理简述】

单相全波整流原理简述见图 2-26。

【方法与步骤】

1. 将电路转换开关转换到单相全波整流。

2. 首先把管电压调节器、灯丝电压调节器调到零位(逆时针转动)。

3. 通电

(1)给 X 线机整流电路实验箱通电,电流毫安表指示为零。通过调整灯丝电压调节器,改变灯丝变压器 T_2 次级电压。

(2)通过调整管电压调节器,改变主变压器 T_1 的次级电压,即调整管电压。

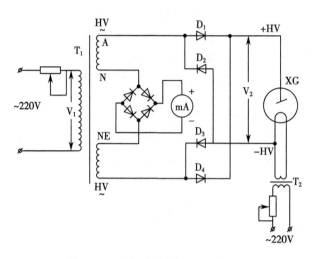

图 2-26 单相全波整流实验电路图

（3）先调灯丝电压,后调管电压,随时观察毫安表的变化。

4. 数据测量　掌握 X 线管的工作特性

（1）表 2-15,在管电压为 15V、25V 两种条件下,分别使灯丝电压为 1.0V、1.5V、2V、2.5V、3V,测量灯丝电压下相对应的各管电流数值,然后,做出灯丝发射特性曲线（$I_a - u_f$）。

表 2-15　灯丝发射特性测试表

灯丝电压 u_f	1.0V	1.5V	2V	2.5V	3V
$U_a = 15V$					
$U_a = 25V$					

（2）表 2-16,在灯丝电压 $U_f = 2V$ 时,调整管电压 U_a 为 5V、10V、15V、20V、25V、30V 对应各管电压分别测量管电流值,然后,做出阳极特性曲线（$Ia - U_a$）。

表 2-16　阳极特性测试表

管电压 U_a	5V	10V	15V	20V	25V	30V
管电流 I_a						

5. 用示波器观察管电压波形（$U_a = 20V$）。

【注意事项】

1. 管电压调节器在通电试验前要调到零位。

2. 在通电试验过程中,模拟 X 线管灯丝不要使其发亮。

3. 在调试过程中,数字毫安表不能显示为"1",这意味着已超出量程,否则将损坏数字毫安表。

4. 万用表测量电压时,要随时注意交流和直流挡位的转换。测量直流电压时,注意表笔的测量极性。

【思考题】

1. 在单相全波整流电路中见图 2-26,若一个二极管短路或断路将出现什么现象?

2. 根据做出的灯丝发射特性曲线和阳极特性曲线分析其特性。

项目四十 倍压整流电路的工作特性

【培养目标】

1. 掌握倍压整流电路的工作特性和常见故障分析与检查方法。

2. 通过观测倍压整流电路关键测试点间的电压、电流及电压波形,掌握倍压整流电路的工作状态和特性,加深对倍压整流电路原理简述的理解。

3. 培养学生的安全意识,养成良好的检测、试验习惯,发扬团队合作精神。

4. 使学生具有影像技士岗位必备的知识、能力和态度,胜任影像技士岗位工作。

【实训器材】

X 线机整流电路实验箱一台,示波器一台,万用表及常用工具等。

【原理简述】

倍压整流原理简述见图 2-27。

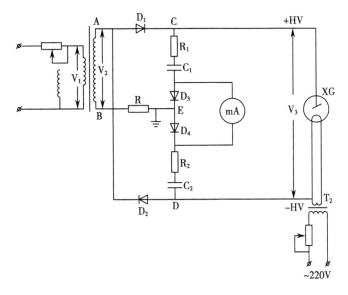

图 2-27 倍压整流电路实验

【方法与步骤】

1. 将电路转换开关转换到倍压整流。

2. 首先把管电压调节器、灯丝电压调节器调到零位(逆时针转动)。

3. 通电

(1)给 X 线机整流电路实验箱通电,电流毫安表指示为零。通过调整灯丝电压调节器,改变灯丝变压器 T_2 次级电压。

(2)通过调整管电压调节器,改变主变压器 T_1 的次级电压,即调整管电压。

(3)先调灯丝电压,后调管电压,随时观察毫安表的变化。

4. 调试

(1)使灯丝加热电压为 0V(即毫安表读数为 0),调节管电压调节器,使 T_1 的输出电压

V_2 分别为 5V、10V、15V,分别测出表 2-17 中 V_3 值。

表 2-17　空载下输入、输出电压关系表

V_2	mA	V_3
5	0	
10	0	
15	0	

（2）调整灯丝加热电压,使管电流指示在 1mA,V_2 分别为 5V、10V、15V 时,分别测出表 2-18 中 V_3 值。

表 2-18　负载下输入、输出电压关系表

V_2	mA	V_3
5	1	
10	1	
15	1	

（3）根据示波器测量的 VCD 波形,记录管电压的峰值 EP、最小值 EL、平均值 Em。

（4）管电压固定在 10V,管电流为 1mA,用示波器观测 CE、DE、CD、BE 间的电压波形。

（5）使 V_2 的电压值为 15V,调整灯丝电压,使管电流在 1.5mA、1mA、0mA 时观测电压波形,并绘出图形。

【注意事项】

1. 管电压调节器在通电试验前要调到零位。

2. 通电试验过程中,模拟 X 线管灯丝不能发亮,时间长了,易损坏 X 线管。

3. 在调试过程中,数字毫安表不能显示为"1",这意味着已超出量程。

4. 电路中由于电容的存在,注意电容的放电,不然会影响试验结果。

【思考题】

1. 简述倍压整流电路的原理。

2. 计算管电压的脉动率。

3. 怎样正确理解管电压脉动率和电工学中交流含量定义的不同?

4. 在图 2-27 中高压硅整流管 D_1、D_2 所承受的反向电压与 V_2 和 V_3 有什么关系? 管电流表回路的高压硅整流管 D_3、D_4 在电路中起什么作用?

项目四十一　旋转阳极启动、延时和制动电路试验

【培养目标】

1. 学会旋转阳极启动电路检测技术。

2. 掌握旋转阳极启动、延时和制动电路的结构、工作程序与工作回路。

3. 掌握旋转阳极启动电路的连接方法、故障检修,学会测试启动时的电流值、电压值和

正常运转后的电流值、电压值。

4. 培养学生的安全意识,养成良好的检测、试验习惯,发扬团队合作精神。

5. 使学生具有影像技士岗位必备的知识、能力和态度,胜任影像技士岗位工作。

【实训器材】

旋转阳极启动实训板一块(可自己设制,也可在 X 线机上进行,但必须将高压初级连接线 V_1、V_2 拆下,并换接上 220V、100W 灯泡,以便观察),电路连接见图 2-28。旋转阳极 X 线管管头 1 只(若自己设计,可将管套中间切开直径的 1/2,露出 X 线管转子,用有机玻璃罩住开口,以便观察 X 线管的启动运转等工作状态)。10A 交流电流表(或钳形电流表)1 只。220V 交流电压表 1 只。万用表及常用工具等。

【原理简述】

接通电源(0、1),按下手闸 AN,JC_4 线圈得电,其常开触点闭合,延时器 E 线圈得电,同时 JC_6 线圈得电,其常开触点切换,接通旋转阳极启动电路。当松开手闸 AN 后,JC_4 线圈、延时器 E 线圈、JC_6 线圈相继失电,其 JC_6(22/24)常开触点接通旋转阳极制动电路(延时数秒断开),旋转阳极 X 线管很快制动,停止运转。

【方法与步骤】

1. 将试验电路板与旋转阳极定子绕组的三个接线柱(0、Ⅰ、Ⅱ)接好。

2. 在启动电路中串入 10A 交流电流表和并入电压表。

3. 接通电源,接下手闸 AN,X 线管阳极启动并读出启动电流、运转电流、启动电压及运转电压的数据。

4. 将延时器 E 的延时时间调长至 2~2.5 秒,重复上述第 3 步骤。

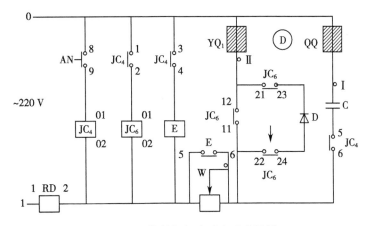

图 2-28　旋转阳极启动电路连接图

5. 分析上述电路的工作程序与各元器件得电的工作回路。

6. 列表记录如下数据,并进行比较

(1)电流表串入 0 线、Ⅰ线、Ⅱ线时启动的电流值。

(2)电压表并入 0 线-Ⅰ线、0 线-Ⅱ线、Ⅰ线-Ⅱ线时启动的电压值。

(3)分别测量正常运转后的电流值和电压值。

7. 单独测量并分别写出 0 线-Ⅰ线、0 线-Ⅱ线、Ⅰ线-Ⅱ线号间的直流电阻值。若管套上不标注 0、Ⅰ、Ⅱ数字序号,怎样判断出哪组是启动线圈和运转线圈?

【思考题】

1. 旋转阳极 X 线管启动时间为什么不宜过长？

2. 当 JC_6 延时触点(22/24)始终为断开状态,松开手闸后,会产生什么故障现象？

3. 当 JC_4 常开触点(1/2)始终为断开状态,会产生什么故障现象？

4. 当按下手闸 AN 时,JC_4 线圈不得电怎样检修？

项目四十二　旋转阳极启动电路的连接与试验

【培养目标】

1. 学会旋转阳极启动电路的连接与试验。

2. 熟练掌握旋转阳极启动、延时保护电路的原理、故障分析。

3. 培养学生的安全意识,养成良好的检测、试验习惯,发扬团队合作精神。

4. 使学生具有影像技士岗位必备的知识、能力和态度,胜任影像技士岗位工作。

【实训器材】

万用表一块,电秒表一块,转速表一块,自耦调压器一台,变压器(220V/70V)一台,旋转阳极启动、延时保护电路试验板一块,旋转阳极 X 线管一只,定子线圈一套,剖相电容(20 微法两个,4 微法一个),相关工具及导线等。

【原理简述】

由于旋转阳极 X 线管内的阳极端装有与阳极靶同轴的鼠笼式转子,因此要使阳极转动,必须在管子玻璃壳外壁靠近阳极端装一个有铁心和绕组构成的定子,构成单相异步电机。定子绕组分启动绕组和工作绕组,为使电机能够自行启动,两个绕组以 90° 空间角镶嵌在圆形定子铁心上,通过剖相电容将时间上相差 90° 的两相交流电引入定子绕组,产生旋转磁场,使阳极转动。同时,为在曝光前确保旋转阳极启动,并达到额定转速后才能接通高压进行曝光。所以在 X 线机电路中都设有旋转阳极延时保护电路。其原理简述是在工作绕组中串联一电流继电器或互感器,以监测工作绕组是否有启动电流流过;在启动绕组串联的剖相电容器两端并联一只电压继电器或电压互感器,以监测启动绕组是否有启动电流流过。只有当工作绕组和启动绕组都工作正常时,延时器才能工作,经过 1 秒左右的延时,旋转阳极达到额定转速后,旋转阳极启动、延时保护电路才能接通高压电路,X 线机曝光才能进行。

【方法与步骤】

见图 1-11 为旋转阳极启动及保护电路。

1. 电路的连接

(1)将调压器输入端串接开关 SK 后接交流 220V,调节调压器使其输出 120V 和 70V 电压。

(2)将 120V 输出端接入旋转阳极启动电路。

(3)将 70V 输出端接入延时保护电路。

(4)断开旋转阳极启动、延时保护电路板中的灯丝电流检测回路。

2. 电路检测与试验。经检查电路连接无误后,进行如下检测与试验

(1)按下开关 SK,X 线管旋转阳极开始转动,经 0.8 ~ 1.2 秒延时后,观察旋转阳极启动保护继电器 J_4 工作情况。

（2）测量旋转阳极启动、延时保护电路板中的三极管静态和动态工作点电压。用万用表测量旋转阳极启动、延时保护电路中的充电电容器（C_{201}）两端的电压。

（3）用电秒表测量旋转阳极启动、延时保护电路的延时时间，并用转速表测量旋转阳极转速。

（4）调节电阻、电容器组成的充放电回路中的电位器（R_{206}），观察启动、延时保护继电器J_4的工作过程。

【注意事项】

1. 注意检查接线是否正确。

2. 连接检测过程中，注意安全，防止触电。

【思考题】

1. 旋转阳极启动、延时保护电路在X线机中起什么作用？

2. 哪些原因可以造成旋转阳极不转动？

3. 当旋转阳极启动、延时保护电路中任一检测电路工作不正常时，将产生什么现象？

4. 造成X线管阳极转速不够的原因有哪些？

项目四十三　X线管容量保护电路通电试验

【培养目标】

1. 学会X线管容量保护电路通电试验技术。

2. 通过测试进一步掌握容量保护电路的结构、工作原理。

3. 培养学生的安全意识，养成良好的检测、试验习惯。

4. 使学生具有影像技士岗位必备的知识、能力和态度，胜任影像技士岗位工作。

【实训器材】

F_{30}-ⅡF型X线机1台，导线及鳄鱼夹若干，万用表及常用工具等。

【方法与步骤】

见图1-13，F_{30}-ⅡF型X线管容量保护电路。

1. 拆开控制台四周护板，逐一认识各元部件及接线关系，正确认识容量保护印刷电路板元件位置图。

2. 将万用表置于控制台面便于观察的位置上，选择直流电压挡接在R26的滑动臂与整流桥输出负端之间。

3. 为安全起见，断开高压初级接线V_1、V_2和灯丝初级接线F_0、F_1、F_2。

4. 开机调整电源电压至标准位，选择技术参数至摄影状态，根据X线机的说明书中最高额定使用条件的规定或瞬时负荷特性曲线进行调整。

5. 选择毫安为基本参量，改变千伏和时间，先用允许条件进行一次曝光试验，再用超负荷进行一次曝光试验，看其电路工作是否正常。

根据F_{30}-ⅡF型X线机最高额定使用条件表，选用大焦点200mA、90kV、1.0秒进行一次曝光，JD_{12}不工作，过载指示灯不应燃亮，即无过载信号指示，听到摄影高压接触器JC_3有吸合声；然后保持毫安、千伏不变，将时间增至1.2秒，JD_{12}工作，此时过载指示灯应燃亮，表示已过载，在这种状态下，按下曝光按钮，机器则不能曝光。保持毫安、秒不变，而将千伏升高至95kV,此时过载指示灯也应燃亮,按下曝光按钮也不会曝光。用同样方法,逐挡试验,如果都符合表中规定,则容量限制电路工作正常。

6. 试验完毕,复原,回位。

【思考题】

1. 简述容量保护电路的原理?

2. 简述容量保护电路通电试验的方法?

3. 通过试验分析说明设置容量保护电路的意义。

4. 若图2-30中的BG_1或BG_2击穿损坏,该容量保护电路将出现什么现象?

项目四十四 X线管容量保护电路故障分析与检修

【培养目标】

1. 学会X线管容量保护电路故障分析与检修,达到举一反三之目的。

2. 通过测试进一步掌握容量保护电路的原理简述。

3. 培养学生的安全意识,细心谨慎,严格训练规程,爱护机器设备。

4. 使学生具有影像技术岗位必备的知识、能力和态度,胜任影像技术岗位工作。

【实训器材】

F_{30}-ⅡB型X线机1台,导线及鳄鱼夹若干,万用表及常用工具等。

【方法与步骤】

X线管容量保护电路见图2-29。在故障检查中,设自耦变压器B_{1-1}与控制电路熔断器RD_3两端有正常输出电压。谈某单元电路产生故障时,都是假设其他电路均为正常状态,不然就没有一个参考点。当某故障发生时,不能说所有的电路都出现了问题,只能说某个电路

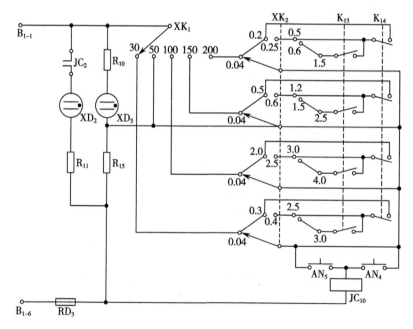

图2-29 X线管容量保护电路

（或几个电路）、某个元件、触点、导线（或几个触点、元件及导线）损坏或断路。在前面故障现象分析检查和下面所谈到的现象中，都是以这个基本观点为出发点。

[例1] 摄影时，按下手闸 AN_4（或 AN_5），摄影预备继电器 JC_{10} 不工作。

故障分析与检查：根据故障现象分析，由于 B_{1-1} 与 RD_3 两端有正常的输出电压，故障原因就存在于：毫安选择器 XK_1、时间选择器 XK_2、高压过载分段开关 K_{13}、K_{14}、摄影手闸 AN_4、点片按钮 AN_5 和摄影预备继电器 JC_{10} 以及导线之中。简单地讲，故障原因很可能为过载造成，即 JC_{10} 线圈得电电路处于断路。故障现象中谈到透视、摄影均不能进行。根据原理分析可知，当预置条件超过规定值时，摄影预备继电器 JC_{10} 不工作，过载指示灯 XD_3 燃亮，给过载信号。若过载指示灯损坏或 XD_3 电路处于断路状态，使 XD_3 不亮，但不等于就没有过载。如何快速检修呢？将千伏、毫安、时间任何一个条件降低或将毫安选择器 XK_1 置 50mA 挡，只要是预置条件未过载，通过上述操作，机器透视或摄影均会恢复正常工作。当预置条件未超过规定值，按下手闸 AN_4（或点片按钮 AN_5），摄影预备继电器 JC_{10} 不工作，又如何检修呢？断开高压初极 V_1、V_2。用万用表交流电压 250V 挡，将两表笔并在摄影预备继电器 JC_{10}（线号 JC_{10-01}、JC_{10-02}）线圈两端，按下手闸 AN_4（或点片按钮 AN_5）万用表是否有 220V 左右正常电压。若有，则为摄影预备继电器 JC_{10} 线圈断路，需要更换同型号元件，JC_{10} 即可恢复正常工作；若无，将机器断电，检查 JC_{10} 线圈得电工作的部分回路。具体检查方法以毫安选择器置 50mA 挡为例，摄影预备继电器 JC_{10} 线圈的得电工作电路：$B_{1-1} \rightarrow XK_1$（50mA）$\rightarrow AN_4$（或 AN_5）$\rightarrow JC_{10}$ 线圈 $\rightarrow RD_3 \rightarrow B_{1-6}$。由于 B_{1-1}、RD_{3-2} 两端有正常输出电压，所以检查的元件只有 XK_1、AN_4（或 AN_5）、JC_{10} 和之间导线即可。将 RD_3 熔断器断路，用万用表 $R \times 100\Omega$ 挡，逐步检查上述元件和导线（注意顺着电路图上所标线号逐步检查）即可判断故障所在。在检测 JC_{10} 线圈的工作电路中，用测量电压的方法，可较快地判断故障的原因。

[例2] 摄影时，按下摄影手闸 AN_4，摄影预备继电器 JC_{10} 工作，中间继电器 JD_4 工作，透视摄影交换继电器 JC_2 工作，但摄影高压指示灯 XD_2 不亮。

故障分析与检查：当 JC_2 工作时，其常开触点闭合，接通 XD_2 指示灯电路。根据故障现象分析，故障原因是 JC_2 常开触点、XD_2、R_{11} 元件损坏或触点不能正常闭合以及导线断路。如何快速检修呢？将使用条件预置过载位，过载指示灯 XD_3 是否燃亮，若燃亮，即排除了 R_{11} 下方一部分导线；断电，将 JC_2 常开触点短路；若 JC_2 常开触点损坏，开机（不按手闸 AN_4），XD_2 指示灯应燃亮，即 JC_2 常开触点损坏。若短路仍不亮，机器断电，将 RD_3 断开，用万用表 $R \times 1k$（或 10k）挡，表笔一端放在 RD_3 端，另一表笔放在 R_{11} 端，若无指数，则 R_{11} 元件损坏或导线断路，正常时，万用表指示 51kΩ 左右。若为正常，机器断电，用万用表 $R \times 1\Omega$（或 $R \times 10\Omega$）挡，测量 JC_2 常开触点两端，人为将 JC_2 的常开触点压合，若万用表指示偏转接近为零，说明 JC_2 常开触点正常。假设只有 XD_2 指示灯损坏，用测量电压法即可很快判断出来。测量 XD_2 两端电压，有电压则为 XD_2 损坏，无电压则为 XD_2 两端元件、触点或导线断路。

[例3] 当预置条件超过规定值时，XD_3 过载指示灯不燃亮。

故障分析与检查：当预置条件超过规定值时，透视、摄影均不能进行，过载指示灯 XD_3 应燃亮，给过载信号。检修时，打开控制台，将正常的高压指示灯 XD_2 与过载指示灯 XD_3 调换，机器通电，若燃亮，说明原过载指示灯 XD_3 损坏，需更换同型号元件即可恢复正常，若仍不燃亮，说明故障原因在 XD_3 两端元件（R_{10}、R_{12}）或导线之中。检修时，将 RD_3 断开，用万用表欧姆挡，检查上述元件或导线，即可判断出故障原因所在。

【思考题】

1. 简述图 2-31 容量保护电路的工作原理。

2. 在图 2-31 中为何 50 毫安挡不存在过载?

3. 若三参数调节过载,JC_{10}不工作,怎样快速修复故障?

项目四十五　F_{78}-Ⅱ型 X 线机单元电路试验

【培养目标】

1. 学会 F_{78}-Ⅱ型 X 线机单元电路试验。

2. 掌握 F_{78}-Ⅱ型 X 线机各单元电路在控制台内的实际结构与布局,通过试验与测试进一步掌握 F_{78}-Ⅱ型 X 线机单元电路的结构与各单元电路的工作原理。

3. 培养学生的安全意识,细心谨慎,严格训练规程,爱护机器设备。

4. 使学生具有影像技术岗位必备的知识、能力和态度,胜任影像技术岗位工作。

【实训器材】

F_{78}-Ⅱ型 X 线机 1 台,导线及鳄鱼夹若干,万用表及常用工具等。

【原理简述】

F_{78}-Ⅱ型 300mA X 线机是单相全波整流 X 线机的代表产品,具有透视、普通摄影、滤线器摄影、点片摄影和直线体层摄影功能。

1. 主要技术参数

(1)对电源的要求:电源供电形式为三相四线制。电源电压单相 220V、50Hz 或三相两线 380V、50Hz;电源容量不小于 25kVA;电源波动范围为 ±10%;频率波动范围为 ±0.5Hz,电源内阻在电源电压为 220V 时应小于 0.3Ω,380V 时应小于 0.9Ω。

(2)透视:管电压 40～100kV,管电流 0.5～5mA 连续调节。在 75kV、3mA 条件下可连续透视。

(3)摄影:管电压 50～125kV 连续调节,其误差小于 ±7%;管电流 25～400mA 分七挡任意选择;曝光时间 0.02～5 秒分 23 挡任意选择。

(4)诊视床:为单支点电动回转床面移动式,其床身转动范围 +90°～-15°;床面电动向头端伸出 50cm。

(5)点片架:床身直立时,点片架的活动范围为:纵向(上、下)96～159cm(荧光屏中心距地面);横向(左、右)±12cm(荧光屏中心);压迫方向(前、后)15～45cm(点片架后盖板距床面)。备有固定滤线栅,其规格是:栅比 N=8,密度 R=40L/cm,焦距 F=70cm 点片摄影时可做全幅、二分割、四分割摄影。

(6)摄影床:床面为手动双向移动式,纵向能向两端各伸出 60cm;横向移动范围 ±10cm。电磁锁止。床下备有活动滤线器,滤线栅的规格为:N=8,R=40L/cm,F=70cm。

(7)体层装置:单轨迹直线式,摆角为 10°、30°、50°;层高调节为电动式,其范围 0～22cm;曝光时间 2 秒。

2. 主要特点

(1)三钮制控制:该机采用千伏、毫安、时间三参数自由选配的方式进行调节。但需先选好毫安,再选千伏和曝光时间 s。

（2）容量保护：设有上述三参数连锁的容量保护电路,以保证 X 线管一次摄影不超过该管的最大容量。

（3）曝光准备时间为 1.2 秒 X 线管大小焦点切换及升温过程随旋转阳极启动的 1.2 秒延时而有同样的增温时间,使灯丝温度达到稳态。曝光结束后,所有条件均恢复到透视状态,以延长 X 线管灯丝寿命。

（4）自检功能 X 线管旋转阳极的启动、运转及灯丝加热回路都设有保护电路。当出现旋转阳极不能启动运转、灯丝加热不正常等故障时,曝光不能进行,从而保护 X 线管。

（5）台次切换：诊视床（Ⅰ台）和摄影床（Ⅱ台）的选择,分别由各自的开机按钮控制,需用哪一台时可按下相应的开机按钮。为方便联系设有通讯电路,在工作过程中若某一台需要使用,可先按下通讯按钮通知对方,待对方关机后,方可开机使用。

（6）曝光控制方式 曝光的控制采用两种不同的方法,普通摄影、滤线器摄影、体层摄影采用按下手闸预备、松开手闸曝光的方法；点片摄影时则来用按下曝光开关曝光,曝光结束后松开曝光开关的方法。

（7）备用 400mA 挡：为充分发挥机器效能,该机备有 400mA 挡（SP）以供需要时使用。

3. 电路结构　见图 2-30。

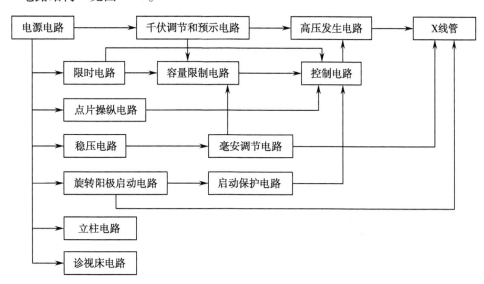

图 2-30　F_{78}-Ⅱ型 X 线机电路原理方框图

【方法与步骤】

1. 电源电路试验

（1）在控制台内查找电源电路,了解其实际布局结构。

（2）电源电路结构分析及测量。

（3）电源电路原理简述分析。

2. 高压初级与管电压预示电路试验

（1）在控制台内查找该电路并了解其实际结构布局。

（2）高压初级电路结构分析及测量。

（3）管电压预示千伏补偿电路板测量。

(4)电路原理简述分析。

3. X线管灯丝加热初级电路试验

(1)查找灯丝加热初级电路在控制台内的结构布局。

(2)灯丝加热初级电路结构分析及测量。

(3)灯丝加热初级电路原理简述分析。

4. 限时电路试验

(1)查找限时电路在控制台内的结构布局。

(2)分析点片限时、摄影限时及保护电路原理简述。

5. 旋转阳极启动、延时保护电路试验

(1)熟悉阳极启动、延时保护电路板结构。

(2)旋转阳极启动、延时保护电路原理简述分析。

6. 容量保护电路试验

(1)熟悉和分析电路板结构。

(2)分析容量保护电路的原理简述及作用。

【思考题】

1. F_{78}-Ⅱ型X线机主要技术参数及特点?

2. 各单元电路构成及相互关系?

项目四十六 晶体管限时电路的测试

【培养目标】

1. 学会晶体管限时电路的测试技术。

2. 通过测试进一步掌握晶体管限时器的电路结构、工作原理。

3. 使学生具有踏实、细致的工作态度,严谨、科学的工作作风。

4. 使学生具有影像技士岗位必备的知识、能力和态度,胜任影像技士岗位工作。

【实训器材】

SF501型X线机控制台1台(若该校实验室没有,可用其他机型号代替),JS14A-10/220Y型晶体管限时器组件1个(可从SF501型X线机控制台内取出用),自备自耦调压变压器1台,401型电秒表1台,1.5V电池2只,电筒灯泡1个,导线及鳄鱼夹若干,万用表及常用工具等。

【方法与步骤】

1. 拆开JS14A-10/220Y型晶体管限时器组件外壳,逐一认识各元件及连接关系,见图2-31。

2. 将自备的自耦调压变压器的输出电压调准为220V,经一闸刀开关后接到JS14A-10/220Y型晶体管限时器组件的1、2脚,加长7、8脚引线至SF501型X线机控制台内的时间选择器电阻群上。

3. 将JS14A-10/220Y型晶体管限时器组件的5、6脚串接入一由3V电池供电的手电筒灯泡电路中,即由图2-31中的 J_1 触点来控制电筒灯泡的燃亮与熄灭,模拟代表X线的产生与停止。

4. 将万用表调到直流电压挡并接在图 2-31 中电容 C_4 两端以监测其充电的电位上升情况。

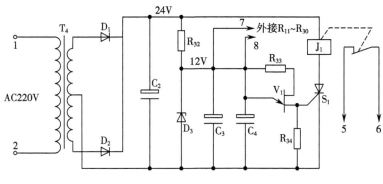

图 2-31 SF501A 型 X 线机限时电路

5. 在控制台面板上分别选择不同时间挡位,合上闸刀开关,注意观察电容 C_4 的充电电位上升情况与电筒灯泡的燃亮、熄灭的关系。

6. 将上第 3 条中的电筒灯泡与电池去除,将限时器组件 5、6 脚接到 401 型电秒表上,重复上第 5 条操作,注意观察电容 C_4 的充电电位上升情况、电秒表的读数,作记录并与控制台面板上所选的时间相对照分析。

7. 实训完毕,复原,回位。

【思考题】

1. 通过测试数据分析,简述图 2-31 晶体管限时器的原理。

2. 若测试结果各挡曝光时间均有所延长,分析其故障原因?

项目四十七 晶体管限时器的制作

【培养目标】

1. 学会晶体管限时调试方法,提高操作技能。

2. 通过对晶体管限时器的安装和调试,进一步了解限时器的工作原理。

3. 使学生具有踏实、细致的工作态度,严谨、科学的工作作风。

4. 使学生具有影像技士岗位必备的知识、能力和态度,胜任影像技士岗位工作。

【实训器材】

每组配备器材:①印刷电路板(或自制)1 块,万用表 1 块,示波器 1 台,25W ~ 45W 电烙铁 1 把,电工工具,低压电源 1 台。②多掷单刀开关,电源开关各 1 个。③继电器 JZ7-44 (R_{y1})、JRX-13F(R_{y2})、JC0-10(R_{y1})各 1 个。④晶体管 BT35A(UJT)、3CT1KF(SCR)、2CW 型稳压器各 1 个,2CP20 二极管(D_1、D_2)2 个,桥式整流器(12V)1 个(或 $4 \times 2CP20$)。⑤电阻 R_1 为 10Ω、R_2 为 1kΩ、R_3 为 10kΩ、R_4 为 200Ω,限时电阻 R 用 0.1kΩ、0.5kΩ、1kΩ、10kΩ 各 1 个。⑥电解电容 $C_1 = 100\mu F(25V)$。

【方法与步骤】

实训电路见图 2-32。

1. 元件焊接前先检查各元件质量。如电容器是否漏电,电阻器阻值,二极管正、反向电

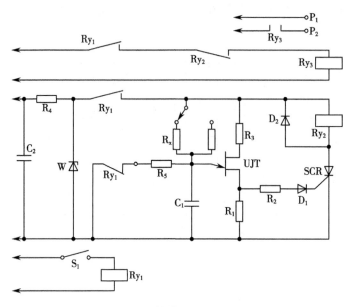

图 2-32 一种简单的晶体管限时电路

阻等。记录限时电阻的阻值,二极管正反向电阻。

2. 按照电路图在电路板上焊接元件。焊接结束认真核对,无误后再由指导老师检查。

3. 通电试验,若电路故障,应立即切断电源。

4. 用电秒表或示波器测定曝光时间,改变电阻值(电阻的挡次),分别记录限时时间。

【注意事项】

1. 注意检查接线是否正确。

2. 试验过程中,注意安全,防止触电。

【思考题】

1. 通过制作和调试,分析图 2-32 晶体管限时电路原理。

2. 若单结晶体管 UJT 断路,分析其产生的故障现象?

项目四十八 限时电路故障分析与检查

【培养目标】

1. 学会限时电路的故障分析与检查技术,达到举一反三之目的。

2. 通过测试进一步掌握限时器电路的电路结构、工作原理。

3. 使学生具有踏实、细致的工作态度,严谨、科学的工作作风。

4. 使学生具有影像技士岗位必备的知识、能力和态度,胜任影像技士岗位工作。

【实训器材】

F_{30}-ⅡB 型、F_{30}-ⅡC 型或 F_{30}-ⅡD 型 X 线机一台,401 型电秒表 1 台,导线及鳄鱼夹若干,万用表及常用工具等。

【方法与步骤】

电子管限时器电路见图 2-33。设磁饱和谐振式稳压器 B_{11} 有正常输出电压。

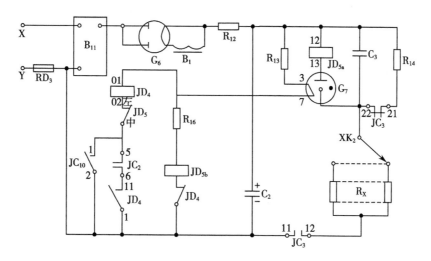

图 2-33 电子管限时器电路

[例 1] 按下手闸 AN_4，松开手闸后曝光不止。

故障分析：按下手闸 AN_4，JC_{10} 工作→JD_4 工作→JC_2 工作；松开手闸 AN_4→JC_{10} 断电停止工作→JC_3 得电工作→接通高压，曝光开始，同时 JC_3 的常开触点（11/12）接通限时电容器 C_3 开始充电，限时开始→经过预置曝光时间，G_7 导通、继电器 JD_5 工作→将其常闭触点（左/中）切断→JD_4 断电停止工作→JC_3 断电，切断高压，曝光结束。

故障检查：根据故障现象和原理分析，故障出现在：JC_3（11/12）常开触点、R_x 电阻群、XK_2 时间选择器、C_3 限时电容器、G_7 辉光放电管和极化继电器 JD_{5b} 线圈或电路导线之中。如何快速判断故障所在部位？打开控制台，将高压初极 DZ_{1-7}（V_2）断开。机器通电，按、松手闸 AN_4 后，观察限时放电管 G_7 是否辉光，若有辉光，仍出现上述现象，说明限时继电器左、中触点未断开；若限时放电管 G_7 没有辉光，将放电管 G_7 与硅管超压保护管 G_8 进行调换，若机器能恢复正常工作，说明 G_7 管已损坏，更换同型号 G_7 管即可。若不能使机器恢复正常工作，将限时继电器 JD_5（极化继电器）从插座内拔下、用万用表 $R \times 1k$ 挡测量 JD_{5b}（12/13）插脚，正常电阻值为 2250Ω，若损坏需要换同型号 JD_5 限时继电器。

用测量电压法，可较快判断某元件、某触点好坏。其方法是：拆下高压初级引线，将万用表拨直流电压 250V 挡，表笔接在 C_3 两端（注意正负极），时间选择 3 秒以上，进行一次曝光。万用表指针应逐渐上升到 100V 左右的电压值，若无，暂时不要考虑限时放电管 G_7 和限时继电器 JD_5 两元件，重点检查 JC_3（11/12）常开触点、限时电容器 C_3 的好坏。例如 JC_3（11/12）常开触点，若始终处于断开状态，或 C_3 击穿，均可产生上述故障现象。检查 C_3 或 JC_3（11/12）常开触点时，应将线路断开，单独判断其元件或触点好坏。当然也不能排除 JC_3（11/12）常开触点至 C_3 间电路中的时间选择器 XK_2、限时电阻 R_x 电路中导线处于断开状态，若处于断开状态，同样会产生上述故障现象。若测量 C_3 两端电压过低，测电容器 C_3 是否漏电；若 C_3 两端电压正常，则限时放电管 G_7 损坏或限时继电器 JD_{5b} 线圈断路。

[例 2] 摄影时，时间选择器 XK_2 调节到任何时间挡，曝光时间均一样。

故障分析与检查：根据原理分析，控制电路的元件均已正常工作，故障原因出现在限时电路之中。具体说，故障原因存在于中间继电器 JD_4 维持工作电路之中。即 JD_4（线号

JD$_{4-1}$、JD$_{4-11}$)常开触点、JC$_2$(线号 JC$_{2-5}$、JC$_{2-6}$)常开触点或连接的导线处于断路状态,为什么?根据故障分析可知:当按下手闸 AN$_4$ 后,JC$_{10}$ 工作,其常开触点(线号 JC$_{10-1}$、JC$_{10-2}$)闭合、JD$_4$ 工作、JC$_2$ 工作;松手闸 AN$_4$,JC$_{10}$ 断电,其常闭触点(JC$_{10-23}$、JC$_{10-24}$)恢复原状,接通 JC$_3$,高压初极得电。JC$_3$ 得电,为什么立即断电? 当松开手闸 AN$_4$ 时,JC$_{10}$ 断电的同时,JC$_3$ 电路接通,JD$_4$ 得电工作电路 JC$_{10}$ 常开触点(线号 JC$_{10-1}$、JC$_{10-2}$)切断,正常情况下,JD$_4$ 只能通过 JD$_4$ 常开触点和 JC$_2$ 常开触点来维持工作。由于 JD$_4$ 继电器维持工作电路中的 JD$_4$ 常开触点或 JC$_2$ 的常开触点以及触点、导线断路,不能维持 JD$_4$ 继电器正常工作,所以出现上述故障现象。检修时,应重点检查 JD$_4$ 或 JC$_2$ 这两对常开触点。当人为将其元件 JD$_4$ 或 JD$_2$ 触点压合时,用万用表 R×1Ω 挡,单独检查上述两对常开触点,即判断出故障原因所在。也许要问,既然 JD$_4$ 继电器维持工作电路中的 JD$_4$ 或 JC$_2$ 这两对(或一对)触点断开了,为什么 JC$_3$ 工作后,立即断电? 这是由于 JC$_{10}$ 断电时,JC$_{10}$ 常闭触点(线号 JC$_{10-23}$、JC$_{10-24}$)比 JC$_{10}$ 常开触点(线号 JC$_{10-1}$、JC$_{10-2}$)恢复原状要快一点,即 JC$_{10}$ 常闭触点先接通 JC$_3$、JC$_{10}$ 常开触点后切断 JD$_4$,由于 JD$_4$ 继电器断电,JC$_3$ 立即停止工作。说明 JC$_{10}$ 上述两对触点间存在着很短的时间差。

[例 3] 普通摄影时,实际曝光的时间,比时间选择器预置的时间短。

故障分析与检查:当摄影高压接触器 JC$_3$ 断电,曝光结束时,其常闭触点(线号 JC$_{3-21}$、JC$_{3-22}$)接通限时电容器 C$_3$ 放电电路,C$_3$ 经 R$_{14}$ 进行放电,保证下次摄影时间准确性。所以,若 C$_3$ 的放电电路处于断开状态,会产生上述故障现象。在实际中,凭感觉判断曝光时间是否正常,无法判断精确。假设 C$_3$ 的放电回路(C$_3$ 下端→JC$_3$ 常闭触点)→R$_{14}$→C$_3$ 上端)始终处于断开状态,通过原理图分析,实际曝光时比预置曝光时要缩短。如果用电秒表(也叫同步瞬时记时器)进行检证,可证明上述结论正确。

【思考题】

见图 2-33。

1. 若 JC$_2$(5/6)常开触点始终为断开状态,摄影时会出现何故障现象?

2. 若辉光放电管 G$_7$ 损坏或极化继电器 JD$_{5a}$ 线圈断路,摄影时会出现何故障现象?

3. 若滤波电容器 C$_2$ 漏电,摄影时会出现何故障现象?

项目四十九　F$_{78}$-Ⅱ型 X 线机控制电路试验

【培养目标】

1. 学会 F$_{78}$-Ⅱ型 X 线机控制电路试验,熟练掌握各功能操作。

2. 掌握 F$_{78}$-Ⅱ型 X 线机控制电路的结构与各控制电路原理及控制流程、控制面板结构及作用。

3. 使学生具有踏实、细致的工作态度,严谨、科学的工作作风,培养学生安全意识,发扬团队合作精神。

4. 使学生具有影像技士岗位必备的知识、能力和态度,胜任影像技士岗位工作。

【实训器材】

F$_{78}$-Ⅱ型 X 线机 1 台,白炽灯泡 220V、100W2 只,灯座 2 个,导线(或鳄鱼夹线)若干,万用表及常用工具等。

【原理简述】

操作控制电路是指操纵和控制 X 线机曝光环节,实习各种技术操作的电路。F_{78}-Ⅱ型 X 线机的操作控制电路主要包括透视、点片摄影、一般摄影、滤线器摄影、体层摄影及电动诊视床摄影控制电路。其控制原理是根据临床检查要求,选择不同的床位、检查方法、摄影条件、配合床及 X 线管的运动,经过曝光手开关或脚开关等器件发出信号,命令执行机构,使曝光环节(高压发生器和 X 线管组件)发生 X 线,并根据检查要求,经脚开关或控时系统及时准确的控制 X 线停止,完成 X 线检查的全过程。

【方法与步骤】

1. 透视控制电路试验

(1)熟悉和掌握透视控制电路结构原理。

(2)熟练掌握透视控制电路操作及原理简述。

2. 点片摄影控制电路试验

(1)掌握点片摄影控制电路结构原理。

(2)熟练掌握点片摄影控制电路操作及原理简述。

3. 普通摄影控制电路试验

(1)掌握普通摄影控制电路结构原理、控制程序。

(2)熟练掌握普通摄影控制电路操作及注意事项。

4. 滤线器摄影控制电路试验　掌握电路结构原理、熟练操作。

5. 体层摄影控制电路试验

(1)了解体层摄影控制电路的结构原理,控制程序及作用。

(2)熟悉和掌握体层摄影操作。

6. 电动诊视床及摄影床操作电路试验

(1)熟悉电动诊视床控制电路结构及原理简述。

(2)掌握床控操作及注意事项。

(3)熟悉 X 线管支持装置、摄影床及立位滤线器摄影设备的电路结构及原理简述。

(4)掌握 X 线管支持装置、摄影床及立位滤线器摄影设备的操作。

【思考题】

1. 点片摄影操作的工作程序及注意事项?

2. 滤线器摄影操作程序?

项目五十　X 线机摄影限时电路试验

【培养目标】

1. 学会 X 线机摄影限时电路的常见故障排除的方法。

2. 掌握摄影限时电路的原理简述及在 X 线机中的应用。

3. 使学生具有踏实、细致的工作态度,严谨、科学的工作作风,发扬团队合作精神。

4. 使学生具有影像技士岗位必备的知识、能力和态度,胜任影像技士岗位工作。

【实训器材】

X 线机摄影限时电路实验箱,万用表及常用工具一套等。

【原理简述】

原理简述见图 2-34。当按下 SW_2 曝光按钮时,一路继电器 J_6 工作,继电器 J_6 常开触点闭合,曝光开始。另一路电流通过电阻 RX_1(RX_2、RX_3)向电容器 C_{22} 充电,当充到电压一定值时,单结晶体管 BG_{92} 导通。晶闸管 BG_{97} 控制极得到一触发脉冲(触发脉冲信号电压 400mV 左右),使 BG_{97} 导通,继电器 J_7 工作,J_7 的 2~8 常闭触点断开,继电器 J_6 失电,同时,继电器 J_6 闭合触点打开,曝光限时结束。由于 J_7 的工作,J_7 另一个常开触点闭合,25V 电源电压对电容 C_{21} 快速充电,BG_{93}、BG_{98} 导通,继电器 J_8 工作,继电器 J_8 的 2~4 闭合触点断开,使 J_6 继电器线圈再次断电,从而起到曝光限时的保护作用。

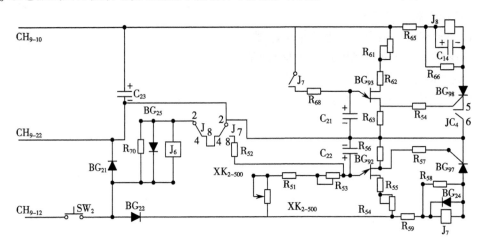

图 2-34　摄影限时电路

【方法与步骤】

1. 接通电源,按下启动旋转阳极启动按钮。

2. 按下曝光按钮,观察 J_6 工作,曝光指示灯亮,意味着 X 线开始发生。同时 C_{22} 充电,当电容器 C_{22} 两端电压达到单结晶体管的峰点电压时,单结晶体管 BG_{92} 导通,BG_{97} 可控硅导通,J_7 工作,J_6A 失电,曝光指示灯灯灭,意味着 X 线曝光结束。

3. 调节曝光时间旋钮 XK_{2-500},调整限时时间,观察曝光时间的变化。

4. 重复操作时,先关闭启动旋转阳极,再按上述操作进行。

【思考题】

1. 限时器在 X 线机中起什么作用?

2. 限时器不工作是由哪些原因造成的?

3. 摄影时间不准确是由哪几种原因造成的?

项目五十一　X 线机曝光时间测量

【培养目标】

1. 学会 X 线机曝光时间的测量与调整,掌握常见故障排除方法。

2. 熟悉 X 线机曝光曝光原理、曝光过程,掌握 X 线机曝光时间的测量及调整方法。

3. 使学生具有踏实、细致的工作态度,严谨、科学的工作作风,发扬团队合作精神。

4. 使学生具有影像技士岗位必备的知识、能力和态度,胜任影像技士岗位工作。

【实训器材】

X线机曝光时间测量实验仪,万用表及常用工具一套等。

【原理简述】

原理简述见图2-35。当按下 SW_2 曝光按钮时,一路继电器 J_6 工作,继电器 J_6 常开触点闭合,曝光开始。另一路电流通过电阻 RX_1(RX_2、RX_3)向电容器 C_{22} 充电,当充到电压一定值时,单结晶体管 BG_{92} 导通。晶闸管 BG_{97} 控制极得到一触发脉冲(触发脉冲信号电压400mV 左右),使 BG_{97} 导通,继电器 J_7 工作,J_7 的 2~8 常闭触点断开,继电器 J_6 失电,同时,继电器 J_6 闭合触点打开,曝光限时结束。由于 J_7 的工作,J_7 另一个常开触点闭合,25V 电源电压对电容 C_{21} 快速充电,BG_{93}、BG_{98} 导通,继电器 J_8 工作,继电器 J_8 的 2~4 闭合触点断开,使 J_6 继电器线圈再次断电,从而起到曝光限时的保护作用。测量用电秒表 A 与 J_6 串联在一起,J_6 得电,曝光开始,电秒表 A 开始动作;J_6 失电,曝光完毕,电秒表 A 动作结束,其间时间即为曝光时间。

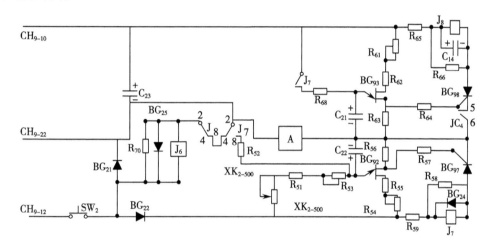

图 2-35 曝光时间测量电路

【方法与步骤】

1. 接通电源,按下启动旋转阳极启动按钮。

2. 按下曝光按钮,观察 J_6 工作,曝光指示灯亮,意味着 X 线开始发生。同时 C_{22} 充电,当电容器 C_{22} 两端电压达到单结晶体管的峰点电压时,单结晶体管 BG_{92} 导通,BG_{97} 可控硅导通,J_7 工作,J_6A 失电,曝光指示灯灯灭,意味着 X 线曝光结束。曝光时间由测量仪表显示。

3. 调节曝光时间旋钮 XK_{2-500},调整限时时间,观察曝光时间的变化。

4. 重复操作时,先关闭启动旋转阳极,再按上述操作进行。

【思考题】

1. 在图 2-35 中,若二极管 BG_{22} 断路 X 线机曝光时会产生何故障现象?

2. 在图 2-35 中,若继电器 J_6 断路 X 线机曝光时会产生何故障现象?

3. X 线机曝光时间的测量与调整应注意的事项是什么?

项目五十二 F_{78}-ⅢA 型 X 线机控制电路故障分析与检修

【培养目标】

1. 学会 F_{78}-ⅢA 型 X 线机控制电路故障分析与检修技术。

2. 掌握控制电路的结构、工作程序分析,掌握控制电路的故障检修方法。

3. 使学生具有踏实、细致的工作态度,严谨、科学的工作作风,发扬团队合作精神。

4. 使学生具有影像技士岗位必备的知识、能力和态度,胜任影像技士岗位工作。

【实训器材】

F_{78}-ⅢA 型 X 线机 1 台,导线或鳄鱼夹线若干,万用表及常用工具等。

【方法与步骤】

参考 F_{78}-ⅢA 型 X 线机整机电路图。

[例 1] 故障现象:普通摄影时,按下手闸 AN_{10} 电路工作正常,松开手闸后摄影预上闸 JC_3A 在曝光时间内不停地吸合、释放,毫安表读数时有时无。

故障分析:普通摄影工作程序:①开机按下 AN_1(Ⅱ台),$JCⅡA$、$JCⅡB\uparrow$,$JC_0\uparrow$,B_1 得电,LV 表 $\uparrow$,$kV_1\uparrow$,$kV_2\uparrow$,同时 GQ_2A、$GQ_2K\uparrow$;②按下技术选择按钮 AJ"普摄"位;③调节毫安选择器 XK_1 25~300mA 任一挡;④调节 kV、mA、S 不过载,过载保护继电器 J_3 不工作;⑤按下手闸 $AN_{10}\rightarrow JC_8\uparrow\rightarrow JC_5\uparrow\rightarrow JC_6\uparrow\rightarrow J_4\uparrow$;⑥松开手闸 $AN_{10}\rightarrow JC_8\downarrow$($JC_5$ 维持工作)$\rightarrow$ JC_3A、$JC_3B\uparrow\rightarrow J_{11}\uparrow\rightarrow J_9\uparrow\rightarrow J_{13}\uparrow\rightarrow J_6A$、$J_6B\uparrow\rightarrow BG_{81}$ 或 BG_{82} 导通$\rightarrow BG_{17}$ 或 BG_{18} 主可控硅导通,高压初级得电曝光开始……。根据摄影工作程序分析,故障原因可能出现在预上闸 JC_3A、JC_3B 工作电路中,使预上闸不断地吸合、释放的原因可能是预上闸线圈得电回路中的某触点不断地闭合、断开,从而使预上闸在曝光期间不但吸合、释放。JC_3A、JC_3B 线圈的工作电路是:JX_{11-1}(0V)$\rightarrow RD_3\rightarrow JC_3A$(线圈)∥$JC_3B$(线圈)$\rightarrow AJ$(210~211)$\rightarrow JC_5$(常开)$\rightarrow$ JC_8(常闭)$\rightarrow J_4$(常开)$\rightarrow JCIB$(常闭)$\rightarrow J_5$(常闭)$\rightarrow J_{10}$(常闭)$\rightarrow JX_{10-6}$(240V)。在此电路中,首先考虑启动保护继电器 J_4 电路的问题,若 J_4 继电器时通时断,所控触点 J_4(2/8)常开触点则时通时断,预上闸 JC_3A、JC_3B 则时通时断。

检修程序:①断开高压初级 JX_{2-7}、JX_{2-8};②拔下旋转阳极启动保护电路板,检测电路板上的元件,初步测量元件正常;③检查元件焊接点,发现 BG_{204} 基极管脚虚焊,重新焊接处理,装回电路板,空载试验正常;④接上 JX_{2-7}、JX_{2-8} 进行摄影曝光,设备工作正常。

[例 2] 故障现象:上述故障排除,执行普通摄影曝光数次以后,再次出现不能曝光故障。

故障分析:按手闸后旋转阳极启动正常,松手闸后观察 JC_8 工作正常(可以断电),但高压预上闸继电器 JC_3A、JC_3B 不工作。故障原因在预上闸工作回路之中。开、关机数次后,观察到可控硅短路保护继电器 J_5 开机时吸合。正常时 J_5 不应工作,若 J_5 工作则切断预上闸 JC_3A、JC_3B 的工作回路,曝光无法进行。继电器 J_5 工作的可能原因:①摄影限时电路中的触发信号电路的三极管 BG_{81} 或 BG_{82} 开机后被触发导通,从而使可控硅 BG_{17} 或 BG_{18} 触发导通,继电器 J_5 工作,切断预上闸 JC_3A、JC_3B 回路;②可控硅 BG_{17} 或 BG_{18} 出现短路故障时,开机后 J_5 得电工作,切断预上闸 JC_3A、JC_3B 回路。

检修程序:①断开高压初级 JX_{2-7}、JX_{2-8};②测量摄影限时印刷电路板有关元件,发现三极管 BG_{81} 已击穿;③更换同型号 $3DK_4C$ 三极管后,开机观察 J_5 继电器不工作;④接上高压初级

JX_{2-7}、JX_{2-8}进行摄影曝光,设备工作正常。

【注意事项】

1. 连接检测电路的过程中,注意安全,防止触电。

2. 注意电路检查的测试点是否正确。

【思考题】

1. 开机后,继电器J_5工作,曝光时会产生何故障现象? 为什么?

2. 使用Ⅰ台小焦点 25mA 挡摄影无 X 线产生,其他毫安挡摄影均正常,故障分析,检查程序?

项目五十三 F_{78}-ⅢA 型 X 线机故障分析与检修

【培养目标】

1. 学会 F_{78}-ⅢA 型 X 线机故障分析与检修技术。

2. 掌握控制电路的结构、工作程序分析、故障检修方法。

3. 使学生具有踏实、细致的工作态度,严谨、科学的工作作风,发扬团队合作精神。

4. 使学生具有影像技士岗位必备的知识、能力和态度,胜任影像技士岗位工作。

【实训器材】

F_{78}-ⅢA 型 X 线机 1 台,导线或鳄鱼夹线若干,万用表及常用工具等。

【方法与步骤】

参考 F_{78}-ⅢA 型 X 线机整机电路图。

1. 故障现象 开机后,使用Ⅱ台大、小焦点进行普通摄影,均无 X 射线产生。

2. 故障分析 根据原理分析,产生 X 线电路必须具备三个条件:一是管电压必须加在 X 线管两端;二是 X 线管灯丝加热增温必须正常;三是旋转阳极工作正常。与高压电路有关是:控制电路,旋转阳极启动及保护电路,限时电路,高压变压器初次级电路,X 线管容量保护电路,可控硅短路保护电路等。与 X 线管灯丝加热电路有关的是:控制电路,X 线管灯丝加热变压器初次级电路、X 线管组件等。

3. 检修程序

(1)开机,使用Ⅰ台进行透视及点片摄影,均无 X 射线产生;使用Ⅱ台进行其他方式摄影,均无 X 射线产生。

(2)断开电源闸刀,打开控制台后面板,断开高压变压器初级 JX_{2-7}(V_1)、JX_{2-8}(V_1)。

(3)使用Ⅱ台进行普通摄影,用直观法(感触法),根据元器件先后工作的顺序,判断元器件工作程序是否正常。按下手闸 AN_{10} 旋转阳极启动正常,松开手闸后,发现摄影高压预上闸 JC_3A、JC_3B 不工作。根据普通摄影工作程序分析,按下手闸 AN_{10}→JC_8↑→JC_5↑→JC_6↑旋转阳极启动→保护继电器 J_4↑;松开手闸 AN_{10}→JC_8↓(JC_5 维持工作)→JC_3A、JC_3B↑→J_{11}↑→J_9↑→J_{13}↑→J_6A、J_6B↑→BG_{81}、BG_{82}导通→BG_{17}、BG_{18}主可控硅轮番导通→接通高压初级 JX_{2-7}(V_1)、JX_{2-8}(V_1)→曝光开始……。JC_3A、JC_3B 线圈的工作电路为:JX_{10-1}(0V)→RD_3→JC_3A(线圈)//JC_3B(线圈)→AJ(250~211)→JC_5(16/15)→JC_8(23/24)→J_4(8/2)→JCIB(1/4)→J_5(1/4)→J_{10}(4/1)→JX_{10-6}(240V)。经查可控硅保护继电器 J_5 常闭触点(1/4)

为断开状态,打开继电器 J_5 有机玻璃罩,经修理后其常闭触点(1/4)恢复正常。

(4)高压初级 JX_{2-7}(V_1)、JX_{2-8}(V_1)接上,使用Ⅱ台进行普通摄影,摄影高压预上闸 JC_3A、JC_3B 工作正常,但仍无 X 射线产生。

(5)执行摄影操作,发现磁饱和稳压器 B_9 有异常的"嗡嗡"声。设备断电,断开高压初级 V_1、V_2 引线。再次开机通电,测量磁饱和稳压器 B_9 输入(公、入)端的电压值为 225V,基本正常;B_9 输出(公、出)端的电压值为 330V,比正常值 220V 高出 100 V。初步判断磁饱和稳压器 B_9 有问题。

(6)更换同型号($4\mu F \pm 5\%$、630V、AC)的电容器 CW。开机,磁饱和稳压器 B_9 无异常"嗡嗡"声。分别测量 B_9 输入、输出端的电压值,分别是 225V、235V,正常。

(7)将高压发生器端灯丝加热变压器初级接线柱 F_0、F_1、F_2 引线拆出。开机,使用Ⅱ台。分别选择到大小焦点,测量 F_0、F_2 及 F_0、F_1 连接线间的电压值,分别为:220V、210V,判断灯丝加热变压器初级端输入电压正常。

(8)将 F_0、F_1、F_2、V_1、V_2 接线复位,使用Ⅱ台进行普通摄影,小焦点摄影毫安表指数正常,曝光正常;大焦点摄影,毫安表均无指数,均无 X 射线产生。考虑控制电路正常,重点检查 X 线管大焦点灯丝变压器次级电路。

(9)断开 V_1、V_2,高压发生器侧Ⅱ台的阴极电缆拔出;开机,毫安选择器置大焦点,按下手闸在阴极电缆插座内测量大焦点 F_0、F_2 端的电压值在 23V 左右,基本正常。

(10)将Ⅱ台发生器端的阴极电缆插头与插座插好旋紧,拔出Ⅱ台管球侧的阴极电缆头,通电,按下手闸,测量大焦点 F_0、F_2 端的电压值,结果:无电压。判断Ⅱ台阴极电缆大焦点芯线断路。用万用表电阻挡测量Ⅱ台阴极电缆芯线,证实大焦点芯线断路。

(11)检查Ⅱ台阳极电缆三根芯线均正常。对换阴阳极高压电缆。在断开 V_1、V_2 的前提下,开机使用Ⅱ台,选择大焦点,按下手闸在管球侧阴极电缆插头测量大焦点 F_0、F_2 的电压值,在 19V ~ 25V 之间,正常。将Ⅱ台的高压电缆插头插座分别涂上医用脱水凡士林,将两根高压电缆插头插座插好旋紧,接上 V_1、V_2,开机使用Ⅱ台进行大小焦点摄影曝光正常。

【注意事项】
1. 注意电路检查的测试点及接线是否正确。
2. 连接检测过程中,注意安全,防止触电。

【思考题】
1. 开机后,小焦点灯丝不亮,故障分析,检查程序?
2. 使用Ⅱ台大焦点 100mA 挡摄影无 X 线产生,其他毫安挡摄影均正常,故障分析,检查程序?

项目五十四 X 线管灯丝加热电路故障分析与检查

【培养目标】
1. 学会 X 线管灯丝电路故障分析与检查技术。
2. 掌握 X 线管灯丝电路故障检修方法。
3. 使学生具有踏实、细致的工作态度,严谨、科学的工作作风,发扬团队合作精神。
4. 使学生具有影像技士岗位必备的知识、能力和态度,胜任影像技士岗位工作。

【实训器材】

F_{78}-ⅢA 型 X 线机 1 台,导线(或鳄鱼夹线)若干,万用表及常用工具等。

【方法与步骤】

X 线管灯丝电路的结构差异较大,通常情况下,灯丝加热是在机器电源接通后就开始,但近代一些大型 X 线机是在机器曝光前 0.8 ～ 1.2 秒开始加热。举例说明,简述其检查过程。

(一) 开机后,X 线管灯丝不亮;曝光时无 X 线产生,检查时发现灯丝不亮

1. 故障分析 X 线管灯丝不亮,多为 X 线管灯丝加热电路发生了开路或接触不良等故障,使 X 线管灯丝无加热电流通过所致。这类故障多发生在高压电缆插头、高压交换闸、毫安调节触头和空间电荷补偿变压器(或电阻)抽头等可动接触处。

2. 检查程序

(1)拆下控制台内 JX_{2-7}、JX_{2-8} 或高压发生器处高压初级 V_1、V_2 连接线,做好绝缘处理。

(2)双球管以上 X 线机,可先通过台次交换来判断是灯丝变压器初级电路故障,还是灯丝变压器次级电路故障。如Ⅰ台球管的各技术选择灯丝都不亮,可交换到Ⅱ台球管,若其正常,基本可以判断灯丝电路正常,其故障多在高压交换闸、Ⅰ台球管阴极电缆接触不良或灯丝开路。若Ⅱ台球管灯丝也不亮,则说明故障多在灯丝变压器初级电路。

(3)若属灯丝变压器次级电路故障,则依次检查阴极高压电缆插头与插座接触是否良好、X 线管灯丝是否开路,高压电缆芯线开路或短路,最后检查高压交换闸及其与灯丝变压器、高压变压器间的连线。

(4)若属灯丝变压器初级电路故障,双焦点 X 线管,可切换焦点,判断是大焦点灯丝电路还是小焦点灯丝电路故障,从而缩小故障范围。

图 2-36 为 F_{78}-ⅢA 型 X 线机 X 线管灯丝不亮七个测试点检测图。其他机型可参考。

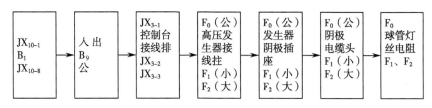

图 2-36　F_{78}-ⅢA 型 X 线机 X 线管灯丝不亮测试点检测图

(5)拆下灯丝变压器的初级连接线 F_0、F_1、F_2,在接线柱 F_0、F_1(或 F_0、F_2)处分别接上 220V、100W 白炽灯,接通机器电源,开机正常时,小焦点(白炽灯)应亮,大焦点(白炽灯)应灭,则为正常,故障则在灯丝变压器次级电路;若不亮,故障则在灯丝变压器初级电路。也可用电压表直接测量灯丝变压器初级接线 F_0 与 F_1 或 F_0 与 F_2 端电压是否正常来判断故障所在。

(6)确定为灯丝初级电路故障后,逐一改变毫安选择,若白炽灯始终未亮,则开路发生在各公用线上。若只有某一毫安挡白炽灯不亮,则故障多为该毫安挡对应的毫安调节触头和毫安选择器接触不良。

(7)X 线管灯丝电路局部发生短路也会使 X 线管灯丝不亮,但此种情况下会伴有保险丝熔断、元件发热等现象,容易与开路故障区别。采用隔离法逐段检查即可查出故障所在。

大、中型 X 线机 X 线管灯丝加热电路试验测试点,见图 2-37。

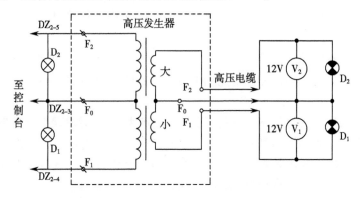

图 2-37　X 线管灯丝加热电路试验测试图

(二) 开机后 X 线管大、小焦点灯丝都亮,但比正常亮度暗,曝光时,毫安表无指示

1. 故障分析　正常状态下,除大焦点灯丝在小焦点透视时预热的 X 线机外,绝大多数 X 线机的大、小焦点灯丝不能同时点亮,一旦出现这种情况,说明灯丝电路有故障。通过对 F_{78}-ⅢA 型 X 线机灯丝电路分析可知,只有当灯丝变压器次级公用线、阴极高压电缆公用线或高压交换闸公用线开路时才会发生这一现象。因为上述连接线中的任一条开路,其灯丝变压器次级电路公用线为断路。这时,大、小焦点灯丝变压器任一得电,次级电流流过两个灯丝,故大、小焦点灯丝都亮,但由于阻值增加,其亮度较正常为暗,不能达到电子发射所需的温度,曝光时毫安表无读数。

2. 检查程序

(1)切换大、小焦点,观察灯丝点亮情况,应看到无论切换在大焦点还是小焦点,两灯丝都点亮,而且比单个灯丝的亮度低。

(2)拔下 X 线管头阴极端电缆,用万用表交流电压挡(50V 量程)测量公用线与大、小焦点插脚间的电压应为零。

(3)拔下高压变压器侧阴极电缆,测量阴极电缆公用线是否开路。若无开路,说明灯丝变压器或高压交换闸有开路,应卸下高压发生器封盖螺丝,抬出高压发生器,检查高压交换闸和灯丝加热变压器,故障多为阴极侧高压交换闸公用线引线脱落或接触头接触不良。

注意:进行第(2)项工作时,一定要先拆下高压初级接线 V_1、V_2 将高压电缆芯线对地放电! 切记。

(三) 透视或摄影时,毫安不稳,忽高忽低

1. 故障分析　毫安的大小,主要受灯丝温度控制,而灯丝温度的高低取决于灯丝电流的大小,毫安不稳定是因灯丝加热电流不稳所造成。在灯丝电路中,影响灯丝加热电流不稳定的主要原因是稳压器输出不稳及各种接触不良,如可调元件的触头接触不良;高压交换闸阴极端触点接触不良以及高压电缆插头插座接触不良等。其中以后两者比较多见。

2. 检查程序

(1)拆下稳压器输出连接线,在公用线与输出端并联一只 220V、100W 白炽灯作负载,白炽灯两端并联 250V 的交流电压表或万用表,调节稳压器输入电压,看其输出是否稳定在 220V。若不稳定,应重点检查稳压器谐振电容的质量;若稳定,则证明电路中有接触不良的现象。

（2）将拆下的连接线复位，机器通电，摇动阴极电缆，观察灯丝亮度是否随电缆摇动而变化，若是则为电缆插脚接触不良，应关机拔下电缆，将插脚槽口分开一些，重新插上插头，并拧紧电缆紧圈。

（3）逐一检查其他接触处，若都无接触不良现象，最后在抬出高压发生器，检查 X 线管灯丝变压器、高压交换闸其阴极触点等，并加以修复。

如果毫安值只是随千伏的增减而同向变化，则为空间电荷补偿没有调整好，重新调整空间电荷补偿装置的抽头后即可恢复正常。

【思考题】

1. 开机后，X 线管小焦点灯丝不亮，经检测高压发生器端 F_0、F_1 无电压。故障分析，检查程序。

2. 大焦点 100 毫安挡摄影时，X 线管灯丝不能增温，故障分析，检查程序。

3. 透视正常，大焦点摄影时 X 线管灯丝均不能增温，故障分析，检查程序。

4. 透视正常，小焦点摄影时毫安表无指示，故障分析，检查程序。

5. 在 X 线管灯丝电路故障检查中，怎样判断 X 线管灯丝为断路？

项目五十五　旋转阳极启动电路故障检查

【培养目标】

1. 学会旋转阳极启动装置电路故障分析与检查。

2. 掌握旋转阳极启动装置电路的故障检修方法。

3. 使学生具有踏实、细致的工作态度，严谨、科学的工作作风，发扬团队合作精神。

4. 使学生具有影像技士岗位必备的知识、能力和态度，胜任影像技士岗位工作。

【实训器材】

F_{78}-ⅢA 型 X 线机 1 台，导线或鳄鱼夹线若干，万用表及常用工具等。

【方法与步骤】

（一）定子绕组的故障与检修

1. 开路　开路故障多因连接线断线或接线和定子绕组引线的接线柱松脱所致。三根引线中有任何一根松脱或开路，都会使定子绕组中的线圈一个或两个不能得电，造成 X 线管阳极不能转动。

2. 短路　短路故障的形式有两种：一是 X 线管管套上的定子线圈对地局部短路；二是绝缘破坏而匝间短路。原因多是由继电器触点故障，电路未能切换到降压状态，导致线圈过热而造成。线圈短路或漏电严重时，X 线管阳极不会转动，同时因线路中的电流增大可能烧断保险，使整个定子供电线路断电；线圈轻微短路时，X 线管阳极可能达不到额定转速造成瞬时负载能力下降，有可能在正常曝光条件下损坏 X 线管阳极靶面。

3. 检查定子线圈开路和短路时，应切断有关电路接线，用万用表 R×1Ω 挡，测量定子绕组两线圈的直流电阻，该阻值一般在十几欧姆至数十欧姆；且启动线圈阻值比运转线圈阻值大，即 $R_启 > R_运$。若测得的阻值过高或无穷大，则说明定子线圈或连接线接触不良或断路。若阻值很低则说明定子线圈有短路，或连接线有短路。

4. 检查定子线圈对地漏电或短路时,需打开管套的阳极端盖,拆下三根连接线分别测量三个接线柱与管套间的直流电阻,应为无穷大。若有阻值说明定子线圈对地漏电,若阻值很小或等于零,说明定子线圈对地短路。

（二）剖相电容器的故障与检修

1. 击穿与开路　电容器被击穿或开路旋转磁场就不能产生足够的力矩,X线管阳极就不能转动。

2. 漏电　电容器漏电后,启动电流和运转电流都将减小,使启动力矩和运转力矩减小,X线管阳极转速降低。这种故障不是很明显,对X线管有较大的威胁,所以在工作中若发现旋转阳极转速有明显降低,摩擦声增大,定子断电后的自转时间明显缩短（转子轴承磨损严重也有此种现象）,应对电容器进行检查。

3. 旋转阳极启动装置检查程序　该装置是否有故障可以根据转子是否转动及转速是否正常来判断,检查程序如下:

（1）断开高压初级电路。

（2）查电源电压是否正常。

（3）观察继电器的动作状况,排除触点故障。

（4）测量启动绕组和运转绕组的电压和电流值、电容器两端电压值。

（5）断开有关电路接线,测量定子绕组启动和运转线圈的直流电阻。将上述各条中测得的数据与原数据比较,分析故障所在部位。

（6）断开剖相电容器一端接线,测量电容器是否击穿、断路或漏电。

（7）测量降压元件有无断路。

【思考题】

1. 按下摄影手闸第一挡,听不到旋转阳极X线管的转动声,故障分析,检修程序。

2. 在旋转阳极启动装置电路中,若旋转阳极启动保护继电器 J_4 不工作,摄影曝光时会产生何故障现象?

3. 旋转阳极启动装置的常见故障有哪些?现象怎样?其检查程序如何?

项目五十六　F_{78}-ⅢA型X线机故障分析与检查

【培养目标】

1. 学会 F_{78}-ⅢA型X线机控制电路的故障分析与检查。

2. 掌握 F_{78}-ⅢA型X线机控制电路的故障现象及检查方法。

3. 使学生具有踏实、细致的工作态度,严谨、科学的工作作风,发扬团队合作精神。

4. 使学生具有影像技士岗位必备的知识、能力和态度,胜任影像技士岗位工作。

【实训器材】

F_{78}-ⅢA型X线机1台,220V、100W电灯泡灯座两只,导线或鳄鱼夹线若干,万用表及常用工具等。

【方法与步骤】

参考 F_{78}-ⅢA型X线机整机电路图。

（一）透视控制电路的试验

1. 拆除控制台侧高压初级接线 V_1、V_2，高压初级接线用铜线短接并接地。在高压初级接线柱上并联一只量程适当的电压表，或串联两只 220V、100W 电灯泡后接在 JX_{2-7}、JX_{2-8} 线柱上。

2. 调整控制台各旋钮至最低位，按下 Ⅰ 台开机按钮 AN_5，调整电源电压至标准位，踩下脚闸 K_{80}，或按动透视手开关 AN_7，应听到透视高压接触器 JC_1 的吸合声，看到高压指示灯亮，并联在高压初级接线板上的电压表有指数，电灯亮。调节透视千伏旋钮，电压表指数和电灯泡亮度将有相应的变化。注意记录电压表数值，并根据高压变压器变压比换算出千伏值，与控制台面板上标示的千伏值或 F-kV 表指示的千伏值对照，以便在检修时参考。释放透视脚闸或透视手开关，透视高压接触器失电不工作，曝光指示灯熄灭，电压表指数回零。透视控制电路正常。

（二）透视控制电路故障检查

1. 故障现象　各种技术选择正确，踩上脚闸，透视高压接触器不工作。

2. 故障分析　高压接触器不工作，表明控制电路有故障发生。X 线机的透视控制电路均比较简单，多数是用脚闸或透视开关直接控制透视高压接触器的工作线圈，通过其接点的闭合或断开，来控制高压变压器初级的通断。其控制电路中一般都串有技术选择开关、胃肠切换接点（或开关），以及毫安选择开关等。因此，出现透视高压接触器不工作的现象，应首先检查上述各元件是否有接触不良现象，最后检查透视高压接触器线圈是否开路。

3. 检查程序

（1）检查控制电路电源是否正常，电源保险丝是否良好。

（2）若电源正常，应首先检查脚闸是否良好。一般中型以上 X 线机都设有与脚闸并联的透视开关，若按动此开关时透视高压接触器工作，说明脚闸接触不良或断线。

（3）若按动手开关高压接触器仍不工作，则故障通常不在脚闸。运用短路法，将有关接点逐一短接，即可找出接触不良的接点。

（4）检查点片摄影滑架是否处于准备位置。

（5）最后检查透视高压接触器的线圈是否开路。

（三）点片摄影（又称胃肠摄影）控制电路故障检查

［例1］故障现象：透视正常，点片摄影时，摄影高压接触器 JC_2 不工作。

故障分析：中型以上的 X 线机，多采用半自动或全自动胃肠摄影装置。而国产 X 线机则以半自动装置居多，点片摄影时，只要将送片架推至摄影位置，电路自动由透视状态切换至摄影状态并自动曝光，完成这些动作的主要机件是各触点开关。各种型号的 X 线机，其点片摄影控制电路虽繁简不一，但其控制过程是基本相同的。

从上述分析可以看出，引起该现象的故障若在普通摄影控制电路，则点片摄影时的切换应该正常，但不曝光；若在胃肠摄影控制电路，则点片摄影时相关的继电器应不能工作，由此导致摄影无法进行。

检查程序：

（1）将技术选择置普通摄影位，按手闸后若不曝光，则故障在普通摄影电路，若能正常曝光，则故障在胃肠摄影控制电路。

（2）检查胃肠摄影预备开关接触是否良好和透视摄影切换继电器线圈是否开路。通过送片架送片,观察切换继电器是否动作来判断:若不动作,为上述两元件故障,再用万用表即可查出;若动作,证明上述两元件正常。

(3)检查胃肠摄影继电器线圈是否开路,这时须将送片架推至曝光位置。

[例2] 故障现象:透视中,进行一次胃肠摄影后,继续进行透视时,透视高压接触器不工作。

故障分析:该现象多因操作失误或片盒驱动电路故障使送片架未复位所引起,即胃肠摄影后,由于准备继电器没断电,使电路仍处在胃肠摄影状态而未切换至透视状态。

检查程序:①将送片架复位,一般即可恢复正常。②若仍不能透视,需检查胃肠准备继电器常闭接点是否闭合。

[例3] 故障现象:胃肠摄影过程中,电磁铁制动突然失灵,胃肠摄影装置中的指示灯全部熄灭。

故障分析:这种现象是胃肠摄影装置的电路突然断电造成的。通常胃肠摄影装置的制动电磁铁和各指示灯的电源是由变压器降压、整流后提供的直流电,由于通过电磁铁的电流比较大,长时间的制动刹车,使整流器过热而击穿造成短路,将电源保险丝熔断;或者有导线碰地将电源短路。

检查程序:

(1)查保险丝 RD 是否熔断;若已熔断,更换新品。

(2)更换保险丝后,若继续熔断,应检查整流器是否击穿和有无导线碰地。方法是:断开整流器的输出端,用万用表欧姆挡测负载电阻,若其值等于零或很小,则负载有短路;若其阻值正常,故障在整流器且多为整流器击穿。卸下整流器,用万用表欧姆挡测量,即可鉴别。

(四)摄影控制电路

[例1] 故障现象:透视正常,普通摄影时,预置条件正确,按下曝光开关,不曝光。

故障分析:摄影控制电路一般程序为:按手闸→摄影准备继电器工作→启动延时→延时结束(有手闸二挡者闭合)→限时器工作→高压接通。

检查程序:

(1)打开控制台,拆下高压初级接线 V_1、V_2。

(2)按手闸,听旋转阳极是否转动,若不转动,故障多在摄影准备继电器工作回路及旋转阳极启动电路。前者用万用表直接测继电器线圈上是否有电压,用短路法检查各接点是否接上;后者检查启动电路剖相电容是否击穿或开路,定子线圈连接线是否松脱。

(3)若 X 线管阳极启动运转正常,则故障可能在手闸二挡、启动保护电路、限时电路及高压控制器件(接触器和可控硅)及电路。

1)观察延时继电器是否工作,若未工作可能是延时继电器线圈开路、延时电路故障(延时电容器质量、充电电压不足)启动电流不足等。

2)若延时器工作,采用短路法短接手闸二挡并检查限时电路,观察曝光接触器是否工作,主可控硅控制高压,测主可控硅触发脉冲是否产生,否则为限时器故障。

3)若上面检查均属正常,可能为两只主可控硅同时开路或高压接触器线圈控制回路故障及其接点接触不良。检查高压接触器线圈是否开路的方法是短接其控制接点,若其吸合,则为限时器及其他控制接点故障,否则是其线圈开路。若高压接触器已工作,则是其接点故障。

[例2] 故障现象:在普通拍片和点片时,千伏指示和各路继电器动作流程均正常,但毫安量明显不足,近似为预置值的一半,且电源压降严重,高压发生器发生较大的嗡嗡声,胶片曝光量明显不足,透视未见异常。

故障分析:对此故障,应先判断故障是在高压电路还是低压电路,然后再进一步查出故障所在。

检查程序:

(1)将控制台 JX$_{2\text{-}7}$、JX$_{2\text{-}8}$ 到高压发生器的 V$_1$、V$_2$ 拆下,然后用两只普通白炽灯和两只普通二极管按图 2-38 接线。

(2)开机,选择普通摄影,按下曝光手闸,可能会出现以下两种情况:

1)两个灯泡均亮,说明控制台内无故障,故障可能在高压部分。

2)只有一只白炽灯亮,说明故障在控制台内。

通过检查,如果发现故障在控制台内,那么可能是初级电路中的一路主可控硅断路或其触发电路有故障。

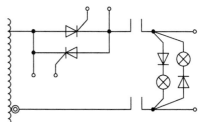

图 2-38 主可控硅好坏判断

(3)检查判断是主可控硅断路还是触发电路的问题。将两主可控硅的触发信号对调,观察变化。

1)原来不亮的灯亮了,而亮的灭了,说明主可控硅触发电路中有一路存在故障。

2)原来亮的仍亮,不亮的仍不亮,说明不亮的那一路中的主可控硅已断路。

【思考题】

1. 透视正常,点片摄影时不曝光是何原因? 由点片摄影转为透视,荧光屏不亮,是何原因?

2. 踩下透视脚闸,透视高压接触器不工作是何原因? 怎样检查?

3. 按下曝光手闸,松开后摄影高压接触器不工作是何原因? 怎样检查?

项目五十七 FSK202-2 型 X 线机故障分析与检修

【培养目标】

1. 学会 FSK202-2 型 X 线机控制电路的故障检修技术。

2. 掌握 FSK202-2 型 X 线机控制电路的故障现象及检查方法。

3. 使学生具有踏实、细致的工作态度,严谨、科学的工作作风,发扬团队合作精神。

4. 使学生具有影像技士岗位必备的知识、能力和态度,胜任影像技士岗位工作。

【实训器材】

万东 FSK202-2 型 X 线机 1 台,导线或鳄鱼夹线若干,万用表及常用工具等。

【方法与步骤】

1. 故障现象 透视正常,毫安选择器预置到任何毫安挡进行普通摄影或滤线器摄影时,毫安表指示时有时无。

2. 分析与检修 根据该机工作程序与故障现象分析,故障原因很可能是某元件的触点或电路等接触不良。考虑的电路有:高压发生电路、控制电路、X线管灯丝加热电路、旋转阳极启动与保护电路等。

(1)打开控制台,断开高压初级 $JX_{2\text{-}7}(V_1)$、$JX_{2\text{-}8}(V_2)$。

(2)分别使用Ⅰ台、Ⅱ台进行点片摄影、滤线器摄影,测量高压初级($JX_{2\text{-}7}$、$JX_{2\text{-}8}$)、两端的电压很低(50V左右),经测量数次有时电压表指针微动一下,说明高压初级电路可控硅触发不好或未触发。

(3)进行普通摄影,操作观察各继电器或接触器的先后工作情况:①旋转阳极启动运转正常(点片摄影时旋转阳极启动运转也正常);②按下摄影手闸第二挡,外观检查控制台内几块印刷版电路,未发现异常现象,摄影高压预上闸 JC_3A 已工作,说明旋转阳极启动运转与保护电路(继电器 J_4)工作正常,控制电路其他元器件工作基本正常,暂不考虑控制电路的问题。

(4)检查Ⅱ台X线管灯丝初级电路。断开控制台内接线排的灯丝初级端线号,即:$JX_{3\text{-}1}$ ($JX_7\text{-}F_0$)、$JX_{3\text{-}2}$($JX_7\text{-}F_1$)、$JX_{3\text{-}3}$($JX_7\text{-}F_2$),在开机状态下测量小焦点灯丝初级端电压 200 余伏,为正常状态,采用大、小焦点进行普通摄影,测量灯丝初级端均只有数十伏的电压,进行点片摄影也是如此,怀疑灯丝初级端加热或增温电路有问题。经操作观察,摄影预备继电器 JC_5、点片摄影预备继电器 JC_4,在不同的摄影条件下均工作,首先检查继电器 JC_5 的常开触点(13/14),是否正常,经测试此触点接触不良。此触点好坏的判断有两种方法:其一断电单独判断测量此触点的通断;其二在机器通电的情况下,按下手闸第一挡测量其电压值。其方法是:开机两表笔分别放在 JC_5(13/14)常开触点的两端,若有 200 余伏的电压则电路为正常,当按下手闸第一挡,JC_5 工作时,此触点若仍有电压则为断开状态(触点异常),若无电压则为闭合状态(触点正常)。经测试数次,此触点接触不良,电压时有时无,经修理此触点恢复正常,同时将 JC_4(13/14)常开触点的螺丝也进行了紧固。将灯丝初级线柱与高压初级线柱接上,进行普通摄影、滤线器摄影,结果故障现象仍现,但进行点片摄影时,毫安表指示(200mA)正常。

(5)检查Ⅱ台X线管灯丝次级电路。准备将Ⅱ台球管的遮线器取下,直接观察球管灯丝的情况,因当时无配套工具无法将遮线器取下,顺便将球管端的两根电缆触摸了一下,当手触及到阴极电缆插头时,发现电缆插头与插座有松扣的现象,并且紧固了 1~2 圈,因经常拍片,移动或旋转此球管,怀疑阴极电缆插头与插座接触不良。

(6)使用Ⅱ台进行普通摄影、滤线器摄影时,毫安表指示正常,机器全部恢复正常工作。

3. 小结 根据故障现象分析与检修,故障原因:①X线管灯丝初级电路 JC_5(13/14)常开触点接触不良;②因经常移动平床球管进行拍片,造成阴极电缆插头与插座接触不良,因此出现上述故障现象。

【思考题】

1. 开机后,小焦点灯丝不亮,故障分析,检修程序?

2. 小焦点摄影正常,大焦点 100mA 挡摄影无射线产生,其他毫安挡摄影均正常,故障分析,检修程序?

3. 摄影曝光时,毫安表指示数均比其他毫安挡预示值减少二分之一,故障分析,检修程序?

4. 经检查,高压阴极电缆芯线有一根断路,怎样快速修复故障?

项目五十八 电容电流抵偿电阻的调整方法

【培养目标】

1. 学会电容电流抵偿调整技术。

2. 掌握学会电容电流抵偿电路的结构与原理,了解电容电流的产生原因、影响因素。

3. 使学生具有踏实、细致的工作态度,严谨、科学的工作作风,发扬团队合作精神。

4. 使学生具有影像技士岗位必备的知识、能力和态度,胜任影像技士岗位工作。

【实训器材】

F_{30}-ⅡF型X线机一台,电路原理图一份,参阅图2-39,医用凡士林,电炉,高压电缆线长度6米、12米的各一对,常用工具及仪表一套等。

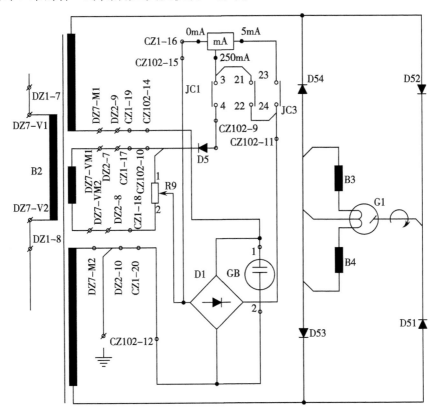

图2-39 高压变压器次级及管电流测量

【方法与步骤】

1. X线机置于透视工作状态 即技术选择钮置于"点片/台控"位;透视 KV 置于 40kV,透视毫安调节钮置于最低处。

2. 荧光屏点片架在准备位置。

3. 拆除灯丝加热变压器初级回路的公共线,即:DZ_{2-3} 或 DZ_7-F_0,做好绝缘处理。

4. 透视管电压设定为 70~80kV。

5. 开机调节电源电压调节钮,使电源电压表指针指示在表盘标记处。

6. 按下"透视"按钮/或踏下脚开关,观察毫安表指示值在 0 毫安处。

7. 如果毫安表指示值不是 0 毫安,释放"透视"按钮和脚开关,X 线机断电,墙闸断开。

8. 调节控制台内电容电流抵偿电阻 R_9 调节环的位置,重复 4~7 项内容。直至毫安表指示值为 0 毫安处。

9. 更换不同长度的高压电缆,重复 4~8 项内容。

10. 按表 2-19 内容要求填写。

表 2-19 不同长度高压电缆的电容电流

管电压(kV)	高压电缆长度		抵偿电阻调整后毫安表读数(mA)	
	6 米(电容电流)	12 米(电容电流)	6 米(电容电流)	12 米(电容电流)
40				
50				
60				
70				
80				

【思考题】

1. 为什么在冷高压透视状态下调整电阻 R_9?

2. 更换高压电缆的注意事项有哪些?

3. 试分析影响电容电流的因素有哪些?

项目五十九 高压次级电路故障分析与检查

【培养目标】

1. 学会高压电路故障分析与检修技术,达到举一反三之目的。

2. 掌握 X 线机的高压电路的维修方法。

3. 使学生具有踏实、细致的工作态度,严谨、科学的工作作风,发扬团队合作精神。

4. 使学生具有影像技士岗位必备的知识、能力和态度,胜任影像技士岗位工作。

【实训器材】

F_{78}-ⅢA 型 X 线机 1 台,导线或鳄鱼夹线若干,万用表及常用工具等。

【方法与步骤】

高压电路发生故障,基本上可以分为开路和击穿两种,其故障现象完全不同,易于分辨。电路开路故障表现为:各电压表预示正常,曝光时指针无变化,机器无异常声音,但无 X 线产生,毫安表无指示。高压电路元件击穿故障表现为:各电压表预示正常,曝光时千伏表指针大幅下跌,毫安表指针出现上冲、颤抖、不稳,机器有异常声音,保护元件动作或烧毁。由于不同 X 线机的高压电路差异很大,同样故障表现出来的现象会有所不同,如 X 线管的真空度下降,在全波整流的高压电路中毫安表指针会冲至满刻度,而在自整流的高压电路中毫安表无指示只在零位颤抖、倒退或跳动等现象。

(一) 高压电路断路故障

[例 1] 摄影时,毫安表指示数为毫安选择器指示值的二分之一。

故障分析:根据原理图分析,当全波整流 X 线机变为半波整流 X 线机时,将会出现上述故障现象。见图 2-39,若有一只高压硅整流器及管电流测量电路中的整流二极管任何一只断路,均变成半波整流,摄影时毫安表指示数均减半,透视时荧光屏暗淡。

故障检查:高压硅堆整流器的好坏判断,详见实训项目九高压部件的测量与判断及实训项目十三 高压整流元件故障的检查方法,不在叙述。下面以高压整流管故障讲叙检查方法。打开高压发生器圆盖,在机器通电情况下观察四只高压整流管灯丝,若某只整流管灯丝不亮,需更换同规格型号的整流管即可。更换时,要注意清洁卫生,不要将杂质或水分渗入变压器油内,将整流管的阴、阳极端插座连接好,若阴极端接触很好,而阳极端处于断开状态,开机后,整流管灯丝亮,仍会出现上述故障现象。更换新管后,四只整流管灯丝均亮,阴、阳极接触也很好,若仍出现上述故障现象,此时断电,打开控制台,断开高压初级,检查管电流测量电路中的四只低压二极管,用万用表 R×10Ω 挡(在机器断电情况下)分别检测四只硅二极管,即可判断其好坏。将损坏的一只(或对角两只)换上同规格型号元件,即可使机器恢复正常工作。应先低压电路后高压电路进行检查,由简单到复杂进行检查。

[例 2]各种技术选择正确,电压表预示正常,曝光时毫安表无指示,无 X 线发生。

故障分析:X 线管两端有一定的直流电压,灯丝有一定的加热温度,是 X 线产生的必要条件,根据故障现象判断故障原因是无管电压或 X 线管灯丝无加热电流。

故障检查:

(1)首先检查 X 线管灯丝亮度是否正常和受控。如灯丝不亮或亮度极低且不受控等,则故障在 X 线管灯丝加热电路,应按照 X 线管灯丝电路检查程序排除故障。若灯丝加热电路工作正常,则故障在高压电路。

(2)拆下高压发生器侧初级连线 V_1、V_2,在 V_1、V_2 连接线上并联一只 220V、100W 的白炽灯和一块 250V 的电压表,进行一次曝光并观察白炽灯的亮度和电压表的指示数。若白炽灯不亮且电压表无指示,则为高压初级电路故障,应重点检查高压接触器的常开接点接触是否良好,或主可控硅是否导通;若白炽灯亮且电压表指示正常,则为高压次级电路故障。

(3)把高压变压器初级连接线 V_1、V_2 接好,从 X 线管端拔下高压电缆插头距四周保持 1 米以上的距离悬空固定,用高压绝缘放电棒接触高压电缆插头的金属脚,如果有放电火花和放电声,说明高压变压器有高压输出,高压电缆绝缘无击穿。如果没有放电火花和放电声,在证实高压电缆正常的情况下,应检查高压发生器,常见的故障是高压交换闸引线松脱。

若该故障发生在高压发生器维修后的通电试验中,则有可能是高压变压器次级线圈方向装反或高压硅整流器极性方向装反,见图 2-40。

(二)高压电路短路故障

1. 故障现象　各种技术选择正确,曝光时电压表指针大幅下跌,毫安表指针上冲,高压发生器内有超负荷声,且烧保险。

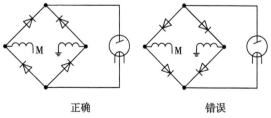

图 2-40　高压硅整流器整流简图

正确　　　　　错误

2. 故障分析　这种现象表明有短路故障存在,是由高压元器件击穿而造成的。由于高压元器件比较多,要快而准的找到故障的所在,需用切除法逐一的进行试验。

3. 检修程序 参考实训项目二 X 线管高压训练及实训项目六十一 X 线机综合故障分析与检查。

（三）透视时温升很快，管套过热

1. 故障分析 X 线管温升过快，一般为透视毫安过大所致。应观察毫安表指示数是否偏高，若指示数并不高应考虑是毫安表指示数与实际毫安不符，根据经验，通过观察荧光屏亮度即可证实，比如，毫安值不大，而亮度很高，多为上述原因。从电路分析可知，毫安表分流阻值变小、整流器质量不佳及电容电流补偿电路过渡补偿，均会出现毫安表指示小于实际毫安值，其中尤以整流器漏电和电容电流补偿过渡多见。

2. 检查程序

（1）将机器调到 50kV，2mA 透视位。

（2）在毫安表电路中，串入一只量程为 5mA 的直流电流表（也可用万用表直流 5mA 挡代替），观察其透视电流值是否一致，若差值较大，是毫安表的故障，否则说明毫安表无故障。

（3）在毫安测量整流电流前串入一只量程为 20mA 的交流毫安表，看其透视毫安指示，若交流毫安表指示数比控制台毫安表的指示数成倍增高。则说明分流过大，应重新调整电容补偿装置，并对毫安测量整流器质量进行检测。

【思考题】

1. 高压电路常见故障现象分析及检修方法？

2. 高压发生时，电源接触器落闸是何原因？怎样检查？

3. 高压发生时，电压表（或千伏表）指针降落过大，机器有过载声是何原因？怎样检查？

4. 曝光过程中毫安表指示上升甚微是何原因？怎样检查？

5. 毫安表指针冲至满刻度是何原因？怎样检查？

项目六十 电动诊视床控制电路故障分析与检查

【培养目标】

1. 学会电动诊视床控制电路故障分析与检查，达到举一反三之目的。

2. 掌握电动诊视床的组成结构、原理简述、作用与用途。了解电动诊视床的常见类型。

3. 能按照安全试验规程和细致的工作作风进行检查电路。

4. 使学生具有影像技士岗位必备的知识、能力和态度，胜任影像技士岗位工作。

【实训器材】

F_{30}-ⅡB 型 X 线机电动诊视床，导线夹若干，万用表及常用工具等。

【方法与步骤】

电动诊视床电路，见图 2-41。当自耦变压器 B_1（线号 X-B_{1-2}、Y-B_{1-6}）两端有正常输出电压 220V 时，举例三种常见的故障现象，并进行分析检查。

［例 1］ 按下床立位启动按钮 AN_{15}，床立位接触器 JC_8 不工作，床驱动电机 DD_1 不转动诊视床不能起立。

故障分析：当按下立位启动按钮 AN_{15}，接触器 JC_8 工作，其常开触点闭合，接通电机 DD_1 工作电路，电机运转，带动诊视床由水平或负角度位置向垂直方向运动，当诊视床到达垂直位时，限位开关 K_{20}、K_{21} 断开，接触器 JC_8 线圈断电，DD_1 电机停转，诊视床静止不动。根据故

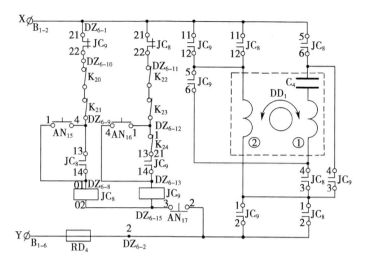

图2-41 电动诊视床控制电路

障现象分析,接触器 JC_8 线圈工作电路处于断开状态。

故障检查:按下床卧位按钮 AN_{16},若诊视床仍不运动,将床下熔断器 RD_4 拆下,用万用表 $R \times 10\Omega$ 挡测量,若 RD_4 损坏,更换同规格熔器。再次按下 AN_{16},若 JC_9 工作诊视床运动,而按下 AN_{15} 时接触器 JC_8 仍不工作,床仍不运动。则接触器 JC_8 得电回路中熔断器 RD_4 和床停机按钮 AN_{17} 为正常状态,故障发生在接触器 JC_8 工作回路之中。按下 AN_{15} 时,用万用表交流电压250V挡,测量 JC_8 线圈两端工作电压是否是220V。若电压正常,则为 JC_8 线柱或线圈断路(断电时测量 JC_8 线圈阻值,无穷大则线圈断路),需修复或用同型号接触器替换;若无电压,问题就在 JC_9(常闭)、K_{20}(常闭)、K_{21}(常闭)、AN_{15}(常开)触点或按钮及导线之中。用导线夹,采用短路法,将上述触点或按钮进行逐步短路检查,当短路某常闭触点(例如 K_{20})时,机器恢复正常状态,即为 K_{20} 常闭触点损坏,用镊子轻轻搬动,使其常闭触点恢复正常。当短接按钮 AN_{15} 时,就注意,若上述常闭触点或连接线均为正常,此时短接 AN_{15},开机则接触器 JC_8 就工作,电机得电,诊视床运动。

实际操作中,接触器 JC_8 工作,不等于电机 DD_1 就得电,即诊视床仍不运动。又如何检查呢? 对于电动机 DD_1 和电容器 C_4,现假设这两个元器件为正常状态,故障原因就是接触器 JC_8 的常开触点及导线为断路状态。可按说明书上的电路图查找线号的触点及导线,用万用表 $R \times 10\Omega$ 挡检查,即可判断出故障原因所在。

[例2] 按下按钮 AN_{15},接触器 JC_8 工作,电机 DD_1 得电,床身运动,但松开 AN_{15} 时,接触器 JC_8 断电,床身停止运动。

故障分析与检查:根据原理图和故障现象分析,故障原因就是接触器 JC_8 的自锁触点或连接线为断路状态。将接触器 JC_8 的自锁触点(线号 JC_{8-13}、JC_{8-14})及连接线恢复正常,上述故障即可排除。

[例3] 按下床卧位按钮 AN_{16},床卧位接触器 JC_9 不工作,诊视床不运动。

故障分析:按下床卧位按钮 AN_{16},接触器 JC_9 工作,其常开触点闭合,接通电机 DD_1 工作电路,DD_1 转动,带动诊视床由立位向水平向运动,当达到水平位置时,限位开关 K_{24} 被压断开,接触器 JC_9 断电,使电机 DD_1 停转。若再次按下 AN_{16}(不松开),接触器 JC_9 可再一次工作,DD_1 电机又继续运转,诊视床可到达负角度($-15°$)。到 $-15°$ 极限位置时,将 K_{22}、K_{23} 压断开,接触器 JC_9 断电,DD_1 电机停转。根据故障现象分析,接触器 JC_9 得电回路为断路状态。

故障检查:可以参照上例故障现象进行。检修方法很多,例如测量电压法、短接法、代替法等。对于电动诊视床电路,搞清分离元件好坏判断、故障检修方法、电路原理分析(或工作程序)以及某接触器得电回路和电路符号名称的具体位置,就很容易检修并排除任何故障。例如接触器 JC_9 不工作,如何采用快速检修? 按下 AN_{15},床运动正常,即排除了部分元件或导线的异常问题。不采用快速检修,可将熔断器 RD_4 拆下,用万用表 $R×100Ω$ 挡,检测 JC_9 线圈的整个得电回路。检测时,顺着接触器 JC_9 得电回路中任何一端线号,逐步推进,完全可查出故障原因所在。

通过对单元电路的原理分析,要明确某单元电路的原理和工作程序及某元件得电的整个回路。在此基础上,若明确某元件、触点及导线始终处于断开状态,会产生什么故障现象,这样对快速判断故障将带来方便。例如上述诊视床电路,与 AN_{15} 并联的 JC_8 常开触点始终处于断开状态(其他元件、触点及导线均为正常状态),实际操作中,会产生什么故障现象? 这样人为设故障进行分析,对快速检修带来方便。再例如上述电路,水平限位开关 K_{24} 始终处于断开状态(其他元件、触点及导线均为正常状态),实际操作中,会产生什么故障现象? 故障现象是按下床卧位按钮 AN_{16},接触器 JC_9 工作,电机 DD_1 得电,带动诊视床由立向水平方向运动,当松开按钮 AN_{16} 时,接触器 JC_9 断电,电机 DD_1 停转,床身静止不动。即接触器 JC_9 不能自锁。如果接触器 JC_9 自锁触点(线号 JC_{9-13}、JC_{9-14})或 K_{24} 常闭触点始终于断路状态,同上述故障现象一样。

【思考题】

1. 分析图 2-41 床立位或卧位时的工作程序。

2. 按下床立位启动按钮 AN_{15},床立位接触器 JC_8 线圈得电,床驱动电机 DD_1 不工作,诊视床不运动。故障分析,检修程序?

项目六十一 X 线机综合故障分析与检查

【培养目标】

1. 学会 X 线机综合故障检查方法,达到举一反三之目的。

2. 掌握不同类型 X 线机的组成结构、原理简述、作用与用途。

3. 能按照安全试验规程和细致的工作作风进行 X 线机综合故障检查。

4. 使学生具有影像技士岗位必备的知识、能力和态度,胜任影像技士岗位工作。

【实训器材】

F_{30}-ⅡB 型 X 线机,60W 灯泡灯座数只,导线夹若干,开关若干,万用表及常用工具等。

【方法与步骤】

X 线机综合故障的检查,是在分离元件结构、原理、好坏判断、单元电路原理分析与故障分析与检查、整机控制电路工作程序等基础上进行的。以 F_{30}-ⅡB 型 X 线机为例。

[例1] 按下电源通按钮 AN_1,电源闸刀保险丝立即熔断。

故障分析:在电源闸刀熔断丝符合规格的情况下,此现象说明 X 线机电路有严重的短路故障,且故障可发生在各个电路之中。X 线机的电路结构通常分为低压电路和高压电路两部分。低压电路,是指电源电路、灯丝初级电路、高压初级电路、控制电路、辅助电路中发生的故障;高压电路,是指发生在高压次极电路中的故障。在判断短路故障时,采用切除法逐级检查。

故障检查:首先将调节碳轮滑动到其他位置(低电压端),以防止碳轮滑到顶端而碰地。检查判断电源电路是否短路接地方法:拆除熔断器 RD_1、RD_2、RD_3 和自耦变压器(线号 B_{1-1}、B_{1-2}、B_{1-3}、B_{1-4})线柱,使自耦变压器无输出电压;将电源闸刀保险丝(原规格 380V/20A、220V/30A)换成 5~10A 按下"通"按钮,若仍烧保险丝,说明电源电路有短路。断开电源接触器(线号 JC_{0-1}、JC_{0-5})触点,使自耦变压器断电,再按下"通"按钮 AN_1,若仍烧保险丝,则可判定保险丝到电源接触器之间短路;若故障现象消失,则可判定接触器到自耦变压器之间有短路;如接线无误,则判定自耦变压器有短路。如何判断电源接触器或自耦变压器短路故障:首先要明确各自的工作电路。例如 380V 时电源接触器得电电路:相→电源闸刀→RD→DZ_{1-4}→AN_2"断"→AN_1(通)→JC_0 线圈→DZ_{1-2}→DZ_{1-1}→地。检查时,将电源闸刀和电源接地线 DZ_{1-1} 断开,用万用表 R×1(或 R×100)Ω 档,分两段检查。即相→电源闸刀→RD→DZ_{1-4}→AN_2(断);AN_1"通"→JC_0 线圈→DZ_{1-2}。在检查这两段电路中,任何一个元件和导线线号,均与地不通,检测中,若哪段电路元件或导线线号与地相通,问题就出现在哪段电路或元件导线之中。对自耦变压器电路的短路检查,是在电源接触器工作正常情况下进行的。在测量中,自耦变压器的任何一根输出线与地线均不相通,若某输出线与地线相通,说明某线与地形成通路,从而引起短路。

电源电路的短路检查相比其他电路的短路检查要简单些。若电源接触器 JC_0 和自耦变压器 B_1 工作正常,将 RD_3 复原,开机后,若 RD_3 烧断,说明控制电路有短路。由整机图可看出,熔断器 RD_3 几乎连接了所有的电路,但不等于很多电路都处于短路状态。如何检测判断?必须采取分段电路切除法进行检查。将短路故障逐步缩小范围。是低压部分还是高压部分电路短路;检查时,可将控制台高压发生器端线柱逐步或全部断开,单独对控制台或某部分电路进行试验。例如对 X 线管灯丝加热电路进行试验时,若熔断器 RD_3 烧断,此电路即有低压电路又有高压电路,此时,可将 X 线管灯丝加热电路划分为控制台、高压发生器、电缆和球管四部分,单独进行检查。检查时,可以顺着或逆着检查,也可以从中间向左右两边进行检查。若从控制台进行检查,将控制台至高压发生器端连接线断开,在控制台接线排上的 X 线管灯丝初级线柱上线号 DZ_{2-3}(F_0)、DZ_{2-4}(F_1)、DZ_{2-5}(F_2)分别连接两只 100W 220V 灯泡,代替灯丝变压器,开机进行通电试验。若熔断器 RD_3 烧断,则短路初步判断为灯丝初级电路之中,然后将磁饱和谐振式稳压器 B_{11} 输出线号断开,对 B_{11} 输入端进行试验。若仍烧断 RD_3,问题就在 B_{11} 输入端有短路,断电检查 B_{11} 输入端电路,将 RD_3 或自耦变压器 B_{1-2},或 B_{1-6} 线柱断开,在 B_{11} 输入电路中,任何一根导线(号),元件都不能与地(机壳)相通,哪段导线或元件与地相通,问题就出现在那段导线或元件上。若试验中 RD_3 正常,问题就在高压发生器、电缆和球管。可逐步试验缩小故障范围,即可查出故障原因所在。

[例2]透视正常,普通摄影时,预置条件正确,但按下手开关 AN_4,松 AN_4 后,摄影高压接触器 JC_3 不工作。

故障分析:普通摄影各接触器(继电器)的工作程序是:按下摄影手开关 AN_4→JC_{10} 吸合→JD_4 吸合→JC_2 吸合;松开 AN_4→JC_{10} 断电→JC_3 吸合。由于故障现象无短路特征,因而可断定是摄影控制电路和电子管限时等电路发生断路或接触不良。根据上述工作程序逐段检查,就会查出故障所在。

故障检查:打开控制台,拆下高压初级电路连接线。按下摄影手开关 AN_4,观察 JC_{10} 是否吸合。若 JC_{10} 不吸合,所选择的条件(KV、mA、S)是否过载? 可降低条件试之。若未过载,故障多为 AN_4 接触不良或 JC_{10} 线圈断路等。应断开电源,拆下 RD_3,用万用表电阻挡,表笔接于 AN_4 两端,按下按钮 AN_4,阻值应为零,阻值过大,则为 AN_4 损坏;表笔接于过载分段开关某一使用挡上,阻值应为零,阻值过大,则分段开关接触不良;表笔并接于 JC_{10} 线圈两端,JC_{10} 线圈的正常阻值在 550Ω 左右。JC_{10} 吸合,观察 JD_4 是否吸合,若 JD_4 不吸合,则故障在限时器电路:限时器整流管 G_6 损坏;滤波电阻 R_{12} 断路;滤波电容器 C_2 击穿;R_{13} 断路;稳压管 G_7 没有插好;JC_{10} 接点接触不良;JD_4 线圈断路;JD_5 左、中触点没有复位等,均会造成 JD_4 不工作。检查时,开机看下高压整流管和球管灯丝是否燃亮,以确定 B_{11} 是否有正常的输出电压,用万用表测量 C_2 两端有无电压。C_2 无电压,应测量 G_6 屏、阴极间有无电压,观察 G_6 灯丝是否亮,G_6 灯丝有无加热电压等;断开电源,测量 R_{12} 有无断路;G_2 有否击穿。C_2 有电压,应断开电源,用电阻挡测量,R_{13} 应无断路;G_7 管脚 3、7 应无电阻;JD_5 常闭触点(左、中)应无电阻;JC_{10} 常闭触点应无电阻。某一部分有异常,则故障就在该处。

JD_4 吸合,观察 JC_2 是否吸合,JD_2 不吸合,故障可能是 JD_4 接点接触不良或 JC_2 线圈断路等。测量 JC_2 线圈两端有无电压,有电压则为 JC_2 线圈断路,无电压则多是 JC_4 接点接触不良。

JC_2 吸合,松开摄影手开关 AN_4,JC_{10} 断电后,在 JC_3 线圈电路中的 JC_{10} 或 JD_7 常闭触点是否接触良好? JC_3 线圈有无断路。用万用表测量 JC_3 线圈两端有无电压,有电压则 JC_3 线圈断路;无电压应重点检查 JC_{10}、JD_7 两对常闭触点接触是否良好。

发现某一继电器不吸合,可按正常摄影条件操作,并用绝缘棒将不吸合继电器的接点压合,如摄影高压接触器吸合,则可判定故障就在绝缘棒压合继电器电路内。

[例3] 曝光时电压表指针大副度下跌,毫安表指针上冲,高压发生器内有异常工作声音。

故障分析:这种故障现象是高压元件发生绝缘击穿短路所引起。

故障检查:对高压发生器进行空载试验。试验步骤是:将高压发生器端两根电缆拔出,插座内注入适量变压器油。在高压初级连接线串联一只 0~20A 交流电流表后,串联到高压发生器的高压初极线柱上。合上电源闸,开机,调节电源电压,使电源电压表指示标准位。技术选择置透视位,以透视最低千伏逐步对高压发生器进行空载试验。踩下脚闸,观察初级之电流表,指针应有指数(即空载电流),且平稳,控制台上毫安表应无指数。细听高压发生器内,有轻微的"嘶嘶"声,松开脚闸,然后逐步升高管电压,每次增加 5kV,注意间歇,一直试验至说明书中规定的数值。经验值是最高透视管电压值的 80%。

在试验过程中,保持安静,操作人员注意力要高度集中,保证及时发现问题。若高压发生器内有"嘶嘶"声或"噼叭"声;电流表指针有跳动;毫安表有指数等现象皆属异常,应立即切断电源,停止试验。说明高压发生器内有击穿或短路故障现象。

若无上述现象,则空载试验正常,然后对高压电缆进行空载试验。将注入高压插座内变压器油抽出,用洁净纱布和无水酒精,将高压插座内和高压电缆插头表面擦洗干净,不得留有水分、杂质和纤维物,在高压插头表面涂上一层均匀地脱水凡士林,以便插头插入插座时,将座内的空气排出,防止高压放电。最后将高压电缆两插头插入高压发生器的插座内,将电缆紧圈旋紧。拔出连接 X 线管的两根电缆插头,间距保持≥1.5 米,为避免高压放电,用塑料容器将两根高压电缆头分别置入变压器油内或悬空固定,距四周保持1米以上的空间间距。重复上述条件进行试验,依次检验每一根高压电缆。注意观察电流表、毫安表读数。本高压试验应特别细心谨慎。试验完毕后,用高压绝缘放电棒对高压电缆金属插脚对地放电。

若上述试验正常,便对X线管进行负载试验,即高压电路的负载试验。拆下高压初级串联电流表,在高压插头表面均匀地涂上一层脱水凡士林(按照上述要求进行),插入X线管头插座内,仍用上述条件进行试验。踩下脚闸,缓调透视毫安旋钮,使毫安表指示2mA处,观察毫安表是否稳定。若无异常,松开脚闸,然后保持毫安值不变,逐渐升高千伏值,直到最高透视千伏值,注意间歇。试验中,若出现毫安表指针上冲现象,则说明故障在X线管头内部,即X线管真空度降低。最后更换X线管和变压器油等高压元件。

【注意事项】

防止电击,故障检查时注意电源闸刀的关闭或断开。

【思考题】

1. 开机后,普通摄影正常,进行滤线器摄影时熔断器RD_3立即熔断。故障分析,检修程序?

2. 透视正常,普通摄影时,按下AN_4松开后,摄影高压接触器JC_3工作,但无X线产生,毫安无指数。故障分析,检修程序?

3. 摄影时,无X线产生,毫安表无指示。故障分析,检修程序?

项目六十二 外围装置电路故障与检修

【培养目标】

1. 学会外围装置电路故障检修技术。

2. 掌握X线机外围装置电路的故障检修方法。

3. 使学生具有踏实、细致的工作态度,严谨、科学的工作作风,发扬团队合作精神。

4. 使学生具有影像技士岗位必备的知识、能力和态度,胜任影像技士岗位工作。

【实训器材】

F_{78}-ⅢA型X线机1台,导线(或鳄鱼夹线)若干,万用表及常用工具等。

【方法与步骤】

(一)电动诊视床的故障及检修

1. 驱动电机的故障

(1)电机引线开路:无论是单相还是三相电机,只要一相开路就无法工作,仅有嗡鸣声。检修时,对于单相电机先查其引线是否开路,若无,再用万用表欧姆挡检查其剖相电容;对三相电机应先检查电源保险是否有某相熔断,再检查电源接触器接触是否良好及引线有无松脱现象。

(2)剖相电容器的故障:单相电机作动力时,通常均采用剖相电容器提供较大的启动力矩。当其击穿、短路或开路时,电机无法启动,只能听到低沉的嗡鸣声,如不及时的切断电源,电机定子线圈即因发热而烧毁。

(3)另外,要注意三相电机的外部电源相序发生改变时,电机的运动方向也将发生改变,这时它所驱动的床身、床面远动方向与控制方向相反,此时应立即停机,任意调换三根电源引线以保证电机转动方向正常。

2. 限位开关故障

(1)受压弹簧片变形、弹力减弱:这种故障除开关本身质量问题外,多因限位开关位置调整不当,致使弹簧片长期受压过度所造成。若弹簧片变形严重,将压不开接点,切不断电源,失去限位作用。一旦发现这类故障,应立即停机,进行修复或更换,以免出现意外。

(2)限位开关移位:限位开关多用螺丝固定。为便于调整,螺丝孔多为长条形,长期的碰撞压合中,很容易使螺丝松动,使限位开关位置不正或移位,导致限位不准。当垂直位置限位移位较大时,床有翻倒的危险,故应及时调整。

3. 光电耦合器的故障 现在很多设备床的位置传感器由光电耦合器来完成,当光电耦合器的发光管上面有灰尘时使光电耦合器失灵,此时床身不能运动,应及时清除灰尘。当光电传感器的接受管与发光管位置不对应时,也会失灵,也要进行及时地调整。

(二)活动滤线器的故障及检修以弹簧减幅振动式活动滤线器为例

1. 机械故障 弹簧式滤线器主要的机械故障,弹簧片移位和衔铁的位置不正。这是由于运输或长期使用过程中的机械振动,使四根弹簧片和衔铁的固定螺丝松动,造成弹簧片移位和衔铁偏离原位。弹簧片移位后四根弹簧振动时失去协调性,并相互牵制,使滤线栅的运动很快停止。衔铁偏离原位,轻者增大摩擦重者吸合不上,滤线栅振动受阻,使滤线栅振动时间缩短,甚至根本无法振动。

出现上述故障后,当滤线器摄影曝光稍长,就会在 X 线胶片上出现暗条阴影。所以调整好四根弹簧片和衔铁的位置并加以固定,测得振动时间应大于 15 秒。

2. 电路故障

(1)整流二极管击穿:由于晶体二极管抗过载能力较弱,并且四只二极管的内阻不一定平衡,容易造成某一只二极管击穿,进而使对侧的一只也很快击穿,造成控制电路的保险烧断,使 X 线机不能曝光。

(2)二极管开路:二极管开路后得不到足够的或没有工作电流而不能工作,滤线栅不动作,有时 X 线机不能曝光,有时虽能曝光,但胶片上有明显的铅条阴影。

(3)电磁铁线圈烧毁:振动继电器的线径较细,设计时只考虑其瞬时工作的特点,一旦通电时间过长线圈就会发热烧毁,其结果也是滤线栅不动,曝光时在胶片上出现铅条阴影。

(4)接点故障:振动继电器(有的机器还有滤线器曝光继电器)接点接触不良时,会使曝光无法进行;而接点粘连则可能造成滤线栅不动,机器曝光,使胶片上出现铅条阴影。这时应清洁接点或更换新品。

(三)胃肠摄影装置的故障及检修

各种胃肠摄影装置的差异很大,通常自动化程度越高,电路设计越复杂。在设计上,胃肠摄影装置应可根据需要使用多种规格的 X 线胶片,且每张胶片又可作多种分格的摄影。所以从结构上说,胃肠摄影装置有共同的特点,即各种开关多,且开关接通或断开通常是以碰撞或者压迫的形式,比较容易发生故障。

1. 开关故障 胃肠摄影装置上的开关主要有电磁制动开关,透视-胃肠摄影切换开关等。这些开关通常采用轻巧灵敏的微动开关或行程开关,机械强度较差,经常机械压迫或碰撞,常会造成压而不合、松而不断或压而不断、松而不合的故障,原因多是弹簧片移动、变形卡死及弹簧减弱等,也有少量因质量欠佳而压折。

故障发生后,视其现象,根据电路原理及工作程序进行具体分析。常见的有不能切换到摄影位,切换后不能曝光,胶片走位不对,跳片及电磁闸失灵等故障。

开关变形、弹片移位、卡死等可调整复位,弹簧片折断或弹力减弱者需要更换新产品,但需注意更换后开关的工作状态应与原先一致。

2. 电磁铁的故障 胃肠摄影装置的电磁铁较多,如定位电磁铁、制动电磁铁、跳片电磁铁等,也是容易发生故障的地方。

(1)制动电磁铁故障:制动电磁铁常见的故障是线圈开路和接地不良。电磁铁的引线随点片架的移动而活动,容易使引线折断;电磁铁线圈的一端与机壳相连,多用螺丝加以固定,容易松脱或接触不良。这些故障都使电磁铁线圈不能得电,造成制动失灵。

(2)定位电磁铁故障:常见的故障是线圈开路和定位销卡死或定位销复位弹簧损坏。故障发生后,定位失灵,造成拍片重叠。检修时卸下电磁铁,若线圈接头处开路,重新焊好即可;若断在线圈内部,则需要重新绕制或更换新品;若属于弹簧损坏或定位销卡死,则需要更换弹簧且使定位销灵活。

【思考题】

1. 活动滤线器的常见故障有哪些? 怎样检修?

2. 胃肠摄影装置的常见故障有哪些? 怎样检修?

3. 电动诊视床的驱动电机出现不同故障时各有什么现象发生? 怎样修理?

4. 怎样检修电动诊视床限位开关的故障?

项目六十三　接地装置的测量方法

【培养目标】

1. 学会接地装置制作、埋设及接地电阻的测量方法。

2. 掌握医学影像设备对接地装置的要求、作用和意义,熟悉接地装置的制作及埋设过程,了解接地电阻测量仪的基本原理。

3. 培养学生严谨、踏实的工作作风,养成良好的工作习惯,发扬团结互助的精神,具有安全、环保、创新意识。

4. 使学生具有影像技士岗位必备的知识、能力和态度,胜任影像技士岗位工作。

【实训器材】

接地电阻测量仪及相关导线、探针等。接地电极、接地导线、木炭、食盐及相关工具。

【原理简述】

医用影像设备是具有高电压的医疗设备,在工作中患者及操作人员都不可避免地接触到机器的外壳,当设备击穿时,因设备外壳带电,发生人员触电事故。因此,影像设备必须设有防电击保护装置——接地装置。为确保应用安全,在设备安装时,应严格按照规定切实做好这项工作。

1. 接地的意义及作用 接地本身具有两个方面的意义,一是"工作接地",即为保证某些电路的工作需要,将电路中的某一点与大地作电器上的连接(如高压次级的中心点接地及直流电路的共用线等);二是"保护接地",即将影像设备的金属外壳及与之相连的金属部件与接地装置间作良好的电器连接,当一旦由于电器绝缘被破坏或击穿而导致外壳带电时,由于人体电阻远大于接地电阻,使短路电流被接地装置所旁路,使触及外壳的人体免遭高压电击,起到安全保护作用。

2. ZC-8 型接地电阻测量仪结构 接地电阻测量仪是由手摇发电机、电流互感器、滑动电阻器及控流计等组成。全部构件装于铝合金铸造的携带式外壳内,附件有辅助接地电极及连接线等,装于附件袋内。

3. ZC-8 型接地电阻测量仪原理简述 ZC-8 型接地电阻测量仪的原理简述图和外形图,见图 2-42、图 2-43。

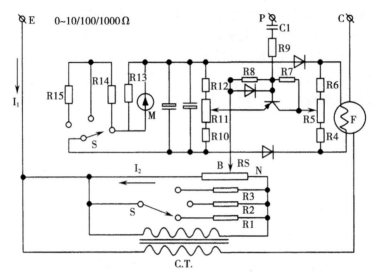

图 2-42 ZC-8 型接地电阻测量仪工作原理图

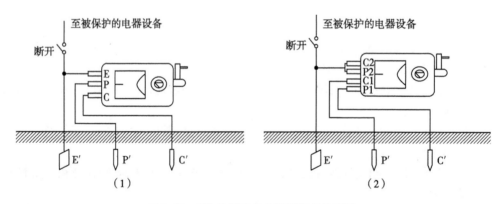

图 2-43 ZC-8 型接地电阻测量仪外形图

ZC-8 型接地电阻测量仪根据电位计的原理简述设计,当仪表发电机的摇把以 120r/min 以上的速率转动时,便产生约 $110 \sim 115Hz$ 的交流电流。仪表接线端钮 E(或 C_2. P_2)连接接地电极 E′,另外两端 P 和 C(或 P_1 和 C_1)连接到相应的接地电位探测针 P′ 和接地电流探测针 C′,电位和电流探测针沿接地电极 E′ 按适当的距离插入土壤中。手摇动发电机产生的交流 I_1 经电流互感器 C.T. 的一次绕组,接地电极 E′,大地和电流探测针 C′ 回到发电机,在电流互感器二次绕组产生的 I_2 接于电位器 RS。当检流计指针偏转时,调节电位器 RS 的接触点 B 以使其达到平衡。在 E 和 P 之间的电位差与电位器 RS 的 0 和 B 之间的电位差是相等的。

如果刻度盘满刻度为 10,读数为 N,则

$$R_x = I_2 \cdot RS \cdot N/10I_1。$$

【方法与步骤】

1. 接地装置规格、制作及埋设实训

(1)了解接地装置的种类及规格标准。①用铜管制作接地电极,规格:直径 >50mm,长度 >2m。②用铜板制作接地电极,规格:面积 >0.25m²,厚度 >3mm。③接地线规格:截面积铜线 >4mm² 铁线 >12mm²。④接地电阻国家标准 X 线机 <4 欧,CT <4 欧,最好 1 欧以下。

(2)熟悉接地装置埋设方法及过程。

2. 接地电阻测量实训

(1)沿被测接地电极 E′,使电位探测针 P′和电流探测针 C′,依次直线彼此相距 20 米,并使电位探测针 P′插于接地电极 E′和电流探测针 C′之间。

(2)用导线将 E′、P′和 C′连接于仪表相应的端钮上。

(3)将仪表放置于水平位置,检查检流计指针是否指示在中心线上,否则调整调零钮将其指示中心线。

(4)将"倍率标度"置于最大倍数,慢慢转动发电机的摇把,同时转动"测量标度盘"使检流计指针指于中心线。

(5)当检流计指针接近平衡时,加快发电机摇把的转速,使其达到 120r/min 以上,调整"测量标度盘"使指针指于中心线上。

(6)如"测量标度盘"的读数 <1 时,应将倍率标度开关置于较小的倍数,再重新调整"测量标度盘"以得到正确读数。

(7)用"测量标度盘"的读数乘以倍率标度的倍数,即为所测量的接地电阻值。

【注意事项】

1. 当检流计灵敏度过高时,可将电位探测针插入土壤的深度浅一些,当检流计灵敏度不够时,可沿电位探测针和电流探测针注水使土壤湿润。

2. 当接地电极 E′和电流探测针 C′之间的距离 >20 米,电位探测针 P′的位置插在离开 E′和 C′之间的直线几米以外时,其测量的误差可忽略不计。但当 E′和 C′间的距离 <20 米时,则应将电位探测针 P′插在 E′和 C′的直线中间。

3. 当用 0 ~1/10/100 欧规格的仪表测量 <1 欧的接地电阻时,应将 C_2. P_2 间连接打开,分别用导线连接到被测接地体上,以消除测量时连接导线的电阻所加的误差。

【思考题】

1. 国外规定的 X 线机和 CT 机接地电阻应为多少欧?

2. 当接地电阻过大时,会产生什么后果,为什么?

3. 影像设备接地线能否直接连接到电源配电箱的接地端?

项目六十四 X 线机管电流测量

【培养目标】

1. 学会 X 线机管电流的测量方法,掌握常见故障的排除方法。

2. 进一步熟悉 X 线管的结构、原理简述及灯丝加热电路的组成、作用、工作过程,掌握 X 线机管电流的测量及调整方法。

3. 使学生能按专业标准认真细致进行检测,注重安全意识,发扬团队合作精神。

4. 使学生具有影像技士岗位必备的知识、能力和态度,胜任影像技士岗位工作。

【实训器材】

X 线机管电流管电压测量实验仪,万用表及常用工具一套等。

【方法与步骤】

1. 首先把管电压调节器、灯丝电压调节器调到零位(逆时针转动)。

2. 通电后,通过调节管电压调节器和灯丝电压调节器,观察管电流的变化情况。

3. 测量在管电压为 15V、20V、25V 条件下,分别使灯丝电压为 0.8V、1.0V、1.2V、1.4V、1.6V、1.8V,测量灯丝电压下相对应的各管电流数值,填入表 2-20,绘出灯丝发射特性曲线 $(I_a - U_f)$ 图。

表 2-20 灯丝发射特性测试表

灯丝电压 U_f	0.8V	1.0V	1.2V	1.4V	1.6V	1.8V
$U_a = 15V$						
$U_a = 20V$						
$U_a = 25V$						

【注意事项】

1. 管电压调节器在通电试验前要调到零位。

2. 在通电试验过程中,模拟 X 线管灯丝不要使其发亮。

3. 在调试过程中,数字毫安表不能显示为"1",这意味着已超出量程,否则将损坏数字毫安表。

4. 万用表测量电压时,要随时注意交流和直流挡位的转换。测量直流电压时,注意表笔的测量极性。

【思考题】

1. 根据做出的灯丝发射特性曲线分析其特性。

2. 在单相全波整流电路中,假如一个二极管短路或断路将出现什么现象?

项目六十五 管电流检测调整的方法

【培养目标】

1. 学会 X 线机管电流调整的方法,达到举一反三之目的。

2. 掌握不同类型 X 线机管电流测量电路的结构、作用与原理。

3. 培养学生严谨、踏实的工作作风,养成良好的工作习惯,发扬团结互助的精神,具有安全、环保、创新意识。

4. 使学生具有影像技士岗位必备的知识、能力和态度,胜任影像技士岗位工作。

【实训器材】

F_{30}-ⅡF 型 X 线机一台或其他大、中型 X 线机一台,电磁式直流毫安表一块,各类直流毫安秒表一块,交流毫安表一块,导线(或鳄鱼夹线)若干,万用表及常用工具等。

【注意事项】

1. 仪表的选用 电磁式直流毫安表和各类直流毫安秒表都串联在管电流测量电路中。曝光时,注意射线的防护。

2. 调整及间歇 应注意调节电阻上的活动卡扣的活动方向与电阻值增减的关系,这样可以防止调节方向错误引起的重复曝光,更重要的是在调节大的毫安时,防止造成灯丝过热损坏 X 线管。同时,可防止多次曝光造成的 X 线管过热损坏,一般需要在每次曝光后间歇 2～3 分钟,多次曝光后间歇 10 分钟左右,以便 X 线管热量的散发。

3. 管电流的检测 当管电流测量电路中整流器件被击穿或漏电流过大时,直流毫安表的指数会有较大的误差,故检查前可在整流器件前串入交流毫安表(图 2-44),比较曝光时两者读数的大小,当前者约是后者的 1.1 倍时为正常,否则证明整流电路有问题,需更换。

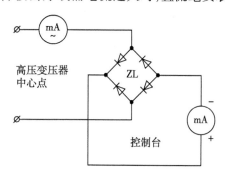

图 2-44 管电流测量电路的连接

【方法与步骤】

管电流是 X 线机的重要参量,它反映了 X 线剂量的大小,直接影响着摄片时胶片的感光量。无论是新装的、放置时间过长的 X 线机还是经过相关线路维修的 X 线机都必须对管电流进行重新的检测和调整,才能投入使用,防止各种客观因素(如电源条件改变、调节件移位或接触不良、X 线管更换等)引起的毫安不准,造成摄片失败或机器损坏。

1. 透视管电流的调整

(1)通常由串联在小焦点灯丝变压器初级电路中的半可调电阻及电位器来调整。

(2)调整时接通机器电源,置技术选择于透视,将透视千伏置于 60kV,透视毫安调节旋钮逆时针调至最低点,踩脚闸或按透视按钮。

(3)逐渐调节透视毫安调节旋钮,使毫安逐渐增加。

(4)注意观察毫安表,在透视毫安调节旋钮转到头时,毫安表指数应在 4～5mA 以下,若过高或过低应关闭机器,透过调节半可调电阻,使其符合机器要求。应注意每次移动范围不宜过大,位置固定后应保持接触良好,避免移动。

2. 摄影管电流调整

(1)开机调整好电源电压,技术选择至摄影位,选择某毫安挡,摄影千伏调至 60～70kV,选择一定的曝光时间。

(2)在管电流测量电路中串入毫安秒表,曝光时间选择 1 秒以内。选择较短的曝光时间,既有利于操作者的防护,也有利于减缓机器的老化。

(3)当毫安表或毫安秒表的指数与所选择的毫安挡有偏差时,应关闭电源,调节摄影毫安电阻的对应滑动抽头或滑动卡子,重新开机选择该毫安挡曝光观察结果,直到准确为止。

(4)对于多只 X 线管的 X 线机,各 X 线管都有相应的毫安调节电阻,需分别仔细调节。

【思考题】

1. 管电流测试的方法有哪些? 调整时应注意哪些问题?

2. 透视管电流的调整方法有哪些?

3. 摄影管电流调整方法有哪些?

项目六十六　X线管管电压测量方法

【培养目标】

1. 学会X线管管电压的测量与调整方法。

2. 掌握不同类型X线机高压发生电路的组成、结构、性能及各组成部分的原理。

3. 培养学生严谨、踏实的工作作风,养成良好的工作习惯,发扬团结互助的精神,具有安全、环保、创新意识。

4. 使学生具有影像技士岗位必备的知识、能力和态度,胜任影像技士岗位工作。

【实验器材】

F_{78}-Ⅱ型X线机一台或其他大、中型X线机一台,ALOC-201D型X线机高压测试仪器一台,相关测量仪表,导线(或鳄鱼夹线)若干,万用表及常用工具等。

【原理简述】

1. 高压发生装置是X线机主机的重要组成部分,由高压变压器、X线管灯丝变压器、高压整流装置、高压交换闸、高压插头和插座等高压器件构成。按要求组装后置于方形钢板箱体内。箱体内充以变压器油,以加强各部件之间的绝缘和散热,箱体应接地,以防止高压放电造成的危害。其作用是:

(1)把自耦变压器输入的交流电压升高数百倍,再经高压整流,为X线管提供产生X线所需的直流高压(管电压)。

(2)把X线管灯丝初级电路输入的交流电压降低,为X线管灯丝提供加热电压。

(3)还要根据需要完成管电压和灯丝加热电压的切换。

2. ALOC-201D型X线机千伏值测量仪器原理简述见图2-45,X线机高压变压器产生的高压经过分压器进行分压,变成低压信号,通过四芯电缆线供给指示仪表,在仪表上进行数字显示所要测量的管电压。由于分压器输入阻抗高,启动时间短,在X线管侧或高压发生器侧对管电压测量准确,它能在摄影状态下曝光时进行测量,也能在透视状态下进行测量。通过改变可变定时电路,转换测量时间,可对X线发射期间任一时刻的管电压进行测量。

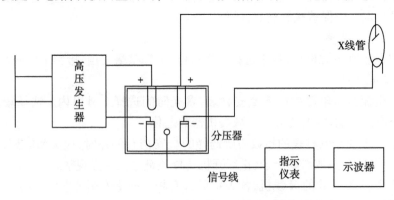

图2-45　ALOC-201D型X线机千伏值测试仪原理图

3. 指示仪表操作说明

(1)电源开关:用于开、关测试仪的电源。

（2）输入端:将分压器的输出接到 INPUT 输入端。

（3）延迟开关:由脉冲刻度选择延迟,当开关位于 0 位时,延时时间为 0 脉冲;当开关位于 1 位时,延时时间为 1 个脉冲,曝光时从第二脉冲开始测量。

（4）功能开关:用于转换摄影和透视工作状态。

（5）测量时间转换开关:置测量时间 10ms 或 20ms 状态。

（6）测量方式选择:用于选择从 X 线管阳极、阴极与高压发生器次级侧中心点(接地点)处进行测量。当置 OFF 位置时,测量信号被关断,切断输入。

（7）管电压波形监视端(A-K):X 线管阳极和阴极间的电压波形。

（8）管电压波形监视端(A-E):X 线管阳极与地间的电压波形。

（9）管电压波形监视端(E-K):接地点与 X 线管阴极间的电压波形。

（10）LED:指示 X 线机千伏峰值。

【方法与步骤】

1. 将高压发生装置由高压油箱内吊起观察

（1）熟悉高压发生装置的结构及布局。

（2）熟悉高压变压器机构及原理。

（3）熟悉灯丝变压器结构及原理。

（4）熟悉高压整流装置结构及原理。

（5）熟悉高压交换闸结构及原理。

2. 管电压测量

（1）从 X 线管端拔出 X 线管阳极侧的高压电缆,将其插入分压器阳极侧的高压电缆插座内,并将附加高压电缆的两端分别插入分压器的另一阳极插座和 X 线管的阳极插座内。

（2）从 X 线管端拔出 X 线管阴极侧的高压电缆,将其插入分压器阴极侧的高压电缆插座中,并将另一附加高压电缆的两端分别插入分压器的另一阴极插座和 X 线管的阴极插座内。

（3）利用附加连接电缆线(四芯电缆线)连接分压器输出端和指示器 INPUT 端。

（4）接通指示器电源,按校准 CAL 开关,指示器显示在 100.0,仪器可正常测量显示。

（5）选择要测量的 X 线机千伏值,进行透视或摄影千伏值的测量。

（6）将测量结果填入表 2-21 中。

表 2-21　X 线机千伏测量表

标称值　　　　　实测值	60kV	70kV	80kV	90kV	100kV
SET 50mA					
SET 100mA					

【思考题】

1. 高压发生装置的结构及各部分的作用?

2. X 线管管电压的测量方法?

项目六十七　程控 X 线机电路结构与测量

【培养目标】

1. 学会程控 X 线机电路测量。

2. 掌握 FSK302-1A 型程控 X 线机电源电路、控制电路等电路组成、作用、分析以及重要测试点的数据测量。

3. 培养学生严谨、踏实的工作作风,养成良好的测量习惯,发扬团结互助的精神,具有安全、环保、创新意识。

4. 使学生具有影像技士岗位必备的知识、能力和态度,胜任影像技士岗位工作。

【实训器材】

FSK302-1A 型程控 X 线机控制台,高压电源箱,示波器,万用表等工具。

【方法与步骤】

图 2-46 为 FSK302-1A 型程控 X 线机电路框图。

1. 电源伺服电路

(1)电源伺服电路的查找及实物分布。

(2)电源伺服电路分析。

(3)电源伺服电路测试点信号的测量。

2. 灯丝加热控制电路

(1)灯丝加热控制电路查找及实物分布。

(2)灯丝加热控制电路分析。

(3)灯丝加热控制电路测试点信号的测量。

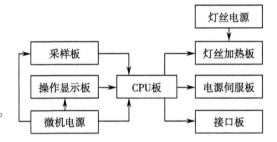

图 2-46　FSK302-1A 型程控 X 线机电路框图

3. 接口电路

(1)接口电路的查找及实物分布。

(2)接口电路分析。

(3)接口电路测试点信号的测量。

4. 采样电路

(1)采样电路查找及实物分布。

(2)采样电路分析。

(3)采样电路测试点信号的测量。

5. CPU 电路

(1)CPU 电路查找及实物分布。

(2)CPU 电路分析。

(3)CPU 电路测试点信号的测量。

6. 显示电路

(1)显示电路查找及实物分布。

(2)显示电路分析。

（3）显示电路测试点信号的测量。

【思考题】

1. 简述各部分电路的原理及电路分析。

2. 各电路的作用、主要功能、元器件有哪些？

3. 试画出各电路板测试点的波形？

项目六十八　程控 X 线机通电检测

【培养目标】

1. 学会程控 X 线机通电检测技术。

2. 掌握 FSK302-1A 型程控 X 线机辅助装置的功能、操作、原理分析以及整机通电检测。

3. 培养学生严谨认真的工作作风、安全工作意识,提高职业素质。

4. 使学生具有影像技士岗位必备的知识、能力和态度,胜任影像技士岗位工作。

【实训器材】

FSK302-1A 型 500mA 程控 X 线机,万用电表,常用工具等。

【方法与步骤】

1. 诊断床机械结构、电路实训

（1）诊断床机械结构、电路的查找及实物分布。

（2）诊断床电路分析。

（3）诊断床电路的测量。

2. 摄影床机械结构、电路实训

（1）摄影床机械结构、电路的查找及实物分布。

（2）摄影床电路分析。

（3）摄影床电路的测量。

3. 外部连锁装置电路结构

（1）外部连锁装置电路结构的查找及实物分布。

（2）外部连锁装置的电路分析。

（3）外部连锁装置的电路测量。

4. 通电开机检测

（1）电源电压调整电路。

（2）摄影电压调整电路。

（3）透视电压调整电路。

（4）影像亮度自动控制电路。

（5）摄影管电流调整电路。

（6）透视管电流调整电路。

（7）操作程序。

（8）故障代码分析,见表 2-22。

表 2-22 故障代码表

故障代码	故障	故障代码	故障
Err1	电源波动超过规定范围(±10%)	Err11	曝光过程中 mA 过低
Err2	电源检测回路异常	Err12	曝光结束后 12 秒内手闸未释放
Err3	同步信号异常(非 50Hz 或 60Hz)	Err13	高压初级异常(H. T. RET)
Err4	阳极启动异常	Err14	没有手闸Ⅱ挡,但出现 X 线(高压初级有电)
Err5	灯丝增温异常		
Err6	在规定的时间(12 秒)内未检测到手闸Ⅱ挡信号	Err15	第一套限时失灵(8253 同步计数异常)
		Err17	透视时 kV 超过最大值
Err7	体层返回口无信号	Err18	没有透视初级电压
Err8	滤线器返回口无信号	Err21	FKV 滑轮调整异常
Err9	曝光时手闸提前释放	Err22	电源滑轮调整异常
Err10	曝光过程中 mA 过高	Err23	EKV 滑轮调整异常

【思考题】

1. 叙述体层摄影装置的电路结构。
2. 叙述外部连锁装置的电路结构。
3. 试分析诊断床控制电路工作程序。
4. 试分析摄影床控制电路工作程序。

项目六十九 X 线机灯丝变频电路试验

【培养目标】

1. 掌握 X 线机灯丝逆变电路的结构和工作原理。
2. 通过实训理解灯丝逆变的过程及工作特性。
3. 培养学生的安全意识,养成良好的检测、试验习惯,发扬团队合作精神。
4. 使学生具有影像技士岗位必备的知识、能力和态度,胜任影像技士岗位工作。

【实训器材】

X 线机灯丝变频电路实验箱,示波器一台,数字万用表一块及常用工具等。

【原理简述】

原理简述见图 2-47。

1. 电源电路 一路由变压器次级输出正负交流电压,经过整流滤波,电压调整输出稳定的的直流电压,输入至灯丝逆变电路。另一路由变压器次级输出 9V 交流电压,经过整流滤波,7805 集成电路稳压,输出 +5V 直流电压,供给脉冲信号发生电路。

2. 信号发生电路 信号发生电路根据输入的频率及灯丝所需要的毫安值的大小,产生逆变电路所需要的频率控制信号(占空比为 1:1 的方波信号,见图 2-48①)和电流控制信号(根据电流的大小,对同频率的方波信号经过占空比调制的信号,见图 2-48②),以上两路信号经信号处理电路(见图 2-49)处理后生成两组逆变控制信号(见图 2-48③、④),以上两组信号分别送入灯丝逆变电路,经逆变后产生一个交流信号(见图 2-48⑤),供给灯丝供电电路。

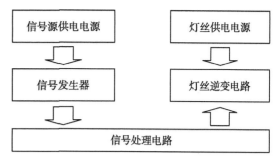

图 2-47 灯丝变频电路工作原理框图

3. 灯丝逆变电路 经信号处理电路处理后生成两组逆变控制信号(见图 2-48③、④),经过隔离器件后送 Q_1、Q_3 逆变,产生一个交流信号,供给灯丝供电电路。

【方法与步骤】

见图 2-49 试验电路。

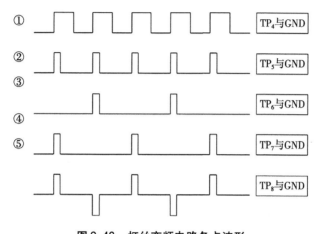

图 2-48 灯丝变频电路各点波形

1. 接通电源 给 X 线灯丝逆变使用箱接入 220V 电源,打开电源开关,观察 D_{10}、D_{11} 指示灯亮,说明电源调整电路供给灯丝逆变的正负电压正常;观察 PWR 指示灯亮,说明供给信号发生器的电压正常。

2. 频率显示 开机后,电源工作正常可以看到显示频率的数码管显示 200Hz,可以使用调节频率的按钮在 200~500Hz 范围内上下调节频率的大小。

3. 毫安调节 开机后,电源工作正常可以看到显示毫安的数码管显示 50mA,可以使用调节毫安的按钮在 50~500mA 范围内上下调节毫安的大小。当数码管显示为 50mA、100mA 时,为小焦点灯丝加热,可以看到小焦点指示灯亮;当数码管显示为 200mA、300mA、400mA、500mA 时,继电器 K_1 工作切换电路,为大焦点灯丝加热,可以看到大焦点指示灯亮。

4. 灯丝加热 调节好大小焦点后,按下加热开关,可以看到大焦点、小焦点指示灯亮起,对应大小焦点的灯丝加热电路正常工作。

5. 数据测量 分别测量 TP$_2$ 与 G 点电压、TP$_3$ 与 G 点电压,测量 TP$_1$ 与 GND 点电压,观察电压是否正常。

6. 电压波形测量 在测量波形前:①调节频率为 200Hz,电流为 50mA。②注意波形测试时各测试点不共地,每次测量波形时,要先关断电源开关,再放探头输入线测量波形。

7. 测量各点电压波形 测量 TP$_4$ 与 GND 的电压波形;TP$_5$ 与 GND 的电压波形;TP$_6$ 与

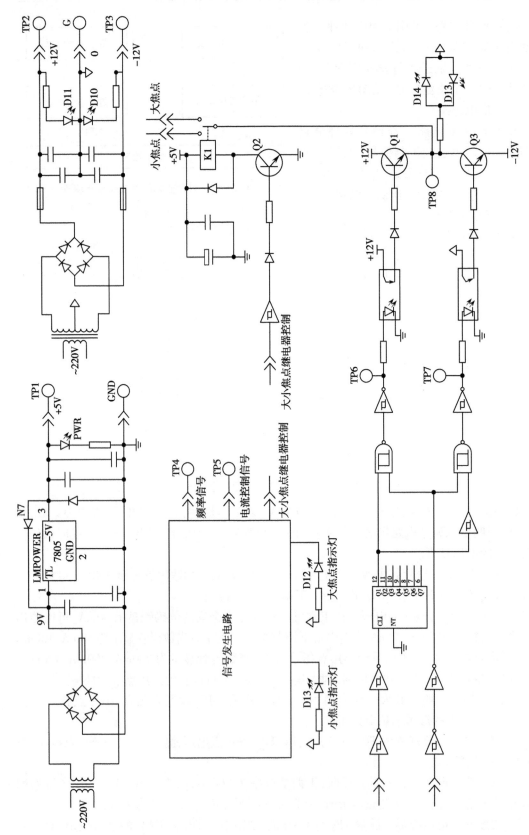

图 2-49　灯丝变频电路图

GND 电压波形;TP$_7$ 与 GND 电压波形;TP$_8$ 与 G 的电压波形。

8. 分别调整电流值为 50mA、100mA、200mA、300mA、400mA、500mA 时,观察大小焦点的灯丝的转换及亮度变化,测量电压,并观察各测试点波形的变化情况。

9. 调整频率旋钮,观察大小焦点的灯丝的转换及亮度变化,测量电压,并观察各测试点波形的变化情况。

【注意事项】

1. 因本电路接地点不共地,在测试波形和电压时要看好每个接地点再进行测试。

2. 示波器测量波形时,不要使用示波器电源插头的公共地,最好采用单通道测量波形,以免由于示波器的测试点连接不当造成仪器短路损坏。

3. 每次测量波形时,首先要关断电源开关,再放探头输入端进行波形测量。

4. 用万用表测量直流电压时,注意表笔的测量极性。

5. 试验过程中请勿用手触摸散热片,以免引起短路、烫伤现象的出现。

【思考题】

1. 试分析信号发生器如何控制毫安信号。

2. 分析频率信号的大小是否影响灯丝的加热电压。

项目七十　高频 X 线机的操作与调试

【培养目标】

1. 学会高频 X 线机的操作与调试技术。

2. 掌握高频 X 线机的特点及电路调试要点,熟悉高频 X 线机电路识图的方法。

3. 培养学生严谨、踏实的工作作风,养成良好的测量与分析习惯,发扬团结互助的精神,具有安全、环保、创新意识。

4. 使学生具有影像技士岗位必备的知识、能力和态度,胜任影像技士岗位工作。

【实训器材】

GGFYZ-30kW 高频 X 线机一台,3(1/2)数字万用表一台,100MHz 数字储存示波器一台,非介入式千伏表,剂量仪,转速表,数字毫安秒表,电工工具及夹子连接线等。

【方法与步骤】

特别注意:为了保证人员与设备的安全,本实训必须在实训教师全程指导下完成。

1. GGFYZ-30kW 高频 X 线机控制台面板操作功能讲解与实践。

2. 教师进行原理简述

(1)电路原理方框图见图 2-50,讲解各部分名称作用,相互关系、连接方式。

(2)电源与开关机电路,电源的接法以及开机过程的工作方式、各测试点的指示值。

(3)高压发生与控制,高压产生的过程以及控制方式,高压测试点的意义与实际测量方法。

(4)X 线管灯丝加热电路的原理,工作方式与测试方法。

(5)故障检测原理与故障代码的意义。

3. 高频高压发生器的设置。

4. 调试

(1)旋转阳极测试。

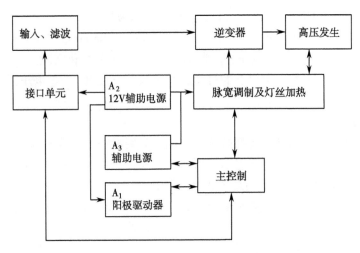

图 2-50 高频 X 线机电路原理方框图

（2）管电流校准。

（3）滤线器测试。

（4）试运行。

5. 维修保养

（1）故障诊断分析故障代码,见表2-23。

表 2-23 故障代码表

故障代码	故障位置或内容	故障代码	故障位置或内容
Err0	电源不正常或输入部分电路故障	Err11	焦点切换无效
Err1	过流或逆变器 A 故障,可能是 X 射线球馆或高压部件产生放电,导致过载	Err12	滤线器失效
		Err13	管电压正偏移
		Err14	管电压负偏移
Err2	过流或逆变器 B 故障,可能是 X 射线球馆或高压部件产生放电,导致过载	Err15	管电流正偏移
		Err16	管电流负偏移
Err3	阴极加热失败或加热驱动电路故障	Err17	电压基准正偏移
Err4	阳极加速失败或阳极驱动电路故障	Err18	电压基准负偏移
Err5	开机失败	Err19	电流基准正偏移
Err6	关机失败	Err20	电流基准负偏移
Err7	自检失败	Err21	无效参数
Err8	复位失败	Err22	无效指令
Err9	内部放射端口失败	Err23	主系统自复位
Err10	逆变器保护电路失败	Err24	EERROM 未初始化

（2）故障判断要点:控制台　主机控制电路脉宽调制电路 + 9V 辅助电源 + 12V 辅助

电源。

6. 曝光操作步骤

（1）启动程序。

（2）X线摄影操作。

7. 快捷技术编程

（1）首先连续按维护/清除键5秒待听到蜂鸣器发出"滴、滴"两声后释放按键,此时系统已进入数据查询状态。

（2）按动千伏增键或减键使得千伏显示窗显示数值"0";当千伏显示窗显示"0"时,按毫安挡增、减键把毫安显示窗数据修改为修改权限口令"88",按存储键执行存储操作。

（3）点按维护/清除键,退出数据查询状态。

（4）再连续按存储键5秒待听到蜂鸣器发出"滴、滴"两声后释放按键,此时系统已进入快捷技术编程状态。

（5）按快捷键上键或下键选择照射,按正位或侧位键选择相应部位的正、侧位,照射部位存储的技术参数被调出并在控制面板上显示。例如,如要对腰椎部位的技术进行编辑,可按快捷上键或快捷下键使人体图形腰椎位置的发光管点亮选中腰椎位。

（6）选择相应的技术、设备和最佳的放射参数。

（7）按存储键,存储技术参数。

（8）重复1.2.3.4步骤,对其他部位编程。

（9）关机,退出快捷技术编程状态。

（10）重新开机,检查一遍快捷技术方式参数是否编程成功。

【思考题】

1. 简述高频X线机组成及特点。

2. 简述灯丝加热电路原理与特点。

3. 简述快捷技术编程操作方法。

项目七十一　计算机X线摄影装置操作

【培养目标】

1. 学会计算机X线摄影（简称CR）装置操作技术。

2. 掌握CR设备的基本结构、成像原理。观察了解CR的后处理功能、CR成像设备与普通X线成像设备不同之处。

3. 养成良好的操作习惯,具有一丝不苟的工作态度,有团队合作意识,提高职业素质。

4. 使学生具有影像技士岗位必备的知识、能力和态度,胜任影像技士岗位工作。

【实训器材】

X线机一台,CR系统及其相关附件（影像板）等。

【原理简述】

1. 影像信息记录　用一种含有微量铕的钡氟溴化合物结晶制成的IP代替X线胶片,接受透过人体的X线,使IP感光,形成潜影。X线影像信息由IP记录,IP可重复使用数千次。图2-51IP结构示意图。图2-52CR系统基本结构。

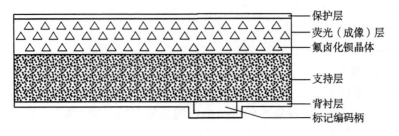

图 2-51　IP 结构示意图

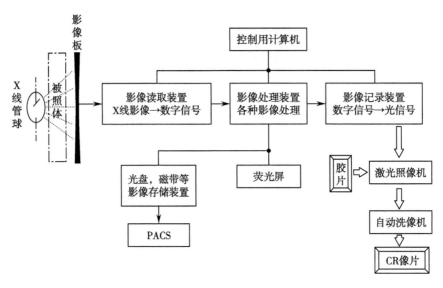

图 2-52　CR 系统基本结构

2. 图像信息的读取　IP 上的潜影用激光扫描系统读取,并转换成数字信号,激光束对匀速移动的 IP 整体进行精确而均匀的扫描,在 IP 上由激发出的辉尽性荧光,由自动跟踪的集光器收集,复经光电转换器转换成电信号,放大后,由模/数转换器转换成数字化影像。

3. 影像信息处理　影像数字化信号经图像处理系统处理,可以在一定范围内任意改变图像的特性。

4. 图像处理的主要功能有　灰阶处理、窗位处理。通过图像处理系统的调整可使数字信号转换为黑白影像对比,在人眼能辨别的范围内进行选择,以达到最佳的视觉效果,有利于观察不同的组织结构。

5. 窗位调整　以某一数字信号为 0,即中心,使一定灰阶范围内的组织结构,以其对 X线吸收率的差别,得到最佳显示,同时可对数字信号进行增强处理。窗位处理可提高影像对比度,有利于显示组织结构。

【方法与步骤】

1. 参观 CR 系统,整体了解 CR 系统的工作过程,了解 CR 设备的基本组成。

2. 参观了解 IP 的结构及原理简述　观察在机器上工作的 IP;打开一块报废的 IP 板,观察其内部结构,与书中所述进行对比,增加对 IP 板的认识。

3. 参观了解读取装置的构成及原理简述　扫描 IP 板,将扫描出的图像分别进行相关影像调整,观察图像的变化,进行图像打印。

4. 参观了解计算机处理系统的结构及原理简述。

5. 参观了解 CR 图像存储和记录装置的构成。

6. 参观了解 CR 设备正常工作时的工作流程,并在医生或技师指导下让学生完成操作。

7. 听取有关 CR 设备的一般情况介绍,包括机型比较、性价比、安装时间、工作任务等。

8. 参观了解 CR 设备是怎样完成图像后处理的。

9. 注意事项 进入机房后严格按带教老师的要求进行实训,不得乱动机房内的任何开关、控制键等,经允许自己动手操作前须经老师认可后方可进行。

【思考题】

1. CR 设备与普通 X 线机设备比较有何不同?

2. 什么是 CR 系统自动预读程序?

3. 简述 CR 的成像原理。

4. 调整参数对 CR 图像有何影响?

项目七十二 数字胃肠 X 线机操作

【培养目标】

1. 学会数字胃肠 X 线机操作技术。

2. 掌握医用数字胃肠 X 线机的基本结构、原理简述及操作方法。

3. 养成良好的操作习惯,具有一丝不苟的工作态度,有团队合作意识,提高职业素质。

4. 使学生具有影像技士岗位必备的知识、能力和态度,胜任影像技士岗位工作。

【实训器材】

数字胃肠 X 线机一台及其相关附件等。

【原理简述】

1. 床体系统 床体系统是胃肠 X 线机的重要组成部分,它是完成系统功能的主要载体,能通过二维的操作方式即影像系统、床体的倾斜及床板的运动实现胃肠 X 线机的所有功能。见图 2-53 数字胃肠 X 线机组成图。

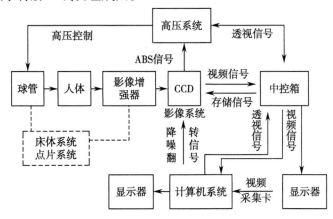

图 2-53 数字胃肠 X 线机组成图

2. 影像系统 通常包括高分辨率的影像系统(包括影像增强器和数字放射成像检测器)和影像辅助系统,来接收 X 线形成数字影像。

3. 控制台控制系统 操作控制台完成控制检查室内影像获取的全过程,操作控制台的主要功能主要有四项:输入和输出患者信息、检查数据、输出影像数据、控制曝光和影像捕获子系统,获取并处理数字 X 线影像数据,具有管理功能。操作控制台与探测器、X 线曝光设备与专用接口,并以数字方式获取和传输患者信息、曝光和影像数据。

4. 计算机系统 是数字胃肠 X 线机的重要部分,完成整个设备所有功能的控制和实现,计算机系统通常称为图像工作站,读取影像系统产生的数字图像,并进行文档管理及图像后处理,包括图像增强、翻转、测量、局部放大、降噪等操作,用户能够根据诊断要求进行图像多幅显示。

【方法与步骤】

1. 参观数字胃肠科室,了解数字胃肠设备的基本组成和整体布局。

2. 记录数字胃肠扫描室内的结构、布局及各部分的原理简述。

3. 了解数字胃肠控制室内的结构布局。

4. 了解数字胃肠设备计算机处理系统的结构原理简述。

5. 了解数字胃肠设备图像存储和记录装置的构成。

6. 了解数字胃肠设备正常工作时的操作流程。

7. 学生在医生或技师的指导下完成操作,在操作过程中,注意扫描室内各机械器件的运动方式。

8. 听取有关数字胃肠设备的一般情况介绍包括不同厂家设备的功能比较。

9. 了解数字胃肠设备怎样完成图像后处理的。

【注意事项】

1. 聘请具有一定经验的医生或技师带教。

2. 在示教过程中,认真记录实训报告。

3. 学生不能随意操作设备。

【思考题】

1. 数字胃肠设备是怎样完成 X 线影像数字化的?

2. 简述数字胃肠 X 线机的基本操作程序。

项目七十三 数字 X 线摄影装置操作

【培养目标】

1. 学会数字 X 线摄影(简称 DR)装置操作技术。

2. 掌握 DR 设备的操作程序,熟悉 DR 设备整体结构与基本工作过程,了解 DR 设备与 CR 设备不同之处。

3. 养成良好的操作习惯,具有一丝不苟的工作态度,有团队合作意识,提高职业素质。

4. 使学生具有影像技士岗位必备的知识、能力和态度,胜任影像技士岗位工作。

【实训器材】

DR 成像设备及其相关附件等。

【方法与步骤】

1. DR 科室介绍,DR 装置的基本组成与整体布局。

2. 讲述 DR 设备探测器的结构及原理简述。

3. 参观 X 线管与探测器的移动方法。

4. 讲述 DR 设备计算机处理系统的结构原理简述。

5. 了解 DR 设备图像存储和记录装置的构成。

6. 了解 DR 设备正常工作时的操作流程,学生在医生或技师的指导下完成操作。

7. 听取有关 DR 设备的一般情况介绍,包括机型比较,性价比、安装时间、工作任务等。

8. 了解 DR 设备怎样完成图像后处理。

【注意事项】

1. 聘请具有一定教学经验的医生或技师带教。

2. 在示教过程中,认真记录实训报告。

3. 学生不能随意操作设备。

【思考题】

1. 简述 DR 设备探测器的原理。

2. DR 设备基本操作流程。

项目七十四　见习数字 X 线摄影双能量减影过程

【培养目标】

1. 学会数字 X 线摄影(简称 DR)装置双能量减影实现的方法。

2. 熟悉 DR 设备整体组成结构、基本工作过程、操作程序。了解 DR 设备与 CR 设备不同之处。

3. 养成良好的操作习惯,具有一丝不苟的工作态度,有团队合作意识,提高职业素质。

4. 使学生具有影像技士岗位必备的知识、能力和态度,胜任影像技士岗位工作。

【实训器材】

RevolutionTM XR/d,DR 设备及其相关附件等。

【方法与步骤】

1. 被检查者按标准胸部检查体位站立于探测器前。

2. 执行胸部双能量减影投照程序。

3. 按手闸 I 挡,嘱被检查者屏气,按下 II 挡曝光。完毕,嘱被检查者离开探测器。

4. 观察图像的形成。

5. 打印图像　正常胸部正位片 + 胸部骨骼图像 + 胸部软组织图像,共计三幅图像。

【注意事项】

1. 聘请具有一定教学经验的医生或技师带教。

2. 在示教过程中,认真记录实训报告。

3. 学生不能随意操作设备。

【思考题】

1. 观察、分析三幅图像的差异,了解减影技术,丰富图像信息。

2. 本设备是如何实现双能量减影的?

3. 什么是减影? 目的是什么?

项目七十五　DSA 装置相关模拟操作观察

【培养目标】

1. 观察衰减体模的减影信号与特性、模拟血管插件的注射造影过程。

2. 熟悉 DSA 装置的基本工作过程,了解数字减影血管造影(简称 DSA)装置的基本组成与整体布局。

3. 养成良好的操作习惯,具有一丝不苟的工作态度,有团队合作意识,提高职业素质。

4. 使学生具有影像技士岗位必备的知识、能力和态度,胜任影像技士岗位工作。

【实训器材】

X 线机,DSA 装置,有机玻璃(塑料)制衰减体模,0.5~4.0mm 模拟血管插件及其相关附件等。

【原理简述】

DSA 减影基本过程按下列顺序进行:①摄制普通片;②制备 mask 片(即素片、蒙片、掩模片、基片)所谓 mask 片就是与普通平片的图像完全相同,而密度正好相反的图像,即正像片,相当于透视影像;③摄制血管造影片;④把 mask 片与血管造影片重叠一起翻印成减影片;①与③为同部位同条件曝光,认真地制备 mask 片是减影的关键。

【方法与步骤】

1. 观察衰减体模的减影信号与特性,模拟 X 线衰减范围大于 15:1 的数字减影动态信号。

2. 观察模拟患者体内高对比重叠结构及动态范围极值和 X 线硬化效应的影像,增加对 DSA 的认识。

3. 观察模拟患者经典静脉注射过程,观察减影影像的对比度和均匀度。

4. 注意事项　进入机房后严格按带教老师的要求进行实训,不得乱动机房内的任何开关、控制键等,经允许自己动手操作前须经老师认可后方可进行。

【注意事项】

1. 聘请具有一定教学经验的医生或技师带教。

2. 在示教过程中,认真记录实训报告。

3. 学生不能随意操作设备。

【思考题】

1. 简述 DSA 图像形成的原理。

2. 简述实训中的 DSA 对比度增强处理的过程。

3. 谈谈你对参观 DSA 装置后的感性了解。

项目七十六　CT 基本组件识别

【培养目标】

1. 学会 X-CT 机基本组件识别技术。

2. 熟悉 X-CT 机基本组件的名称,了解 X-CT 扫描机械运动原理,掌握扫描体位的摆放。

3. 养成良好的爱护影像设备的习惯,具有一丝不苟的工作态度,有团队合作意识,提高职业素质。

4. 使学生具有影像技士岗位必备的知识、能力和态度,胜任影像技士岗位工作。

【实训器材】

CR 型全身 CT 机,随机水模一套,常用工具一套等。

【方法与步骤】

1. 认识设备各组成部分　如扫描架、检查床、计算机柜、操作台等。

2. 打开扫描架防护板,辨认 X 线管组件、探测器组件、前后准直器、电缆的缠绕方式或螺旋 CT 的旋转方式。

3. 按规定程序启动。

4. 检查床的运动控制。

5. 放置水模,定位,介绍定位灯的作用。

6. 按规定程序关机。

【思考题】

1. 准直器的作用是什么?

2. 叙述 X-CT 机各组件的作用。

项目七十七　CT 的操作

【培养目标】

1. 学会 X 线 CT 扫描机的操作技术。

2. 了解 X 线 CT 扫描机的基本构成、主要部件的功能、技术参数。理解 CT 扫描机成像原理。熟悉 X 线 CT 扫描机的基本操作程序和注意事项。掌握 CT 图像显示中窗宽、窗位的调节及基本图像处理软件的应用。

3. 养成良好的操作习惯,具有一丝不苟的工作态度,有团队合作意识,提高职业素质。

4. 使学生具有影像技士岗位必备的知识、能力和态度,胜任影像技士岗位工作。

【实训器材】

X 线 CT 扫描机一台,随机附件的 CT 检查体模或符合国家药品监督管理局测试要求规定的检测体模。有条件的学校可到附属教学医院 CT 室进行患者实际操作检查。

【方法与步骤】

目前,应用于各医院的 CT 设备型号较多,不同厂家生产的 CT 在操作上也有一定差别,但总的操作程序基本相同。主要有以下几步:

1. 开机　合上电源总开关,然后分别开启计算机柜电源、工作站电源、操作台电源等。检查空调工作状态,机房温度应控制在 18~22℃,湿度应在 45%~60% 范围。

2. 扫描前准备　将患者随身携带的金属物品取出,不配合患者及小儿患者,应合理使用镇静剂,患者配合后,再进行检查。

3. 登记患者信息和摆位　患者信息包括患者姓名、性别、年龄 CT 编号等。给患者摆位是根据扫描部位,选择合适体位及扫描基线。告诉患者在扫描过程中身体应保持不动,以免使影像产生运动伪影。

4. 扫描 扫描前,先选择扫描参数,扫描计划已经提前设置,也可依据需要改变相应扫描参数,比如千伏、毫安及扫描范围。

5. 影像处理 扫描结束,处理患者影像。包括薄层重建、3D 重建、血管重建和照相。照相时注意调节影像的窗宽、窗位,使病变显示清楚,影像对比度良好,以满足诊断需要。最后激光打印机打印照片。

6. 关机 退出计算机系统,关闭电源。

下面以 Astieon4 型 X-CT 扫描机为例,说明实际操作的基本步骤。

(一)开机

1. 检查外电源后,主机工作电压在正常范围内,打开主电脑电源开关。

2. 待主电脑启动后,进行球管预热及空气校正,为了保护 CT 球管,延长使用周期,每天早晨必须要进行球管预热。

1)球管预热:Utility------Maintenance Utility------Warm up------待 Scan 灯亮起后即可进行自动预热。

2)空气校正:Utility------Maintenance Utility------Calibration------出现子对话框后选择All------在 Tube Voltage select 选择 120 135 ------选择 Acquire 即可进行自动校对。

3. 工作中遇紧急情况时迅速按下红色按钮,保护患者和设备的安全。

(二)关机

1. Utility------Shutdown。

2. 待出现对话框后选择"OK"。

3. 待出现 Now is safe to take off your computer------关闭主计算机电源开关。

(三)扫描

1. 技术或诊断人员接到摄片申请单后,仔细核对患者姓名、性别、年龄、扫描部位及医生的其他要求,按要求摆好体位,对需要进行扫描前准备的患者提前做好准备。

2. 正确输入患者的基本资料,进入到预设好的程序中并开始扫描。

3. 扫描完成,待图像显示满意后方可通知患者离开机房。

(四)图像的后处理及排版打印

1. 在 CT 的图像后处理界面里,按照诊断要求对图像进行窗宽窗位调节、放大、旋转、三维、多平面显示等处理。

2. 处理完的图像进行排版布局,预览满意后点击相应图标交付打印。

3. 对打印出来的胶片进行裁剪、核对并归档。

【注意事项】

1. 在示教过程中,认真记录实训报告。

2. 学生不能随意操作设备。

【思考题】

1. 在 CT 扫描机扫描前需输入哪些基本技术参数?它们对 CT 图像有何影响?

2. 如何设置窗位、窗宽?为什么调节窗位、窗宽能使图像满足临床诊断要求?对显示器屏幕上显示的图像,如何确定它的实际大小和性质?

项目七十八 CT 成像原理验证

【培养目标】

1. 学会 X 线 CT 扫描机的操作技术。

2. 通过实验掌握 X-CT 扫描成像原理。

3. 养成良好的操作习惯,具有一丝不苟的工作态度,有团队合作意识,提高职业素质。

4. 使学生具有影像技士岗位必备的知识、能力和态度,胜任影像技士岗位工作。

【实训器材】

X 线 CT 扫描机一台,随机附件的 CT 检测体模或符合国家药品监督管理局测试要求规定的检测体模。有条件的学校可到附属教学医院 CT 室进行患者实际操作检查。

【方法与步骤】

1. 启动 CT 机,等待自检结束。

2. 设定扫描技术条件,诸如:毫安秒、扫描时间。

3. 将水模按预先设定的扫描体位摆放到扫描孔内,定位。

4. 执行扫描程序。

5. 观察图像轮廓形状。

6. 结束扫描程序,安结束程序退出,关机。

【思考题】

1. 获得的图像与设想的图像一样吗?

2. 试分析两种图像差别的原因。

项目七十九 GE8800CT 扫描架试验与测量

【培养目标】

1. 掌握 GE8800CT 扫描架组成、结构与运动方式。

2. 通过对 GE8800CT 扫描架结构的识别与测量,进一步加深对理论学习知识的理解,掌握其工作程序与原理等。

3. 养成良好的操作习惯,具有一丝不苟的工作态度,有团队合作意识,提高职业素质。

4. 使学生具有影像技士岗位必备的知识、能力和态度,胜任影像技士岗位工作。

【实训器材】

GE8800CT 扫描架,示波器,万用表及常用工具一套等。

【原理简述】

扫描架结构:侧面三个开关(SCAN、DAS、TILTE)。正面有外定位灯。里面有 X 线管,电缆盘绕装置,补偿器,准直器,探测器,通道板,ADC,旋转电机,摆角电机,内定位灯,体积过大检测灯,扫描架旋转电机的伺服放大器,零度脉冲、两度脉冲,十度脉冲、扫描脉冲产生装置。

（一）扫描架图纸说明

1. K_3 架正摆角 ON（K_1、K_2、ON）回路里有限位开关。

2. K_4 架负摆角 ON（仅 K_1、ON）回路里有限位开关。

3. 架正摆角回路

刹车：$115V \rightarrow F_1（20A）\rightarrow TS_{4-2} \rightarrow CB_3（TILT）\rightarrow K_1 \rightarrow SOL \rightarrow K_1 \rightarrow TS_{4-3} \rightarrow 115V$。

启动线圈：$115V \rightarrow F_1 \rightarrow TS_{4-2} \rightarrow CB_3（TILT）\rightarrow K_1 \rightarrow K_2（常开）\rightarrow TS-2S_{-2} \rightarrow$ 启动线圈 $\rightarrow TS-2S_{-5} \rightarrow K_2（常开）\rightarrow K_1 \rightarrow TS_{4-3} \rightarrow 115V$。

运转线圈：$115V \rightarrow F_1（20A）\rightarrow TS_{4-2} \rightarrow CB_3（TILT）\rightarrow K_1 \rightarrow TS-2S_{-1} \rightarrow$ 运转线圈 $\rightarrow TS-2S_{-4} \rightarrow K_1 \rightarrow TS_{4-3} \rightarrow 115V$。

4. 架负摆角回路 刹车、运转线圈同上。

启动线圈：$115V \rightarrow F_1 \rightarrow TS_{4-2} \rightarrow CB_3（TILT）\rightarrow K_1 \rightarrow K_2（常闭）\rightarrow TS-2S_{-5} \rightarrow$ 启动线圈 $\rightarrow TS-2S_{-3} \rightarrow K_2（常闭）\rightarrow K_1 \rightarrow TS_{4-3} \rightarrow 115V$。

5. 6A 区的电位器是摆角测量。

6. L_1、L_2、L_3、D_1、D_2、D_3 是体积过大检测。L_4 是内定位灯，（位于旋转部分）。K_5 是内定位灯控制（位于非旋转部分）。

7. 旋转电机得电回路：$115V \rightarrow F_1 \rightarrow TS_{4-2} \rightarrow CB_2（SCAN）\rightarrow TS_{4-7} \rightarrow TS_{1-1} \rightarrow T_1（磁饱和稳压器、变压器）\rightarrow TS_{1-2} \rightarrow TS_{4-3} \rightarrow 115V$。

8. 经 T_1 稳压器、变压后输出，整流滤波给 SERVICE 放大器 1、6，于放大器 2、7 输出给旋转电机。

9. K_9 受 K_6 控制于扫描极限开关压合时 OFF。切断旋转电机回路。

10. 9B 区的 2 度 PULSE，10B 区的 10 度 PULSE，10B 区的 0 度 PULSE 和扫描脉冲（720）。10C 区的电位器是旋转位置检测。

11. 10A 区的 DC TACH（TACHOGRAPH）3V 是测速。10A 区的 FAIL SAFE BRAKE 是故障安全刹车。

（二）扫描架旋转电机图纸文字说明

1. 手动旋转 MOTOR 1H 区的手动开关，CW/CCW $\rightarrow J_{12}$ 板 $\rightarrow J_6$ 板 $\rightarrow J_1$ 板（53）（正、负、大、小）$\rightarrow$ SERVO AMP 板 $\rightarrow R_1$ 和 $K_9 \rightarrow$ DC MOTOR。

2. 手动旋转 MOTOR 刹车 1H 区的手动开关，CW/CCW $\rightarrow J_{12}$ 板 $\rightarrow J_3$ 板 $\rightarrow J_{13}$ 板 $\rightarrow K_6$ 继电器线圈 $\rightarrow K_6$ 接点 $\rightarrow$ BRAKE 得电，刹车解除。

3. 测速调速 DC TACH $\rightarrow J_1$ 板（59）-（53）$\rightarrow$ SERVO AMP $\rightarrow$ DC MOTOR。

4. 旋转位置检测 MOTOR 转 $\rightarrow$ 10D 区电位器转，其 2 脚电位变化 $\rightarrow J_6$ 板（42）$\rightarrow J_1$ 板 $\rightarrow$ SERVO AMP $\rightarrow$ DC MOTOR。

5. 10 度脉冲产生。

6. 2 度脉冲产生。

7. 0 度脉冲产生。

8. 扫描脉冲产生。

9. 旋转 MOTOR 限位。

10. 旋转 MOTOR 限位。

（三）补偿器控制文字说明

1. 准直器电机回路：J_8—J_9（1.5mm、5mm、10mm）→J_3（AUN AP）→J_{13}（12）→COLLIMA-TOR CONTROL（11）→APER MOTOR。

2. 准直器位置检测回路。

3. 补偿器电机回路　J_8—J_9（AIR、HEAD、BODY）→J_3（24、20）→J_{13}（19、21）→COLLI-MATOR CONTROL（7、9）→FILT MOTOR。

4. 补偿器位置检测回路。

5. 体积过大检测。

【方法与步骤】

参考图 2-54,5-1082 印刷板电路图。根据理论学习知识：

1. 找到旋转电机,刹车,旋转编码器所在位置画出图纸并记录到报告中。

2. 找到摆角电机,电机传动丝杠,摆角限位开关,摆角刹车装置,摆角编码器所在位置。画出图纸并记录到报告中。

3. 找到旋转电机驱动板,观察其外型,元器件构成记录到报告中(加放大板图纸)。

4. 找到2°脉冲、10°脉冲、0°脉冲产生装置,记录到报告中。说明三个脉冲关系及作用。

5. 测量2°脉冲在旋转中,用示波器测量2°脉冲的宽度,记录到报告中。

6. 找到架侧面的三个开关(SCAN、DAS、TILTE),说明作用,在图纸中找到三个开关点的相应位置。

7. 找到电缆盘绕装置,观察外型,记录到报告中。

8. 找到由定位灯,体积过大检测灯,记录到报告中。

9. 在电路板中找到2°、10°、0°脉冲的指示灯,观察其什么时间亮及灭,手动将三个脉冲都调节出来。

10. 测量旋转电机驱动电路的控制信号(示波器),记录到报告中,说明正负的意义,大小的意义。

11. 观察 K_3 继电器什么时间 ON,记录到报告中。观察 K_4 继电器什么时间 ON,记录到报告中。

12. 用手挡住体积过大灯,用万用表测量其输出有何改变,记录到报告中。

13. 人为使旋转过位,观察压合哪个开关,观察哪个继电器 ON,记录到报告中。

14. 观察补偿器的运动(选择头、体、空气)。

15. 观察准直器的运动(选择5mm、10mm、15mm)。

16. 找到摆角检测电位器,观察记录到报告中,摆角限位开关,记录到报告中。

17. 找到切断架侧 CB_3 或 CB_2,观察扫描架运动功能缺少的情况记录到报告中。

18. 根据扫描架的位置,测量 TS/14 的 12、13、14 之间电位变化,说明扫描架的位置,记录到报告中。

19. 测量旋转电机伺服放大器直流输入电压及输出电压,记录到报告中。

20. 观察架侧下面的 T_1 变压器外观特点、功能,记录到报告中。观察架侧的 K_1 工作是前倾还是后摆,记录到报告中。

21. 观察扫描架组成元件、管球、探测器相对位置、FILTER,COLLIMATER,WINDOW 位置形状。

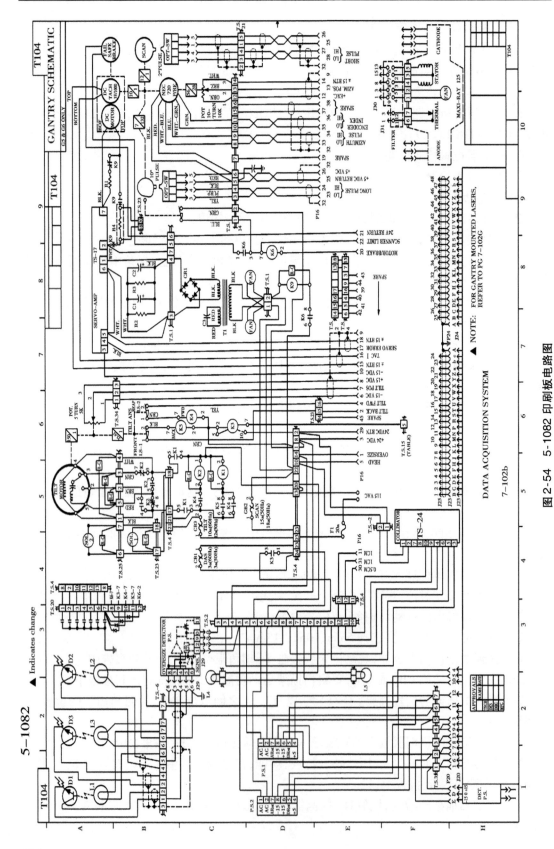

图 2-54　5-1082 印刷板电路图

22. 观察扫描架旋转方式,与滑环 CT,螺旋 CT 之间的扫描区别。记录到报告中。

【思考题】

1. GE8800CT 扫描架的基本组成。

2. 根据上述的观察与测量写一份实训报告。

项目八十　超导磁共振成像设备结构识别

【培养目标】

1. 学会超导磁共振(MRI)成像设备结构识别结构识别技术。

2. 熟悉 MRI 结构基本组件的名称。掌握超导 MRI 磁体各部分的原理简述。

3. 养成良好的爱护影像设备的习惯,具有一丝不苟的工作态度,有团队合作意识,提高职业素质。团队合作完成学习任务,整理基本技术文件资料。

4. 使学生具有影像技士岗位必备的知识、能力和态度,胜任影像技士岗位工作。

【实训器材】

超导 MRI 设备一台及其相关附件等。

【原理简述】

1. 超导型 MRI 设备　磁场强度高,稳定性和均匀度好。磁体的结构包括:主磁场线圈、梯度线圈、发射线圈、接收线圈、真空层、液氦层、液氮层、冷头。主磁体应处于一个用铜板屏蔽的环境中,目的是避免外界对磁场影响,使主磁场产生漂移。见图 2-55 超导型 MRI 设备的结构示意图。

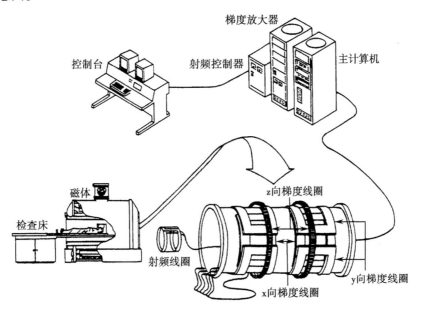

图 2-55　超导型 MRI 设备的结构示意图

2. 主磁场线圈　一般选用铌钛合金(−270℃ 零电阻)制成,将铌钛合金放入液氦中进行低温处理来形成超导环境。由于液氦价格昂贵,为了节约液氦,又增加了液氮层和真空层,同时氦压机和冷水机将蒸发的液氦重新还原成为液氦。

3. 梯度线圈 用来接收梯度放大器提供的电信号,产生 X、Y、Z 三路梯度磁场,修改主磁场,为人体的 MR 信号提供了空间定位的三维编码。通常超导型 MRI 设备选用了马鞍型线圈的圆弧部分作为梯度线圈来产生三路梯度磁场。

4. 发射线圈 通常超导型 MRI 设备选用马鞍型线圈直导线部分来产生射频磁场。发射线圈接收射频放大器提供的信号,产生一个频率为 $W_0 = r \cdot B_0$ 的磁场作用于人体,使人体处于磁场强度为 B_0 的部分产生磁共振现象。

5. 接收线圈 通常采用马鞍型线圈的直导线部分完成磁共振信号的接收,完成磁信号到电信号的转换。通常设计接收线圈时必须要考虑发射线圈的阻抗,要求接收线圈与发射线圈的阻抗要匹配。接收线圈产生的电信号很微弱,大约为几微伏,所以在传输过程中首先要经前置放大器放大,一般前置放大器处于扫描床上,目的是让接收线圈和前置放大器之间的电缆最短,以使 MRI 设备接收信号的损失最小。

【方法与步骤】

1. 超导磁体安装的布局及防护的实施。

2. 观察了解超导磁体主磁体的结构,找出各层的位置及功能。

3. 液氦层降温所达温度,补液口位置,定期补液时间。

4. 液氮层降温所达温度,补液口位置,定期补液时间。

5. 真空层的层数及所起的作用。

6. 扫描室内正常的温度湿度是多少,对空调的要求有哪些?

7. 匀场调节法

(1)有源匀场:使用匀场线圈,讲解匀场线圈的位置、构造、所需电流。

(2)无源匀场:使用匀场铁片,讲解如何用铁片进行匀场、粘制方法。

8. 找出梯度线圈安装的位置及梯度线圈与梯度放大器接口。

9. 找出发射线圈安装的位置及发射线圈与发射放大器接口。

10. 讲解参观床的结构、运动方式、使用方法、前置放大器的位置及与接收线圈的连接方式。

11. 接收线圈的形状、安装位置、原理简述。

【思考题】

1. 叙述超导型 MRI 成像设备的基本结构组成。

2. 超导型 MRI 与永磁型 MRI 设备主磁体的区别?

项目八十一　见习超导 MRI 控制装置

【培养目标】

1. 掌握超导 MRI 控制部分的组合及各部分的功能作用。

2. 熟悉 MRI 计算机、小信号发生器、梯度放大器、射频放大器的结构基本组件,掌握超导 MRI 控制部分工作原理。

3. 养成良好的爱护影像设备的习惯,具有一丝不苟的工作态度,有团队合作意识,提高职业素质。

4. 使学生具有影像技士岗位必备的知识、能力和态度,胜任影像技士岗位工作。

【实训器材】

超导 MRI 设备一台及其相关附件等。

【原理简述】

图 2-56 梯度磁场的电路方框图。图 2-57MRI 控制柜各部分的组合图。

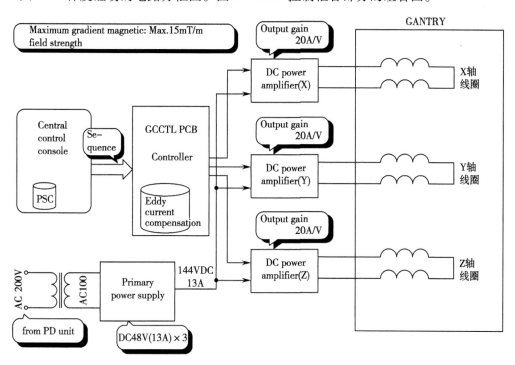

图 2-56　梯度磁场的电路方框图

超导 MRI 计算机:要求容量大的计算机和高分辨模数转换器,能够完成数据采集,累加傅立叶转换数据处理和图像显示。主要由操作控制器(OPC)和图像控制器构成(IPU)。另外键盘、鼠标和彩色显示器也是计算机的构成部分。键盘上没有用于扫描的 START、ACORT、PAUSE,以及用于通话的通话键。

操作控制器:安装有识别键盘功能的接口电路板(PNLIF)。

图像控制器:控制整个 MRI 设备运行的主板,控制图像处理的主板,与激光相机相连的接口板,与显示器相连的接口板。

小信号发生器:产生磁共振现象所用的信号产生装置将合成电路送来的时钟信号转换成发射装置与接收装置所需的时钟信号,并用这个信号与合成电路的 DDS(将正弦数字信号通过快速 D/A 转换变成争先波形的单元)合成发射电路所需的和接收电路所需时钟信号。

梯度放大器:功率放大器、安装在三路梯度柜中,将计算机系统处理后的梯度信号进行放大,输出大电流和高压电的信号加到梯度线圈上,梯度放大器输出的电流与控制电压的关系为 20A/V。

射频放大器:接收计算机送来的射频信号并将其进行放大和移相,并将产生的电信号加到马鞍型的发射线圈上,使发射线圈产生一个随时间变化而进行周期运动的磁场。

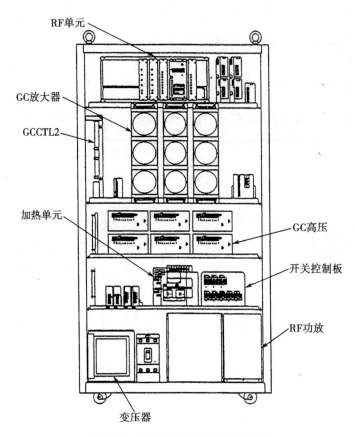

图 2-57　MRI 控制柜各部分组合图

【方法与步骤】

1. 了解 MRI 控制室内的布局,各单元的位置。

2. 了解 MRI 计算机的组成,键盘及相应附属设备功能。

3. 掌握计算机中各电路板的名称及所起的作用。

4. 掌握小信号发生器(谱仪)的各电路板的位置及相应功能,结合机器说明进行。

5. 掌握梯度放大器功能、结构、电路走行测试,结合机器说明书,开机对各测试点电压进行测量。

6. 掌握射频放大器功能、结构、电路走行,结合机器说明书,开机对各测试点电压进行测量。

7. 了解控制部分整体电路连接,信号传输路径及常见故障的现象,故障分析处理方法。

【思考题】

1. 简述梯度放大器、射频放大器及谱仪的原理。

2. 计算机、小信号发生器、梯度放大器、射频放大器的作用?

项目八十二　见习永磁型 MRI 成像设备

【培养目标】

1. 永磁型 MRI 设备的基本原理及其在临床中的作用与局限性、图像处理的基本功能、与超导型 MRI 设备的不同之处,熟悉永磁型 MRI 设备整体结构及屏蔽措施。

2. 了解永磁型 MRI 成像设备预加热系统和恒温加热系统的结构,掌握其工作原理。

3. 养成良好的爱护影像设备的习惯,具有一丝不苟的工作态度,有团队合作意识,提高职业素质。

4. 使学生具有影像技士岗位必备的知识、能力和态度,胜任影像技士岗位工作。

【实训器材】

永磁型 MRI 设备一台及其相关附件等。

【原理简述】

图 2-58 永磁型 MRI 设备的结构示意图。永磁 MRI 设备,由恒温控制器和预家加热器将主磁体温度准确控制在某一温度上(32.5℃),使主磁体产生一个均匀的静磁场,梯度电源通过梯度线圈进行空间定位,通过 RF 单元和 RF 发射线圈,发射 RF 信号作用于患者产生 MRI 设备现象,发出的 MRI 设备信号被接收线圈接收,经前置放大器放大,检波,A/D 转换后给计算机和图像处理器,重建图像在监视器上显示或用激光照相机将图像在胶片上打印出来。

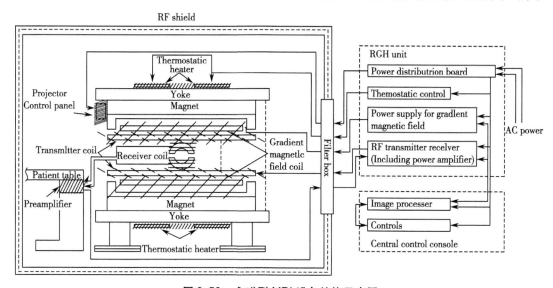

图 2-58 永磁型 MRI 设备结构示意图

【方法与步骤】

1. 参观 MRI 科室,了解 MRI 设备在医院的位置、布局及屏蔽的要求与具体措施。

2. 掌握扫描室和控制室的温度和湿度。

3. 听取有关 MRI 设备的一般情况介绍(机型比较、性价比、安装时间、工作任务、使用情况)。

4. 通过实例观察 MRI 设备的操作过程。

5. 通过观察扫描室掌握发射线圈、接收线圈、梯度线圈、前置放大器的位置及接收线圈与前置放大器的连接方法。

6. 通过参观控制室了解计算机系统、梯度柜、射频放大器、谱仪等的布局及互相通讯的接口。

(1)参观了解 MRI 设备的禁忌措施。

(2)参观永磁体恒温控制系统及了解日常保养措施。

(3)参观了解控制室与扫描室信号传送方法。

【注意事项】

1. 聘请具有一定教学经验的科室医生或技师带教。

2. 在示教过程中,认真记录参数的改变对成像的影响与结果。

3. 在医生或技师的指导下操作机器,不允许私自操作。

【思考题】

1. MRI 屏蔽与 X 线屏蔽不同之处是什么?

2. 永磁型 MRI 成像设备与超导型 MRI 成像设备有何不同之处?

3. 叙述永磁型 MRI 成像设备的基本结构。

项目八十三　磁共振成像设备的基本操作

【培养目标】

1. 了解或熟悉磁共振成像设备的一般操作技术。

2. 了解永磁型 MRI 设备与超导型 MRI 设备的基本结构,熟悉 MRI 成像设备的基本工作过程、图像处理的基本功能。

3. 养成良好的操作习惯,一丝不苟的工作态度,有团队合作意识,提高职业素质。

4. 使学生具有影像技士岗位必备的知识、能力和态度,胜任影像技士岗位工作。

【实训器材】

超导型 MRI 成像设备一台或永磁型 MRI 成像设备一台,及其相关附件等。

【方法与步骤】

目前,应用于各医院的磁共振设备型号较多,不同厂家生产的磁共振在操作上也有一定差别,但总的操作程序基本相同。主要有以下几步:

1. 开机　合上电源总开关,然后分别开启梯度柜电源、计算机柜电源、工作站电源、操作台电源等。检查空调工作状态,扫描室温度应保持在 20℃左右。

2. 扫描前准备　将患者随身携带的金属物品取出,严禁带有心脏起搏器和金属假体的患者进入磁场。不配合患者及小儿患者,应合理使用镇静剂,患者配合后,再进行磁共振检查。

3. 登记患者信息和摆位　患者信息包括患者姓名、性别、年龄、体重(用于计算患者射频吸收系数)、磁共振编号等。给患者摆位是根据扫描部位,让患者采用仰卧位还是俯卧位,是头先进入磁体还是脚先进入磁体,并选择相应线圈。告诉患者在扫描过程中身体应保持不动,以免使影像产生运动伪影。

4. 调谐　低场强设备,登记完患者信息后,应进行机器调谐,包括匀场调谐和射频调谐,然后进入扫描状态。高场强设备登记完患者信息,可直接进入扫描状态。

5. 扫描　扫描前,先选择扫描参数。选择扫描解剖部位、相应线圈及扫描序列。常规扫描自旋序列(SE 序列)T_1WI(T_1 加权像)和 T_2WI(T_2 加权像)。T_1WI 和 T_2WI 的参数见表2-24。一般扫描横断位,可加扫矢状位和冠状位。必要时采用脂肪抑制技术,进行血管成像及水成像。扫描层厚根据相应扫描部位的要求选择,一般 3～10mm。层间距一般按层厚的10% 计算。在血管成像、水成像时,要求重叠扫描。在胸部、腹部和心脏大血管扫描时,要采用呼吸门控和心电门控技术,以减少呼吸伪影和心脏冲动伪影。参数调整完毕,开始扫描。根据显示影像,决定是否加扫其他方位及选择其他扫描技术。

表 2-24 T_1WI 和 T_2WI 的参数

	T_R	T_E
T_1WI	短 $<500ms$	短 $<25ms$
T_2WI	长 $<2000ms$	长 $<75ms$

6. 影像处理 扫描结束,处理患者影像。包括血管重建、胰胆管及输尿管重建和照相。照相时注意调节影像的窗宽、窗位,使病变显示清楚,影像对比度良好,以满足诊断需要。最后激光打印机打印照片。

7. 关机 退出计算机系统,关闭电源。

【注意事项】

1. 聘请具有一定教学经验的医生或技师带教。

2. 在示教过程中,认真记录实训报告。

3. 学生不能随意操作设备。

【思考题】

1. 简述超导型 MRI 成像设备的基本结构的作用。

2. MRI 成像设备的优、缺点及与 X-CT 设备的比较。

3. 简述 MRI 成像设备的一般操作程序。

项目八十四　激光相机的使用

【培养目标】

1. 学会激光相机使用技术。

2. 掌握激光相机的基本操作与结构原理。

3. 培养学生认真负责的工作态度和严谨细致的工作作风,规范使用激光相机。

4. 使学生具有影像技士岗位必备的知识、能力和态度,胜任影像技士岗位工作。

【实训器材】

柯达 1120 激光相机 1 台及其相关附件等。

【原理简述】

激光相机的光源为激光束,激光束通过发散透镜系统投射到一个转动的多角光镜再折射,折射后的激光束再通过聚焦透镜系统打印在胶片上,激光束的强度可以由调节器调整,调节器受数字信号控制。成像装置把图像的像数单元值以数字的方式输入到激光打印机的存储器中,并以此直接控制对每一像数单元的激光曝光强度。如果计算机按顺序输出与激光束在胶片上的位置的同期信号,则可以将顺序不同的电信号作为平面影像由激光照到胶片上。曝光后的胶片再经显影定影处理,从而获得照片图像。激光相机包括以下四个系统:

1. 激光打印系统 包括激光发射器、调节器、发散透镜、多角透镜、聚焦透镜、高精度电机及滚筒完成激光扫描,使胶片曝光。

2. 胶片传送系统 包括送片盒、收片盒、吸盘、辊轴、电机及动力传动部件等。其功能是将胶片从送片盒中取出,经过传动装置送激光扫描位置,当胶片曝光完毕再将其传送到收片盒或者直接送到洗片机输片口,完成胶片的输送任务。

3. 信息传递与存储系统 此系统包括电子接口、磁盘、光盘、记忆板、电缆或光缆以及 A/D 转换器、计算机等。它的主要功能是将主机成像装置显示的图像信息,通过电缆及电子接口、A/D 转换器输入到存储器,再进行激光打印。电子接口分视频接口、数字接口、DICOM 接口。一台激光相机可以连接多个成像装置,根据成像系统的输出情况选择不同的接口。为保证多机输入同时进行,激光相机装有硬盘,以缓冲进入的图像进行队列打印,确保连续图像输入和图像打印无锁定进行。

4. 控制系统 该系统包括键盘、控制板、显示板以及各种控制键或者按钮,用来控制激光打印程序、幅式选择、图像质量控制调节等作用。

【方法与步骤】

1. 开机 按开机键,机器预热。

2. 关机

(1)等待所有任务打印完毕。

(2)按关机键。

3. 装载胶片

(1)取出供片盒并打开。

(2)关掉暗室灯,打开胶片包装,将胶片放入供片盒并关上。注意:胶片不要放反!

(3)将供片盒放入机器。

4. 卸载曝光后的胶片

(1)等待所有任务打印完毕。

(2)按"Magazine Open/Close Switch"键并等待指示灯灭掉。

(3)指示灯灭掉后,打开收片盒门取出收片盒。

(4)关掉暗室灯。

(5)打开收片盒取出胶片,将收片盒放入机器并关门。

(6)将取出的胶片放入洗片机中冲洗。

5. 校准

(1)等待所有任务打印完毕。

(2)按"on line"键,使机器处于离线状态。

(3)按"上"或"下"键到"CALIBRATION"。

(4)按"SELECT"。

(5)按"NEXT"。

(6)按"SELECT"键,开始校准。

(7)等待 1 分钟左右,屏幕显示"Printer Ready",完成校准。

6. 常见故障代码

(1)10   FILM   JAM:SUPPLY   胶片离开供片盒区域时卡片

(2)11   FILM   JAM:PRINTING   胶片打印时在机器上部区域卡片

(3)12   FILM   JAM:S-MAG   胶片在供片盒窗口区域卡片

(4)13   FILM   JAM:R-MAG   胶片在收片盒窗口区域卡片

(5)14   FILM   JAM:PROC   胶片运行到相机与洗片机接口处卡片

(6)15   FILM   JAM:SUPPLY   胶片在供片盒区域卡片

（7）16 FILM JAM:RECEIVE 胶片再收片盒区域卡片

7. 控制面板菜单流程图 见图 2-59 和图 2-60。

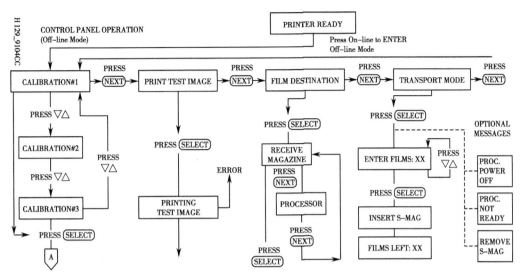

图 2-59 控制面板菜单流程图

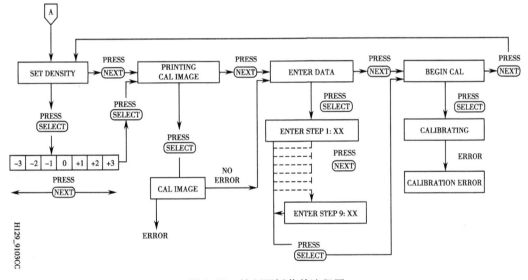

图 2-60 控制面板菜单流程图

【注意事项】

1. 聘请具有一定教学经验的医生或技师带教。

2. 在示教过程中,认真记录实训报告。

3. 学生不能随意操作设备。

【思考题】

1. 叙述激光相机的基本结构。

2. 叙述激光相机的基本操作程序。

3. 激光相机卡片,如何处理?

4. 激光相机维护保养的方法?

项目八十五 超声探头结构识别

【培养目标】

1. 学会超声探头的内部结构识别技术。

2. 熟悉超声探头的内部结构元器件的名称、种类、作用。

3. 养成良好的操作习惯,一丝不苟的工作态度,有团队合作意识,提高职业素质。

4. 使学生具有影像技士岗位必备的知识、能力和态度,胜任影像技士岗位工作。

【实训器材】

多种不同型号的超声探头,挂图显示超声探头内部结构。

【方法与步骤】

1. 摆动式扇扫 B 超仪探头见图 2-61 利用直流电机或步进电机驱动,通过凸轮、曲柄、连杆将电机的旋转运动转换为往返摆动,从而带动单个晶体换能器在一定角度(30°~90°之间)范围内产生扇形超声扫描。由于用于收发超声的晶体换能器在工作过程是往返摆动的,因此它不能象 A 超探头那样直接与人体接触,而需通过某种声煤质来传递超声,通常这种声煤质为油或水。这样既可以使换能器自由运动,又保证了探头发射超声能量能有效地传送。

由于机械传动系统不可避免地存在间隙,往返摆动所获得的两幅图像对应像素会出现位置上的偏差,因而使重建图像的稳定性变差。因此,接收机往往仅在换能器摆动的正程采集信号,而对逆程的回波信号予以舍弃,这就需要将摆动速度提高一倍。但由于摆速高,加速度大,致使噪音和振动加剧。

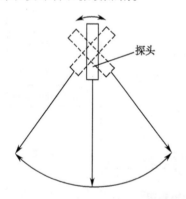

图2-61 摆动式扇扫 B 超仪探头

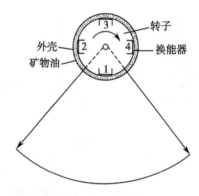

图2-62 旋转式探头

2. 旋转式探头 见图 2-62。采用四个性能相同的换能器,等角度安放在一个圆形转轮上。马达带动转轮旋转,每个换能器靠近收/发窗口时开始发射和接收超声波,各换能器交替工作。对于四晶片探头,转轮每旋转一周,在荧光屏上可获得四帧图像。旋转式探头驱动马达只需单方向旋转,转速均匀,没有加速度,加之转速低,因此,扫描均匀,噪音和振动都很小,其寿命远较摆动式长。但旋转式探头对所用晶片的一致性要求很高。

3. 柱状单振元探头 见图 2-63。它主要由五部分组成:压电振子,用于接受电脉冲产生机械超声振动,其几何形状和尺寸是根据诊断要求来确定的,上、下电极分别焊有一根引线,用来收、发电信号;垫衬吸声材料,用于衰减并吸收压电振子背向辐射的超声能量,使之不在探头中来回发射而使振子的振铃时间加长,因此要求垫衬具有大的衰减能力,并具有与压电材料接近的声阻抗,以使来自压电振子背向辐射的声波全部进入垫衬中并不再发射回到振子中去,吸声材料一般为环氧加钨粉,或铁氧体粉加橡胶粉配合而成;声学绝缘层,防止超声能量传至探头外壳引起反射,造成对信号的干扰;外壳作为探头内部材料的支承体,并固定电缆引线,壳体上通常标明该探头的型号、标称频率;最后是保护面板,用以保护振子不被磨损。保护层应该选择衰减系数低,耐磨的材料,由于保护层与振子和人体组织同时接触,其声阻抗应接近人体组织的声阻抗,并将保护层兼作为层间插入的声阻抗渐变层,其厚度应为 λ/4。

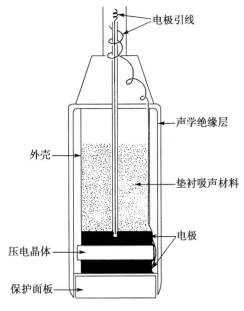

图 2-63　柱状单振元探头

对于柱形单振元探头,振元直径的大小主要影响超声场的形状,一般来说,振元直径大,声束指向性好,并易于聚焦。当然,当声窗受限制时,只能使用较小的振元。通常振元直径在 5～30mm 范围内选定。

4. 摆动式机械扇扫探头　图 2-64 为结构示意图。其单一压电振子置于一个盛满水的小盒中,通过齿轮和连杆的传动,可作 30°角的摆动。位置电位器用于测定驱动轴的位置变化,从而可换算出压电振子的角度变化,它是一种低能噪声电位器。直流马达作为驱动力源,它驱动整个机械传动装置带动压电振子作扇扫运动。

其缺点为:扫描角度小,探查的视野受限;由于换能器作高速摆动,电位器的磨损厉害,探头寿命有限;摆动时的机械振动和均匀性都受工艺的限制而不很理想。

5. 机械摆动式扇扫探头　图 2-65 是一种较成熟机械摆动式扇扫探头的结构示意图。

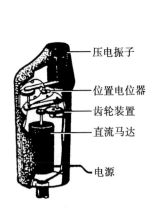

图 2-64　摆动式机械扇扫探头

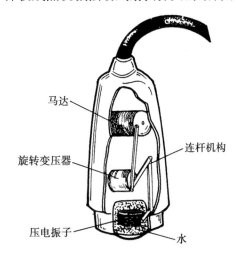

图 2-65　机械摆动式扇扫探头

它由压电振子、直流马达、旋转变压器以及曲柄连杆机构组成。该探头的小盒中,前端由一橡皮膜密封,此范围又称为透声窗。旋转变压器用于产生形成扇形光栅所必须的正、余弦电压,它是关于角度的敏感元件,当直流马达转动时,通过曲柄连杆机构带动旋转变压器在一定角度范围内转动,旋转变压器的两个次级绕组(转子绕组)给出正、余弦电压。直流马达通过曲柄连杆机构带动压电振子作80°角摆动,从而使声束在80°角范围实现扇形扫描。本探头所具有的优点是:由于采用旋转变压器作为角度检测器,其测角精度和使用寿命都有了大幅度提高;振元的摆幅加大,因而探查的视野加大。

6. 步进电动机机械扇扫探头　见图2-66。这种探头采用步进电动机直接驱动振元作摆动式机械扇扫。步进电动机在环行分配器的控制下,实现大角度的匀角速摆动,由此省去了曲柄连杆机构,不仅减小了体积和重量,而且由于传动误差减小,从而使扫描光栅分布更为均匀。

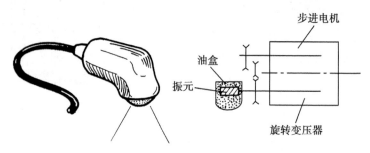

图2-66　步进电动机机械扇扫探头

采用步进电动机直接驱动振元摆动,不仅使探头结构简化,机械磨损减小,寿命长,而且由于步进电动机的步距角和转向可由所给脉冲频率以及激励顺序所控制,转速的均匀性又仅取决于激励脉冲的时间间隔。

7. 线阵探头　主要由六部分组成:开关控制器、阻尼垫衬、多元换能器、匹配层、声透镜和外壳,见图2-67。

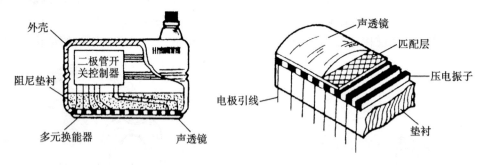

图2-67　线阵探头

开关控制器:用于控制探头中各振元按一定组合方式工作,可以使探头与主机的连线数大大减少。

阻尼垫衬:其作用与柱形单振元探头中的垫衬作用相同,用于产生阻尼,抑制振铃并消除反射干扰。对阻尼垫衬材料的要求亦和柱形单振元探头要求相似。

多元换能器:换能器的振元通常是采用切割法制造工艺,即对一宽约10mm,一定厚度的矩形压电晶体,通过计算机程序控制开槽。开槽宽度应小于0.1mm,开槽深度则不能一概而论,这是因为所用晶片的厚度取决于探头的工作频率,相当于半波长厚度的频率叫做压电振子的基础共振频率。显然,探头的工作频率越高,所用晶片的厚度则越薄。开槽的深度主要影响振元间互耦的大小,振元间互耦大则相互干扰大,使收发分辨力降低。一般来说,开槽深则互耦小。

匹配层:由于声透镜同时与振子和人体接触,两者的声阻抗差别甚大,难于使渗透镜的特性阻抗同时与两者匹配。超声经不同阻抗界面传播,将产生反射,使增加能量损耗并影响分辨力,因此,往往需要采用匹配层来实现探头与负载之间的匹配。

8. 相控阵超声探头 它可以实现波束电子相控扇形扫描,因此又可以称为电子扇扫探头,它配用于相控阵扫描超声诊断仪。

相控阵超声探头外形及内部结构见图 2-68 所示。它与线阵探头的结构颇有相似之处。其一是所用换能器也是多元换能器;其二是探头的结构、材料和工艺亦相近。它主要由换能器、阻尼垫衬、声透镜以及匹配层几部分组成。

相控阵探头与线阵探头不同之处也主要有两点。第一是在探头中没有开关

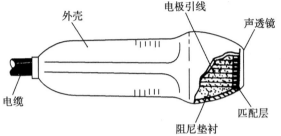

图 2-68 相控阵超声探头外形及内部结构

控制器,这是因为相控阵探头换能器中各振元基本上是同时被激励的,而不是象线阵探头换能器那样分组、分时工作,因此不需要用控制器来选择参与工作的振元。第二是相控阵探头的体积和声窗面积都较小,这是因为相控阵探头是以扇形扫描方式工作的,其近场波束尺寸小,为此,它具有机械扇形扫描探头的优点,可以通过一个小的"窗口",对一个较大的扇形视野进行探查。

【思考题】
1. 超声探头的种类、结构与作用。
2. 叙述上述各超声探头的优缺点?
3. 超声探头维护保养的方法?
4. 超声探头在使用中应注意的事项?

项目八十六 超声成像设备的操作

【培养目标】
1. 熟悉超声成像设备操作技术、超声成像设备的功能、分类、结构与工作原理。
2. 了解医院超声诊断科现有的超声成像设备及其他超声成像设备。
3. 养成良好的操作习惯,一丝不苟的工作态度,有团队合作意识,提高职业素质。
4. 使学生具有影像技士岗位必备的知识、能力和态度,胜任影像技士岗位工作。
【实训器材】
附属医院或实训室现有的超声成像设备及其相关附件等。
【方法与步骤】
1. 超声成像设备的识别,如:主机与换能器。

2. 超声成像设备的工作状态。

3. 超声成像设备的操作示教。

【注意事项】

1. 聘请具有一定教学经验的医生或技师带教。

2. 在示教过程中,认真记录实训报告。

3. 学生不能随意操作设备。

【思考题】

1. 各种换能器外观有何不同,举例说明。

2. 各种换能器的原理简述相同吗?

项目八十七　多普勒超声听诊器的使用

【培养目标】

1. 学会多普勒超声听诊器的使用,掌握超声波的临床应用。

2. 掌握多普勒超声听诊器的结构与工作原理。

3. 养成良好的操作习惯,一丝不苟的工作态度,有团队合作意识,提高职业素质。

4. 使学生具有影像技士岗位必备的知识、能力和态度,胜任影像技士岗位工作。

【实训器材】

胎心听诊器一台,耦合剂及相关附件等。

【方法与步骤】

1. 开启胎心听诊器。

2. 探头上涂抹超声耦合剂。

3. 将探头置于心前听诊区域,调节听诊器音量调节,听到心搏声音。

4. 将探头移开,置于空气中,听不到声音。

5. 用手指快速地在探头表面来回滑动,可听到摩擦声音。

6. 用手指并拢轻轻击打探头,也有相应节奏的声音。

7. 手指紧贴探头不动,无声音。

【思考题】

1. 胎心听诊器属于脉冲波多普勒还是连续波多普勒?

2. 试分析方法与步骤的 3、4、5、6、7 中不同声音产生的原因。

项目八十八　全数字 B 型超声诊断仪的基本操作

【培养目标】

1. 熟练全数字 B 型超声诊断仪的基本操作。

2. 掌握全数字 B 型超声各功能键与控制键的作用。

3. 养成良好的操作习惯,一丝不苟的工作态度,有团队合作意识,提高职业素质。

4. 使学生具有影像技士岗位必备的知识、能力和态度,胜任影像技士岗位工作。

【实训器材】

全数字 B 型超声一台(Logiq P6),耦合剂若干。线阵、凸阵、相控阵及腔内探头(可选配)各一把。

【原理简述】

1. 面板上各控制键的功能及显示屏信息介绍,见图 2-69。

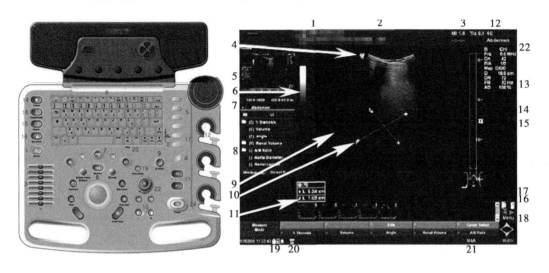

图 2-69 面板上各控制键的功能及显示屏信息介绍

1. 视频 2. 音频开关和音量 3. TGC 4. 翻转 5. 附加功能键 6. 键盘 7. 模式键 8. 成像/测量键 9. 深度 10. 成像功能键 11. 打印键 12. 探头和电缆固定架 13. 耦合剂台 14. New Patient(新患者)键 15. Reports(报告) 16. End Exam(结束检查) 17. 用户自定义 Utility 键 18. 探头 19. Active Mode(活动模式) 20. 顶级菜单控件 21. 子菜单控件 22. B 模式/Gain(增益)键 23. Utility(实用程序)键 24. Freeze(冻结)键

2. 常用控制键名称及功能表,见表 2-25。

1. 机构/医院名称、日期、时间和操作员 ID	12. 探头标识。检查预设
2. 患者姓名和标识	13. 成像参数(因模式而异)
3. 能量输出读数	14. 焦点区域指示符
4. 探头方位标记	15. TGC
5. 图像预览	16. 体标
6. 灰阶/彩色条	17. 深度标尺
7. 电影回放标尺	18. 顶级菜单
8. 测量汇总窗口	19. 大小写锁定:开/关
9. 图像	20. 服务界面图标
10. 测量卡尺	21. 轨迹球功能状态
11. 测量结果窗口	22. 子菜单

表 2-25　按键名称及功能简介

按键名称（图形）	功能
B	切换为 B 工作模式，用于二维图像成像
CF	切换为 B + C(CF)工作模式，用于血流成像
M	切换为 B/M 工作模式，用于超声心动图成像
PW	切换为 B + C + D 工作模式，用于低速血流速度检测
CW	切换为 CW 工作模式，用于高速血流速度检测
3D/4D	切换为 3D/4D 工作模式，用于三维及四维图像成像
轨迹球	移动箭头及光标位置，用于标注，测量及回放等
Measure	用于常规测量
Depth	改变超声波探测深度
Freeze	冻结图像及解除冻结
Steer	取样框角度偏转
Comment	进行字符注释
Body pattern/ellipse	进行体位图标注/椭圆测量
Auto	自动优化图像
Probe	切换探头及检测条件
Review	回顾历史图像
Report	调取诊断报告
Gain	调节当前模式图像增益
Clear	清楚字符或体标
Hi	附加谐波
Patient	新建病例信息
Archive	患者存档图像信息
End	结束检查
Exit	退出当前状态
F1 键	打开联机帮助/用户手册
F2 键	注释箭头
F7 键	将注释光标移至起始位置
F8 键	在重叠的用户注释文本之间切换
F9 键	激活上一次选定的数据以进行编辑
F10 键	删除与注释光标相关联的文字

【方法与步骤】

1. 仪器启动及探头选择　确定超声诊断仪已连接稳压 UPS 电源，并按下"⏻"按钮仪器将自动识别连接激活探头接口（3～4 个）的探头，若配备两个以上探头时，检查前需要按下"Probe"键，进行探头选择。

2. 创建新患者 用于清空患者输入屏幕,以便将新患者的数据输入数据库。Register (注册),用于在检查之前将新患者的信息输入到数据库。见图 2-70。

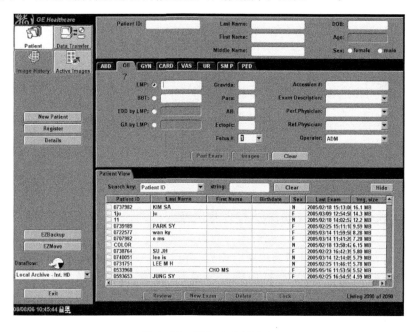

图 2-70 输入患者的信息

3. 探头临床条件的选择 根据不同的检查部位,可大致分为腹部、妇科、产科、小器官、血管、心脏及婴幼儿。见图 2-71。

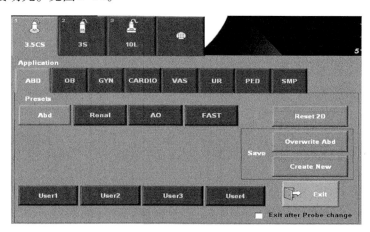

图 2-71 探头的选择

4. 焦点及扫查深度的确定 根据临床实际需要,操作者可以通过对仪器 focus number 和 focus position,对发射焦点的数目及近场、近中场、中远场、远场位置进行调整。以及通过 depth 对超声波探测深度进行调整,以适应不同组织部位的扫查要求。

5. 分段调节时间增益 仪器探测深度从 0 ~ 200mm,共分为 8 段,每 25mm 为一段。8 段增益调节是否恰当是能否获得理想图像的关键。见表 2-26。

表2-26 8分段增益图像调节范围

电位器序号	图像范围(mm)	增益
1	0~25	近场
2	25~50	
3	50~75	近中场
4	75~100	
5	100~125	中远场
6	125~150	
7	150~175	远场
8	175~200	

6. 图像的放大操作 分为普通放大和高清放大,都是对图像进行放大操作,观察兴趣区。普通放大(ZOOM)兴趣区内的矩阵减少,图像到达一定倍数时会失真,高清放大(HD-ZOOM)不改变兴趣区内的矩阵数,放大图像效果好。

7. Freeze(冻结/解冻图像) 此键的背景灯会发光。如果是在混合模式,则两个屏幕格式会立即停止。取消冻结将重新启动所有模式,并放置一个黑色的栏在轨迹上,以指出时间不连续。要重新激活图像:再次按下Freeze(冻结)。注意:取消冻结将从显示中(但不是从工作表中)清除所有测量和计算。按下Freeze(冻结)后使用轨迹球开始电影回放。

8. Measure(测量) 屏幕上显示一个活动卡尺。要将活动卡尺定位在起始点上,移动轨迹球。要固定起始点,按下Set(设置)。系统固定第一个卡尺,并显示第二个活动卡尺。要在结束点定位第二个卡尺,继续移动轨迹球。如果进行了相应的预设,一条虚线将连接测量点。要完成测量,再次按下Set(设置)。系统在结果窗口里显示距离值。

9. Ellipse(椭圆测量) 屏幕上显示一个活动卡尺。要定位活动卡尺,移动轨迹球。要固定起始点,按下Set(设置)。系统固定第一个卡尺,并显示第二个活动卡尺。要定位第二个卡尺,移动轨迹球。调节Ellipse(椭圆)控件;屏幕显示一个最初为圆形的椭圆。要定位椭圆和调节测量轴尺寸(移动卡尺),请移动轨迹球。要增加尺寸,请以顺时针方向调节Ellipse(椭圆)控件。要减小尺寸,请以逆时针方向调节Ellipse(椭圆)控件。要在活动卡尺之间切换,按下Measure(测量)。要完成测量,请按下Set(设置)。系统在结果窗口中显示周长和面积。

10. Open Trace(开放轨迹) 要描记解剖结构一部分的周长并计算其长度:按下Measure(测量),直到显示一个轨迹卡尺。对于开放轨迹,面积(A)不显示在结果窗口中。要将轨迹卡尺定位在起始点上,请移动轨迹球。要固定轨迹起始点,请按下Set(设置)。轨迹卡尺变为一个活动卡尺。要描记测量区域,请在解剖结构周围移动轨迹球。描记的区域将通过一条虚线表示。要完成测量,请按下Set(设置)。系统在结果窗口中显示周长和长度。见图2-72。

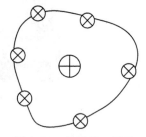

图2-72 结果窗口显示

11. Worksheet(工作表) 完成测量后,系统会将测量数据放置在适当的工作表中,查看工作表。选择测量汇总窗口中的Worksheet。见图2-73。

12. Clear(清除) 删除工作表上的所有工作表值。工作表显示在监视器上时,按下Clear(清除)键;屏幕上显示以下警告信息:全部删除警告消息选择OK(确定)以全部删除。

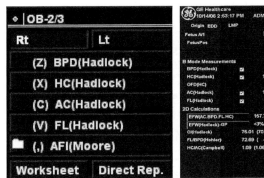
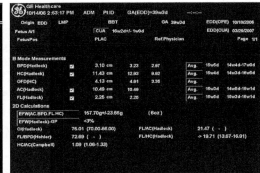

图2-73 查看工作表

选择 Cancel(取消)以取消删除。见图 2-74。

13. 清洁探头 适当的清洗和消毒探头对防治疾病传播是十分必要的。必须使用正规市场上的无菌探头护套进行腔内检查和外科手术。进行神经外科手术时要求使用正规市场上的无热原无菌耐热探头护套。神经外科用的探头不能使用化学消毒液消毒,因为有毒的残渣会留在探头上。见图 2-75。

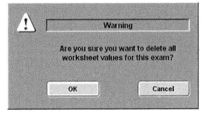

图2-74 确定或取消

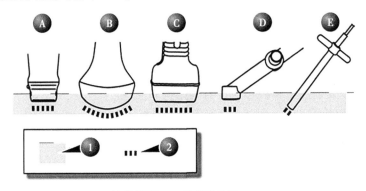

1.液体深度 2.患者接触面

图2-75 清洁探头

【思考题】

1. 简述超声显示模式中,B 模式、M 模式的原理。

2. 彩色多普勒的成像原理是什么? 其主要临床用途是什么?

3. 简述探头作为能量转换器件的原理。

4. 简述医用超声诊断设备的构成。

项目八十九 参观医院核医学成像设备

【培养目标】

1. 通过参观了解 γ 照相机、ECT、PET 的组成及临床应用。

2. 熟悉核医学成像设备的结构与成像原理。

3. 培养学生的安全意识,养成良好的检测、试验习惯,具有严谨、踏实的工作作风。

4. 使学生具有影像技士岗位必备的知识、能力和态度,胜任影像技士岗位工作。

【实训器材】

核医学成像设备一台,根据参观医院的情况而定。

【方法与步骤】

1. 参观核医学科室,了解核医学成像设备的基本组成及科室在全院的位置、防护要求与具体措施。

2. 听取有关核医学成像设备的情况介绍,如机型比较、性能价格比、安装时间、工作任务、使用及维护情况等。

3. 观察核医学成像设备的工作过程,注意比较不同核医学成像设备在工作过程中的异同。

4. γ 照相机的结构原理介绍。

5. ECT 设备的整体结构、作用介绍。

6. PET 设备整体结构、作用介绍。

7. 观察核医学成像设备的工作过程,注意比较不同核医学成像设备在工作过程中的异同。

【注意事项】

1. 聘请具有一定教学经验的医生或技师带教。

2. 在示教过程中,认真记录实训报告。

3. 学生不能随意操作设备。

【思考题】

1. 试述单光子发射型计算机体层设备的结构和原理。

2. 哪些临床检查可以用 γ 照相机做?

3. 核医学成像设备的成像过程。

4. 设备的工作过程有什么特点?

项目九十 ECT 扫描架的操作

【培养目标】

1. 学会 ECT(发射型计算机体层)扫描架的操作。

2. 了解 ECT 扫描架结构及原理简述,掌握 ECT 扫描架的操作方法。

3. 培养学生的安全意识,养成良好的检测、试验习惯,具有严谨、踏实的工作作风。

4. 使学生具有影像技士岗位必备的知识、能力和态度,胜任影像技士岗位工作。

【实训器材】

SPECT 一台,型号根据参观医院的情况而定。

【原理简述】

SPECT 的结构图、外形图,见图 2-76、图 2-77。SPECT 的机架主要用来支撑探测器,并能够让探测器在其上运动。运动的方式主要有两种:平动和旋转。平动时要在机架的轨道上进行运动,所以机架要安装在轨道上。旋转运动机架本身设计就能完成。控制机架运动的控制面板安装在机架上,控制探头运动的面板也安装在机架上,方便医生的操作。在机架上一般还安装了一个小的显示器,主要为了实时的显示图像便于医生观察。在机架的后面配有配重,主要起到平衡作用,使机架重心处在其平移的轨道上,避免重心偏离使机架倾倒。在机架的两侧安装有两个红色的开关,在整个机架运行过程中如果出现一些紧急情况,可以将其中任意一个开关按下使机架停止工作。

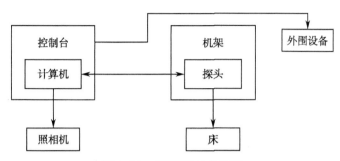

图 2-76　SPECT 的结构图

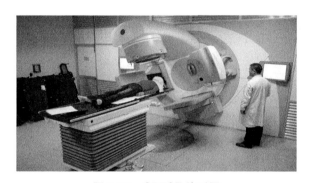

图 2-77　SPECT 外形图

【方法与步骤】

1. 了解整个机架的结构及安装步骤。
2. 了解使机架平动的电路系统的安装位置及相应的限位开关的位置和工作方式。
3. 了解使机架旋转的电路系统的安装位置及相应的限位开关的位置和工作方式。
4. 了解机架上的控制面板的各个按键的作用及悬挂在机架上的控制面板的按键的作用。
5. 了解探测器与配重在机架上的安装位置。
6. 机架通电演示扫描架的运动方式,通过面板控制来控制机架能完成的运动。
7. 指导学生掌握完成对机架运动方式的操作。

【注意事项】

1. 通电时注意学生安全。
2. 在示教过程中,认真记录实训报告。
3. 聘请具有一定教学经验的医师或技师带教。
4. 学生不能随意操作设备。

【思考题】

1. 简述机架的结构及各部分原理。
2. 在机架的操作中,应注意的事项是什么?

参 考 文 献

1. 裴作升,刘秀珍.怎样检修医用 X 线机.武汉:华中科技大学出版社,2006
2. 黄祥国.医学影像设备学.第 2 版.北京:人民卫生出版社,2009
3. 冯开梅.医学影像设备.第 2 版.北京:人民卫生出版社,2008
4. 徐跃.医学影像设备学.第 2 版.北京:人民卫生出版社,2006
5. 刘林祥.放射医学技术精选模拟习题集.北京:人民卫生出版社,2011
6. 张佐成.医学影像设备学学习指导和习题集.北京:人民军医出版社,2006
7. 秦维昌.医学影像设备学.北京:人民军医出版社,2006
8. 金浩宇,李哲旭.医用超声诊断仪器应用与维护.北京:人民卫生出版社,2011
9. 张莉.全国医用设备使用人员(CDFI)业务能力考评精选试题与全真模拟.北京:军事医学科学出版社,2013

67